白熱教室
食生活を考える

編著者　金子佳代子／松島 悦子

著者　　大森　桂／古泉 佳代／品川　明／松島 三兒／松本 美鈴

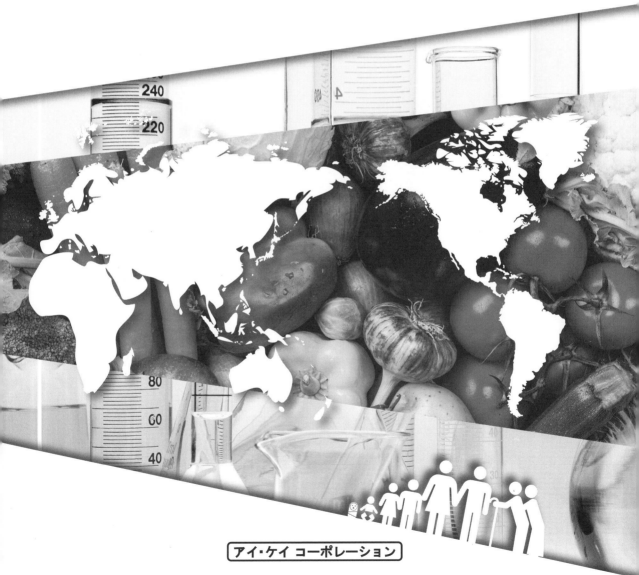

アイ・ケイ コーポレーション

はじめに

　グローバル化や情報化が急速に進み，私たちの食生活は社会との関係を抜きにして語ることができなくなった。家族の形や，個人の働き方，価値観は多様化し，食生活のあり方も一律ではなくなっている。刻々と変化する複雑な社会では，生活者は自分や家族の健康を維持するために，既存の知識や経験だけでは対処しきれず，新しい知識と情報を主体的に得て，自分で考え行動していくことが必要となった。個人の食行動が地域社会や内外の社会経済状況，地球環境にまで影響を及ぼすという広い視野も求められている。

　そこで，本書は科学的な知識・情報に基づいて，どのような食品を選び，どのような食生活を送るかを自分で判断できる生活者を育てることを目的とした。本書は食にかかわる幅広い知識を提供するとともに，既存の価値観を押しつけることなく，現在および今後の食の諸問題を自分の問題として深く考える態度形成を目標とする。

　本書は，自然科学，社会科学，および人文科学のさまざまな学問領域から食を多面的にとらえ，専門の異なる複数の著者が執筆していることから，各章各節の内容や文章に個性が溢れている。そこが本書の特徴であり，魅力であると考えている。

　本書の最大の特徴は，書名の「白熱教室」からも推測されるように，アクティブ・ラーニングを積極的に取り入れ，各節ごとに実習を盛り込み，そのまま使えるワークシートを提供したことである。本書の各章各節では，基本知識を解説した後，実習課題を提起し，手法として，個人ワークとグループワークによる実験や調べ学習，ディスカッション，発表などを用いた。実習については，授業をされる先生方に，必要に応じて適宜選択し実施していただくことを想定している。本書に収めた内容は節ごとに変化に富むことから学修者の興味を惹きつけ，講義と実習，ワークシートの組み合わせで知識の定着を促すことが期待される。

　近年の中央教育審議会答申「新たな未来を築くための大学教育の質的転換に向けて～生涯学び続け，主体的に考える力を育成する大学へ～」（平成24年8月28日）によると，次代を生き抜く力として「生涯に亘って学び続ける力，主体的に考える力」を学生が確実に身に付けることが必要で，そのためには，「従来のような知識の伝達・注入を中心とした授業から」，「学生が主体的に問題を発見し解を見いだしていく能動的学修（アクティブ・ラーニング）への転換が必要である」と指摘されている。アクティブ・ラーニングとは，学生の能動的な学修への参加を取り入れた教授・学習法の総称で，認知的，倫理的，社会的能力，教養，知識，経験を含めた汎用的能力の育成を図るものである。

本書の構成は以下のとおりである。1章では，経済学的な視点に立ち，統計データを用いて第二次世界大戦後のわが国の食生活の変化を追いつつ，現在私たちが直面している課題について解説する。その対応を考える実習を組み込んだ。2章では，1節で食中毒の発生要因と予防について解説し，2節でわが国の食の安全を確保しているリスク分析の考え方を，3節では表示制度などを取り上げ，関連課題について実習を提起した。3章では，1節で栄養バランスよく食べることや栄養素の基本知識を，実習を適宜組み込みながら解説し，2節では青年期の食生活と健康課題について考えることをテーマとした。3節では食情報のリテラシーの重要性と，近年の「健康強調表示」の問題点について考える内容とした。4章では，1節で種々の実習を用いて食物のおいしさの要因や表現法などについてわかりやすく紹介し，2節では，社会学的視点より共食の歴史的変遷をたどり，共食の意義と活用について考えることとした。3節では，食文化研究の知見より，日本食文化が自然環境と歴史の中でどのように形成されてきたかを解説した。5章では，食育とフード・リテラシーについて解説し，日々の食生活を営むうえで必要なこと，大切なことを整理し，自分らしい心豊かな食生活を実現するにはどうしたらよいかを考えることにより，本書の総括とした。

　本書は，生活科学系の大学生・短期大学生の専門科目として，あるいは全学共通教養科目のテキストとして使われることを基本とするが，家庭科教員や食教育を実践する指導者が授業計画や資料を作成する際にも活用できるような実践的なものとした。

　次代を担う人材を育てるために，アクティブ・ラーニングを活用した授業は，大学教育においても，今後ますます活発な展開をみせると予想され，本書がその一翼を担うことができれば幸いである。

　本書の執筆にあたり，多くの方々の著書，論文などを参考，引用させていただいた。また，諸機関からの公開データなども使用させていただいた。関係各位に深く感謝申し上げる。終わりに，本書の刊行にお力添えくださったアイ・ケイコーポレーション森田富子氏，編集に携わった信太ユカリ氏に厚く御礼申し上げる。

平成28年9月

編者　金子佳代子／松島悦子

目　次

1章　食生活と社会環境　　　　　　　　　　　　　　　　　　　松島三兒

1節　戦後の食生活の変容……………………………………………………2
 1.　戦後復興期　　　　　　　　　　　　　　　　　2
 2.　高度経済成長期　　　　　　　　　　　　　　　3
 3.　安定成長期からバブル期　　　　　　　　　　　5
 4.　バブル崩壊後　　　　　　　　　　　　　　　　6
  ●参考文献
  ●実習　調理食品の活用のしかたに，メンバー間で違いがあるか話し合おう
  ●ワークシート　調理食品の利用のしかたについて考えよう

2節　食を取り巻く環境の変化………………………………………………12
 1.　複雑化するフードシステム　　　　　　　　　　12
 2.　脅かされる食の安全と信頼　　　　　　　　　　13
 3.　多量の食品ロスの発生　　　　　　　　　　　　16
  ●コラム　3分の1ルール
  ●参考文献
  ●実習　自分たちの身の周りで食品ロスになっているものにどのようなものがあるか。思いつく限りあげてみよう
  ●ワークシート　食品ロスについて考えよう

3節　食料の供給と課題………………………………………………………21
 1.　日本における食料自給の現状　　　　　　　　　21
 2.　外国への食依存と課題　　　　　　　　　　　　23
  (1)　高まる輸入食料への依存度　　　　　　　　23
  (2)　少数の国への依存と課題　　　　　　　　　24
 3.　農業と地域の再生に向けた取り組み　　　　　　25
  (1)　国内農業の課題　　　　　　　　　　　　　25
  (2)　「食」と「農」のつながりを見直す地域再生の取り組み　　25
  ●参考文献
  ●実習　普段食べる代表的な料理の一つ，ハンバーグについて供給熱量ベースの自給率を計算してみよう
  ●ワークシート　ハンバーグの自給率を計算してみよう

2章　食品の安全性　　　　　　　　　　　　　　　　　　　　松島悦子

1節　食中毒………………………………………………………………………32
 1.　食品由来の危害要因とリスク　　　　　　　　　32
  (1)　食品由来の危害要因　　　　　　　　　　　32
  (2)　食品のリスク　　　　　　　　　　　　　　32
 2.　食中毒　　　　　　　　　　　　　　　　　　　33
  (1)　食中毒の分類　　　　　　　　　　　　　　33
  (2)　食中毒の発生状況　　　　　　　　　　　　34
  (3)　広域的な食中毒事案への対策強化　　　　　35
  (4)　細菌性食中毒　　　　　　　　　　　　　　35

(5) ウイルス性食中毒　39
　　　(6) 自然毒による食中毒　39
　　　(7) 寄生虫による食中毒　40
　　　(8) 化学物質による食中毒　40
　　　(9) カビ毒（マイコトキシン）　42
　　　(10) プリオン（異常タンパク質）　42
　　　●参考文献
　　　●実習　食中毒について調べ，生活のなかで実践できる予防について考えよう
　　　●ワークシート　食中毒の予防について考えよう

2節　リスク分析（リスクアナリシス） ……………………………………………46
　1. 食品安全基本法の成立とリスク分析の導入　46
　2. リスク分析の考え方としくみ　46
　3. 化学物質のリスク分析　48
　　　(1) 食品添加物とリスク分析　48
　　　(2) 食品添加物のリスク評価　50
　　　(3) 残留農薬とリスク分析　53
　　　(4) 残留農薬とリスク評価　53
　　　●参考文献
　　　●実習　食品添加物や残留農薬とどのように付き合っていくか話し合おう
　　　●ワークシート　リスク分析（食品添加物と残留農薬を例に）

3節　食品の安全性を確保するための制度 ……………………………………………58
　1. 生産・加工工程における安全管理システム　58
　　　(1) HACCP　58
　　　(2) ISO 22000　59
　2. 生産後の安全管理システム　60
　　　(1) 牛肉トレーサビリティ制度　60
　　　(2) 米トレーサビリティ制度　60
　3. 食品表示法の成立と食品表示　60
　　　(1) 食品表示法の成立　60
　　　(2) 食品表示法と改正3法との関係　61
　　　(3) 食品表示基準の体系と適用対象　61
　　　(4) 食品表示基準　62
　　　(5) 表示内容の詳細　63
　　　●参考文献
　　　●実習　食品の表示を読もう
　　　●ワークシート　食品の安全性確保のシステム

3章　食生活と健康

1節　食物と栄養 ……………………………………………………………古泉佳代
　1. 栄養バランスよく食べる　74
　　　(1) 昨日食べた食事・食べ物を思い出してみよう　74
　　　(2) 「料理」のレベルで食事の栄養バランスをチェックする　74
　　　●実習1　あなたの昨日の食事の栄養バランスを食事バランスガイドでチェック
　　　　　しよう

(3)「食品」のレベルで食事の栄養バランスをチェックする　　75
　　(4)「栄養素」のレベルで食事の栄養バランスをチェックする　　76
　　　●実習2　市販弁当の栄養バランスを栄養計算ソフトを使ってチェックしよう
　2. 栄養素の基礎知識　　77
　　(1) たんぱく質　　78
　　(2) 脂質　　79
　　(3) 炭水化物（糖質）　　80
　　　●実習3　糖度計（手持屈折計）を使って飲料や果物の糖度を測定しよう
　　(4) ビタミン　　82
　　(5) ミネラル（無機質）　　84
　　　●実習4　塩分計を使ってスープ，みそ汁などの塩分濃度を測定しよう
　　(6) 水分補給　　86
　　　●参考文献
　　　●ワークシート1　あなたの昨日の食事の栄養バランスを食事バランスガイドで
　　　　　　　　　　　チェックしよう
　　　●ワークシート2　市販弁当の栄養バランスを栄養計算ソフトを使ってチェック
　　　　　　　　　　　しよう
　　　●ワークシート3　糖度計（手持屈折計）を使って飲料や果物の糖度を測定しよう
　　　●ワークシート4　塩分計を使ってスープ，みそ汁などの塩分濃度を測定しよう

2節　食生活と健康………………………………………………………大森　桂
　1. 現代の日本における健康課題　　92
　　(1) 現状　　92
　　(2) わが国の健康政策　　93
　2. 身体活動とエネルギー消費，エネルギーバランス　　94
　　(1) 身体活動の現状　　94
　　(2) 身体活動とエネルギーバランス　　94
　3. 体組成と体重管理　　95
　　(1) 青年期における体型認識　　95
　　(2) 体重管理　　96
　4. 骨の健康　　97
　　(1) 骨の機能と健康課題　　97
　　(2) 骨の構造と成長のしくみ　　98
　　　●参考文献
　　　●実習1　自分の基礎代謝量や身体活動量を調べ，日常生活において身体活動量
　　　　　　　を増やす工夫を考えてみよう
　　　●ワークシート　自分の基礎代謝量，身体活動量を算出し，日常生活における適
　　　　　　　　　　切な身体活動量を考えよう
　　　●実習2　青年期の体型認識について話し合ってみよう
　　　●ワークシート　青年期の無理な減量，人間の魅力などを話し合おう

3節　食の情報を読み解くリテラシー………………………………………松島悦子
　1. 食情報のリテラシー　　104
　2. 消費者の食情報の受けとめ方　　105
　　(1) 買い占めや風評被害　　105

  (2) 食品のリスク認知 　105
  (3) フードファディズム 　106
 3. 健康食品 　107
  (1) 健康食品市場の拡大 　107
  (2) 健康食品に関する情報 　108
 4. 「栄養表示」と「健康強調表示」 　109
  (1) 「栄養表示」に対する消費者の理解 　110
  (2) 食品の機能性と「健康強調表示」へのニーズ 　110
  (3) 「健康強調表示」の問題点 　112
 5. 「栄養表示」と「健康強調表示」に関する国際的な潮流 　113
  (1) コーデックス委員会の考え方 　113
  (2) 欧米諸国における検討 　114
 6. 今後の課題 　114
  ●参考文献
  ●実習　「健康によい」食品の表示を読もう
  ●ワークシート　「健康によい」食品の表示を読もう

4章　食生活と文化

1節　食物のおいしさ……品川　明

 1. 食物のおいしさとは 　120
  (1) 五感で感じるおいしさ 　120
  (2) おいしさの要因 　122
 2. 味わい教育の実際 　123
  ●実習1　味わいの表現
  ●実習2　五基本味の認知
  ●実習3　味覚の生理的意義(甘味と酸味)
  ●実習4　5つの液体を味わおう(うま味の自覚)
  ●実習5　味わい力を探究する(感じ方の訓練)
 3. おいしさの表現 　127
  (1) 自然との関わりに気づく 　127
  ●実習6　おいしさの表現力向上
  ●実習7　表現力向上「五感スケッチ」法
  (2) 味わい力向上に向けて 　128
 4. 味わい教育の目的と特徴 　129
  ●参考文献
  ●ワークシート　5つの液体を味わおう(うま味の自覚)
  ●ワークシート　味わい力を探求する(感じ方の訓練)
    下の表の空欄に①〜⑥で感じたことを書いてみよう

2節　共食の現代的課題……松島悦子

 1. 共食の意義
  (1) 共食とは 　133
  (2) 共食は人間独自のもの 　133
  (3) 発達初期の共食—他者とのやり取りの出現— 　133
  (4) 他者の存在の影響 　134

  2．家族の共食 134
   （1）家族の共食の変遷 134
   （2）現代における家族の共食 136
  3．地域における共食 139
   （1）共食の歴史的変遷 139
   （2）現代における地域の人々との共食—社会的孤立の視点から— 140
    ●コラム　大学の食道を活用した共食の実践例
    ●参考文献
    ●実習　共食を活用した食企画を考えよう
    ●ワークシート　共食を活用した食企画を考えよう

3節　日本の食文化……………………………………………………松本美鈴
  1．食文化 148
  2．日本の自然環境と食物 149
   （1）縄文時代の食生活 149
   （2）魚加工食品の発達—煮堅魚からかつお節への変遷— 150
   （3）農耕の始まり—稲作と炊飯— 151
   （4）大豆加工食品の発達—みそ と しょうゆ— 152
  3．外国の食文化の受容 154
   （1）東南アジアの発酵食品—なれずしからにぎりずしへの変遷— 154
   （2）西洋のパン—儀式食から主食への変遷— 155
  4．日本の食文化の特徴 157
   （1）和食の食事構成 157
   （2）行事食 158
   （3）郷土食 158
    ●参考文献
    ●実習　郷土料理や特産品を使った料理で「お国自慢」をしよう
    ●ワークシート　郷土料理や特産品を使った料理で「お国自慢」をしよう

5章　食育とフード・リテラシー　　　　　　　　　　　　　　　金子佳代子

1節　食の教育……………………………………………………………164
  1．食育基本法と食育の推進 164
   （1）食育基本法 164
   （2）学校における食育の目標・内容 166
  2．フード・リテラシー 166
   （1）リテラシーとは何か 167
   （2）フード・リテラシー（Food literacy）とは 167
   （3）学習目標 168
   （4）カリキュラムと学習活動 169
    ●参考文献
    ●実習　この章で学習したことがらや，以下の例のなかから興味のあることがら
     を選び，調べたり取材したりして紹介記事を作成し，発表しよう

索　引 172

編著者略歴

金子佳代子（かねこかよこ）

横浜国立大学名誉教授　保健学博士

お茶の水女子大学家政学部食物学科卒業，徳島大学大学院栄養学研究科修士課程修了，女子栄養大学栄養学部助手・講師，前横浜国立大学教育人間科学部助教授・教授

主要執筆図書
- 基礎栄養学(共著)同文書院
- 応用栄養学(共著)講談社サイエンティフィク
- 栄養教育論(共著)東京化学同人
- 食をコーデイネートする(共著)丸善
- 新中学校教育課程講座〈技術・家庭〉(共著)ぎょうせい
- 小学校新学習指導要領の展開〈家庭科編〉(共著)明治図書
- Let's 食育ここがポイント(共著)アイ・ケイコーポレーション
- ローティーンのための食育(共著)小峰書店

松島　悦子（まつしま　えつこ）

シニア社会学会理事　博士(社会科学)

お茶の水女子大学家政学部食物学科卒業，お茶の水女子大学人間文化研究科博士後期課程修了，味の素㈱中央研究所・東京ガス㈱都市生活研究所勤務，お茶の水女子大学教育事業部SHOKUIKUステーション講師，前和洋女子大学家政学群准教授

主要執筆図書
- 子育て期女性の「共食」と友人関係(単著)風間書房
- 食物学概論(共著)光生館
- 消費者科学入門(共著)光生館
- 親子のための食育読本(共著)内閣府食育推進室編

分担執筆者

大森　桂（おおもり　かつら）　　山形大学学術研究院教授　博士(教育学)

古泉　佳代（こいずみ　かよ）　　日本女子体育大学体育学部教授　博士(教育学)

品川　明（しながわ　あきら）　　学習院女子大学国際文化交流学部教授　農学博士

松島　三兒（まつしま　さんじ）　　長浜バイオ大学名誉教授　修士(経済学)

松本　美鈴（まつもと　みすず）　　前大妻女子大学家政学部教授　博士(水産学)

五十音順

1章　食生活と社会環境

学習の目標と概要

　太平洋戦争後の私たち日本人の食生活は，その後の経済発展やそれにともなう生活スタイル，価値観などの変化とともに変容してきた。食事の内容が洋風化しただけでなく，食事のしかたも家庭で調理して食べる以外に，調理済みの食品を家で食べたり，外食したりと多様化してきた。

　こうした変化は私たちの生活を便利で豊かなものにする一方で，フードシステム（食料の生産から消費までの流れ）を多様化・複雑化させ，それにともなって多くの問題も生じてきた。

　本章では，太平洋戦争後の食生活の変化を追いつつ，その結果として私たちがどのような課題に直面しているかを学び，それらの課題にどのように対応していけばよいかを考える。

Study Point（達成目標）

1節　戦後の食生活の変容
- 太平洋戦争後の私たちの食生活の主要な変化を知る。

2節　食を取り巻く環境の変化
- フードシステムの複雑化にともなって生じている課題を認識する。

3節　食料の供給と課題
- 食料自給率の低下とその背景を理解する。
- 農業再生に向けた取組みの現状を把握する。

実習課題（ワークシート）
1．「食の外部化」の現状を知ったうえで，調理食品の利用のしかたについて話し合い，まとめる。
2．食品廃棄の現状を認識し，身の回りで食品ロスになっているものを考える。
3．食料自給率について理解し，特定の料理について自給率を計算する。

1節　戦後の食生活の変容

> *＊食料，食料品，食品，食*
> 本章では，食にかかわる言葉を以下のように使い分ける。「食料」は農産物，畜産物，水産物。「食料品」は食料および食料を加工したもの。「食品」は食料品および飲料。「食」は食品のもつ文化的・社会的な意味合いも含んだ概念

1945年に太平洋戦争が終結したが，終戦直後の日本人の生活は困窮をきわめた。食料や物資の不足により，戦中からとられていた配給制度は実質的に破たんした。そのため衣類等を売ってお金を工面し，農家に買い出しに行ったり闇市で必要なものを手に入れたりするといったことが行われた。

こうした混乱した状況を乗り越えて日本は復興を遂げていくが，その後の日本人の食生活の変化には日本の経済状況や日本が置かれた政治状況が大きく関わっている。戦後日本の経済史は4つの期に分けて論じられることが多い。1945～1955年までの「戦後復興期」，1955～1973年までの「高度経済成長期」，1973～1991年までの「安定成長期～バブル期」，そして1991年以降の「バブル崩壊後」である。

本節では，この4つの経済期ごとに，どのように食生活が変化していったかをみていく。

1. 戦後復興期

> *＊配給制度*
> 日中戦争戦時下における物資統制の必要性から1940年に砂糖，マッチの配給制度が始まり，翌1941年には米などの主要食料品も配給の対象となった。米の配給制度は1981年まで続いたが1969年の自主流通米制度発足をきっかけとして有名無実化した。

戦後日本の占領政策を担った連合国軍最高司令官総司令部(GHQ)は，配給制度が破たんする事態に陥っていることを懸念してアメリカ政府にはたらきかけ，1946年に米国から日本への食料輸出が解禁された。時を同じくして米国内に設立された日本向け援助団体による食料支援等もあり，日本に多くのアメリカ産の食料が輸入されることとなった。輸入された食料のなかで一番多くを占めたのは，アメリカで余剰農産物とされていた小麦であり，無償供与された脱脂粉乳とともにパン食が学校給食に取り入れられるようになっていった。1954年に制定された学校給食法によりパン食を基本とする給食体制が確立され，子どもたちの食の好みにも影響を与えることとなった。

> *＊学校給食法*
> 学校給食法は，「児童の心身の健全な発達に資し，かつ，国民の食生活の改善に寄与」することを目的として1954年に制定された。しかし，2009年の改正により目的の一部が「国民の生活の改善に寄与」することから「児童及び生徒の食に関する正しい理解と適切な判断力を養ううえで重要な役割を果たす」ことへと変わり，食育に重点を移すものとなった。

またこの時期には，日本が経済的に復興するきっかけとなる出来事が起きた。1950～1953年にかけて大韓民国と朝鮮民主主義人民共和国の間に生じた朝鮮戦争である。アメリカ軍は日本を前進基地とし，日本で戦争物資を調達したほか，戦争車両や軍用機の修理なども日本で行った。その結果，受注した日本企業の収入額は，朝鮮戦争開始からの3年間で総額16億ドルにのぼるなど，日本経済を大幅に回復させる浮揚力となった。

1950年代半ばには太平洋戦争前の経済水準を取り戻したが，戦争による経済浮揚は一時的なものである。1956年に発行された「年次経済報告」(経済白書)は，「回復を通じての成長は終わった。今後の成長は近

代化によって支えられる」とし,「もはや『戦後』ではない」と断じた。

2. 高度経済成長期

　日本は戦後の復興期を乗り越えた1955年から第1次オイルショックが起きる1973年までの間,いわゆる高度経済成長を経験する。この間に起きた食生活の変化は,一言でいえば「食の洋風化」である。

　この時代の日本企業の多くは外国企業との提携あるいは技術導入により生産技術の向上をはかり,製造業を中心とした高度成長を実現していった。また,1964年には日本で東京オリンピックが開催されることとなり,それを契機として首都高速道路や新幹線の建設などインフラの整備が進んだことも飛躍的な経済成長につながった。

　都市部では工場や商店への人材供給がおいつかないため,農村地帯から中学を卒業した農家の子女を大量に採用した。その結果,1955～1970年にかけて15歳以上就業者は,第一次産業で1,629万人から1,015万人に大幅に減少する一方で,第二次産業では925万人から1,790万人,第三次産業では1,405万人から2,451万人へとそれぞれ大きく増加している(図1-1)。

*第1次オイルショック
　1973年にイスラエルと中東アラブ諸国との間で第四次中東戦争が起きると,石油輸出国機構(OPEC)に属するペルシャ湾岸諸国は原油公示価格を数か月間で約4倍に引き上げた。さらにアラブ石油輸出国機構(OAPEC)はイスラエル支持国への石油禁輸を決定し,世界経済を混乱に陥れた。

*集団就職
　高度経済成長期には大都市の労働力不足が深刻となり,中学を卒業した農家の子女が労働力として注目された。中学卒業者たちは「金の卵」とよばれ,「集団就職列車」等で大量に都市部に送り込まれた。青森発上野行きの集団就職列車は,1975年まで21年間にわたって運行された。

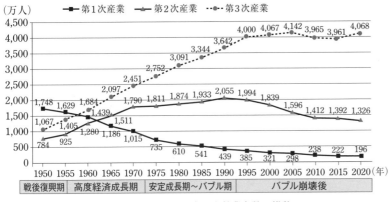

図1-1　産業別の15歳以上就業者数の推移
出典：総務省　国勢調査より主要なものを抽出し作成

●図1-1
第1次産業
　農業,林業,漁業
第2次産業
　1990年までは鉱業,建設業,製造業,1995年以降は鉱業,採石業,砂利採取業,建設業,製造業
第3次産業
　1990年までは電気・ガス・熱供給・水道業,運輸・通信業,卸売・小売業,飲食店,金融・保険業,不動産業,サービス業,公務(他に分類されないもの)
　1995年以降は電気・ガス・熱供給・水道業,情報通信業,運輸業,郵便業,卸売業,小売業,金融業,保険業,不動産業,物品賃貸業,学術研究,専門・技術サービス業,宿泊業,飲食サービス業,生活関連サービス業,娯楽業,教育,学習支援業,医療,福祉,複合サービス事業,サービス業(他に分類されないもの),公務(他に分類されるものを除く)

　日本人の1人当たり国民所得は先進国に肩を並べる水準に達し,人びとは物質的な充足を得ることで豊かさを実感していった。第一次産業から第二次,および第三次産業へ労働力が移動したことも国民所得の上昇に寄与した。1955～1970年までの消費支出の変化をみると,2人以上の世帯において月々に支払う消費支出額は23,211円から79,531円へと大きく増加した(図1-2)。この間,家庭電気製品や自動車などの耐久消費財の普及がめざましく,とくに高度経済成長期の初期には「三種の神器」とよばれた白黒テレビ,洗濯機,冷蔵庫が,後期には「3C」とよばれたカー,クーラー,カラーテレビが急速に普及していった。

> **＊中流**
> 「国民生活に関する世論調査」（内閣府）の生活程度に関する質問で「中」と答えた人は，1970年に初めて89％を超え，1973年には90％を上回った。1970年には国民の間に中流意識が定着し，「一億総中流」が日本社会を象徴する言葉として使われるようになった。

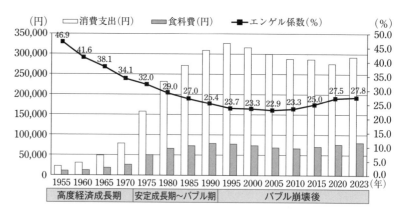

図1-2　2人以上の世帯における年平均1か月間の消費支出及び食料費の推移
出典：総務省　家計調査より主要なものを抽出し作成

表1-1　1人1年当たりの供給純食料の推移　　（単位：kg）

経済期	高度経済成長期				安定成長期				バブル崩壊後						
年度	1955	1960	1965	1970	1975	1980	1985	1990	1995	2000	2005	2010	2015	2020	2022
米	110.7	114.9	111.7	95.1	88.0	78.9	74.6	70.0	67.8	64.6	61.4	59.5	54.6	50.8	50.9
小麦	25.1	25.8	29.0	30.8	31.5	32.2	31.7	31.7	32.8	32.6	31.7	32.7	33.0	31.8	31.7
いも類	43.6	30.5	21.3	16.1	16.0	17.3	18.6	20.6	20.7	21.1	19.7	18.6	18.9	19.3	21.1
野菜	82.3	99.7	108.1	115.4	110.7	112.9	111.7	108.4	106.1	102.4	96.3	88.3	90.4	88.6	88.1
果実	12.3	22.4	28.5	38.1	42.5	38.8	38.2	38.8	42.2	41.5	43.1	36.5	35.5	34.1	33.2
肉類	3.2	3.6	9.2	12.2	17.9	22.1	22.9	26.0	28.5	28.8	28.5	29.1	30.7	33.5	34.0
牛乳及び乳製品	12.1	22.2	37.5	50.1	53.6	65.3	70.6	83.2	91.2	94.2	91.8	86.4	91.1	94.4	93.9
魚介類	26.3	27.8	28.1	31.6	34.9	34.8	35.3	37.5	39.3	37.2	34.6	29.6	25.8	23.6	22.0
油脂類	2.7	4.3	6.3	9.0	10.9	12.6	14.0	14.2	14.6	15.1	14.6	13.5	14.2	14.4	13.5

出典：農林水産省　食料需給表より主要なものを抽出し作成

　当時の人びとは隣の家がカラーテレビを買えば自分の家でも買うというように横並び意識が強く，物質的な充足の結果，1970年には自分を中流と感じる人が89.5％に達した。

　所得の増加に伴い，2人以上の世帯におけるエンゲル係数は1955～1970年にかけて46.9％から34.1％へと大きく低下した（図1-2）。しかし，年平均1か月間の食料費の実額は10,891円から27,092円へと大きく増加し，これにともない食事の内容も大きく変化した。1955～1970年の間に，主食の米及びいも類の供給量がそれぞれ86％，37％に減少する一方で，日本人がそれまであまり摂取してこなかった肉類，牛乳・乳製品および油脂類がそれぞれ3.8倍，4.1倍，3.3倍と急速に増加した（表1-1）。「食の洋風化」が急激に進んだのである。所得の増加だけでなく，子どもたちが食パンを基本とする学校給食に慣れ親しんだことも「食の洋風化」が進んだ大きな要因といえる。

> **＊エンゲル係数**
> 家計の消費支出に占める食料費の割合を表したものがエンゲル係数である。一般に，エンゲル係数が高いほど生活水準が低いとされる。このことを指摘したドイツの社会統計学者エルンスト・エンゲルの名前にちなんでエンゲル係数とよばれる。

3. 安定成長期からバブル期

　1973年に入ると第1次オイルショックが起き，日本の経済成長にブレーキがかかった。安定成長期の始まりである。1985年にはプラザ合意によるドル高是正の結果進行した円高に対応して，政府は金融緩和政策を採った。このことが不動産等への投機を促し，その後ほぼ5年間にわたって日本はいわゆるバブル期を経験することになる。

　安定成長期に起きた食生活の大きな変化は，「食の外部化」である。高度経済成長期以降企業に雇用される男性が増え，それにともない家事・育児に専念する専業主婦が増加した。しかし，1980年代後半に週休2日制が浸透し週末のレジャーを家族で楽しむようになる一方で，住宅費や教育費の増加が家計を圧迫するようになっていった。こうした状況が主婦の就労を後押しし，共働きを一般化していった。共働き世帯の数は，安定成長期の終わる1991年には男性雇用者と無業の妻からなる世帯とほぼ同数となった（図1-3）。

> **＊プラザ合意**
> 　1980年代前半のアメリカは，財政赤字と貿易赤字の両方の赤字に苦しみ，ドルの魅力が薄れて過度なドル高となっていた。これを是正するため先進5か国（日，米，英，独，仏）の蔵相と中央銀行総裁がニューヨークのプラザホテルに集まってドル高是正策に合意したのがプラザ合意である。

> **＊週休2日制**
> 　1980年代に入ると，一部の企業で土曜日を休日とする週休2日制が導入された。しかし，週休2日制が広く普及したのは，週の労働時間の上限を40時間とする改正労働法が施行された1988年以降である。

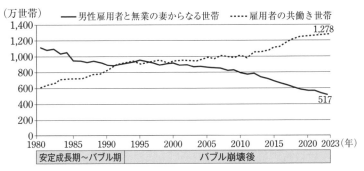

図1-3　雇用者の共働き世帯の推移

注〕1.「男性雇用者と無業の妻からなる世帯」とは，夫が非農林業雇用者で，妻が非就業者（非労働力人口及び完全失業者）の世帯
　　2.「雇用者の共働き世帯」とは，夫婦ともに非農林業雇用者の世帯
　　3. 2011年は岩手県，宮城県及び福島県を除く全国の結果
出典：総務省　労働力調査特別調査・労働力調査（詳細集計）より主要なものを抽出し作成

　このような共働き世帯の増加が「食の外部化」を進める原動力の一つとなった。「外食」に弁当・惣菜・冷凍調理食品等の「調理食品」を合わせた支出が食料費に占める割合は，1975年には14.6％であったが，バブル崩壊直前の1990年には23.7％と9ポイントも増加した（図1-4）。2人以上の世帯における年平均1か月間の食料費の実額も，1975〜1990年にかけて50,379円から78,956円へ1.5倍強増加したが，消費支出総額が約2倍の伸びを示したため，エンゲル係数は32.0％から25.4％へと大きく低下した（図1-2）。生活水準の改善が冷凍冷蔵庫や電子レンジが普及したことも食の外部化を推し進める要因となったといえる。

4. バブル崩壊後

1990年代初頭のバブル経済の崩壊は，消費者の生活にさまざまな面で影響を及ぼした。株や不動産などの資産価値が大幅に下落し，住宅ローンの残高が資産価値を上回るといった事態も発生した。また中小企業を中心に資金調達が困難となるなど企業の経営を圧迫する状況が続きリストラが相次いだほか，1990年代後半には廃業する企業の数が開業する企業の数を上回るようになった。その結果，バブル崩壊前には2％台であった完全失業率は，わずか10年で5％台まで上昇した。

2002年以降完全失業率は減少に転じるものの，正規雇用は減少し，派遣社員や「フリーター」とよばれる若者が増えていった。全体として消費は抑制に向かい，日本は「失われた30年」とよばれる長期の不況に突入していった。

バブル崩壊後も食生活の面では外部化が進む傾向にあるが，外食需要は頭打ちとなり，調理食品への依存が相対的に高まっている。2人以上

＊完全失業者率
　労働力人口（15歳以上の働く意欲のある人の数）に占める完全失業者の割合を完全失業率という。完全失業者とは，職がなく，かつ求職活動をしている人である。職がないが，就業意思のない人，例えば専業主婦や定年退職した高齢者，ニートとよばれる若年無業者などは労働力人口に含まれない。

＊失われた30年
　バブル崩壊後の1990年代は「失われた10年」とよばれていた。しかし，2000年代に入っても日本経済の停滞が続いたことから後年「失われた20年」，さらには「失われた30年」とよばれるようになった。

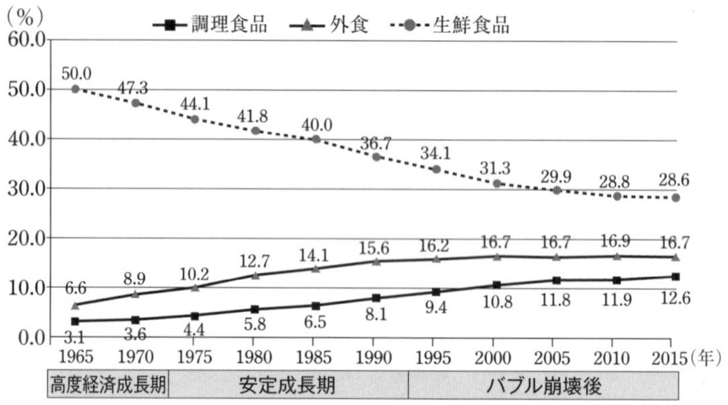

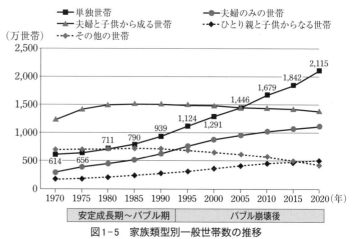

図1-4　2人以上の世帯の食料費に占める生鮮食品，調理食品及び外食の割合の推移
注〕生鮮食品には，米，生鮮魚介，生鮮肉，卵，生鮮野菜，生鮮果物を含む。
出典：総務省　家計調査より主要なものを抽出し作成

図1-5　家族類型別一般世帯数の推移
出典：総務省　国勢調査より主要なものを抽出し作成

の世帯の食料費の内訳をみると，調理食品の比率は1990年の8.1%から2015年には12.6%へと伸びている(図1-4)。家庭外で調理された食品を購入して家庭などで摂る「中食」が増加しているためである。中食需要を後押ししているもう一つの要因は単独世帯の増加である。単独世帯数は，1990～2015年までの25年間でほぼ2倍(939万世帯から1842万世帯)に増加している(図1-5)。増加の主たる原因の一つは高齢化である。同じ期間における65歳以上の単独世帯の増加数は430万(162万世帯から592万世帯)であり，全単独世帯の増加分の約半数を占めている。もう一つの原因は未婚率の増加である。50歳時の未婚率(45～49歳と50～54歳未婚率の平均値)である生涯未婚率の推移をみると，1990年には男性5.57%，女性4.33%であったが，2015年には男性24.77%，女性14.89%となった。

2005～2015年にかけての単独世帯の食料費の内訳をみると，調理食品の比率は年齢層によらず上昇しており，その値は2人以上の世帯における比率よりも高くなっている(図1-6)。単独世帯での外食比率は35～59歳及び60歳以上の年齢層では減少傾向にあり，中食需要を押し上げているといえる。

＊単独世帯
　単独世帯とは，世帯人員が1人の世帯である。未婚や離婚・死別・子の独立などにより単身で暮らす人をさす。65歳以上の単独世帯が増加しており，2010年の国勢調査の結果では男性高齢者の10人にひとり，女性高齢者の5人にひとりが単独世帯である。

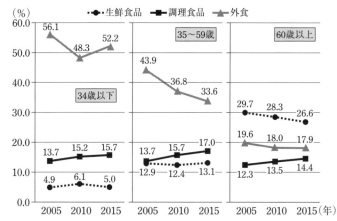

図1-6　単独世帯の食料費に占める生鮮食品，調理食品及び外食の割合の推移
（2005-2015年，年齢階級別）

注）生鮮食品には，米，生鮮魚介，生鮮肉，卵，生鮮野菜，生鮮果物を含む。
出典：総務省　家計調査より主要なものを抽出し作成

2020～2022年にかけて世界的に大流行した新型コロナウイルス感染症(COVID-19)の影響により，私たちの行動は大きく制約されることとなった。2020年4月に最初の緊急事態宣言が発令されて以降，生活の維持のため以外の外出自粛要請や大規模商業施設の休業要請，お酒を提供する飲食店の休業要請，お酒を提供しない飲食店の時短要請等が出され，企業や学校もオンラインでの業務や授業の遂行を求められるようになった。しかし，2021年9月の緊急事態宣言解除に引き続き，2022年3月にまん延防止等重点措置の解除により，私たちの生活も徐々に正常に戻り

つつある。

COVID-19の影響下では，外出が制限され，外食も制約されたことから，私たちの食生活も大きく影響を受けた。農林水産省は2022年11月に全国20歳以上の5,000人を対象に「食育に関する意識調査」を実施し，COVID-19の拡大前（2019年11月頃）に比べて食生活がどのように変化したかを尋ねた。「自宅で食事を作る回数」「持ち帰りの弁当や総菜の利用」及び「フードサービスの利用」に関して"増えた"と回答した人はそれぞれ，27.9%，21.1%及び8.6%であった。この傾向は20〜30代の若い世代ではより顕著で，"増えた"と回答した人はそれぞれ，37.8%，31.3%及び22.7%であった。

こうした食生活の変化は食料費の使途にも反映されている。2019年以降の2人以上の世帯及び単独世帯での食料費の内訳（図1-7）をみると，COVID-19が流行した2020〜2022年の外食比率は2019年から大きく低下している。もともと外食比率の高かった59歳以下の単独世帯では低下幅が特に大きくなっている。調理食品の比率は，2人以上の世帯，単独世帯を問わず上昇している。34歳以下の単独世帯では上昇幅が特に大きく，2019年に2人以上の世帯や60歳以上の単独世帯と同程度の15%であった比率が2020〜2022年には約20%となっている。外食機会の減少が中食需要を後押しており，特に外食に依拠していた若年層の単独世帯では中食需要が強く押し上げられる結果となっている。生鮮食品の比率も，2人以上の世帯，単独世帯ともに2019〜2020年にかけて上昇したが，2人以上の世帯では2020年以降減少に転じている。一方，34歳以下の単独世帯では，2019年に5.3%であった比率は2020年に10%へと倍増し，2022年に至るまで約10%を維持している。若年層の単独世帯では，外食機会の減少により中食だけでなく調理需要も同時に喚起

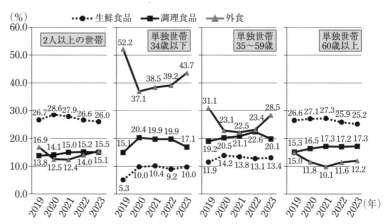

図1-7 世帯の食料費に占める生鮮食品，調理食品及び外食の割合の推移

注）生鮮食品には，米，生鮮魚介，牛鮮肉，卵，生鮮野菜，生鮮果物を含む
出典：総務省　家計調査より主要なものを抽出し作成

されたと考えられる。

　COVID-19の影響を脱しつつある2023年には，59歳以下の単独世帯で外食比率が大きく上昇する一方，調理食品の比率は低下し，2019年以前の水準に戻りつつある。しかし，生鮮食品については上昇した比率が下がる傾向にはなく，特に34歳以下の単独世帯では2019年までの値のほぼ2倍で高止まりしている。2人以上の世帯及び60歳以上の単独世帯では外食比率がゆるやかに回復するとともに，調理食品の比率も2022年と同程度の水準を維持し，2019年以前より高い水準を保っている。一方，生鮮食品の比率は低下し，長期的な減少傾向が続いている。

　外部化が引き続き進展するという基本的な方向は変わらないと考えられるが，猛威を振るったCOVID-19からの回復の道筋は緒に就いたばかりである。COVID-19流行下での生活スタイルおよび価値観の変化に加え，2022年2月のロシアによるウクライナ侵攻に伴う資源価格高騰や日米の金融政策の違いによる円安の進行を主原因とする物価上昇が食生活の変化にどのように影響するかは今後注視していく必要がある。

まとめ

　太平洋戦争後の食生活の主たる変容は，「食の洋風化」と「食の外部化」であることをみてきた。具体的には高度経済成長期(1955～1973年)に入り所得が増加すると，肉類や乳製品，油脂類の摂取が進み「食の洋風化」が急速に進んだ。安定成長期からバブル期(1973～1991年)には，住宅費や教育費が家計を圧迫するようになったことから共働き世帯が増え，その結果外食や中食が増加し「食の外部化」が進んだ。バブル崩壊後(1991年以降)は高齢者の単独世帯の増加に加えて，未婚率の上昇に伴う単独世帯の増加もあり，中食を中心に「食の外部化」が進んでいる。

　2020～2022年にかけての新型コロナウイルス感染症の流行や2022年以降の物価上昇が今後の食生活の変化にどう影響していくかは今後注視していく必要がある。

参考文献

北岡正三郎：「物語　食の文化」，中央公論新社(2011)
小泉和子：「ちゃぶ台の昭和」，河出書房新社(2002)
生源寺眞一：「農業と人間―食と農の未来を考える」，岩波書店(2013)
男女共同参画統計研究会編：「男女共同参画統計データブック―日本の女性と男性―2015」，ぎょうせい(2015)
時子山ひろみ・荏開津典生・中嶋康博：「フードシステムの経済学　第6版」，医歯薬出版株式会社(2019)
吉見俊哉：「ポスト戦後社会　シリーズ日本近現代史⑨」，岩波書店(2009)

実習 調理食品の活用のしかたに，メンバー間で違いがあるか話し合おう。

≪個人ワーク＆グループワーク≫

用意するもの
＊ワークシート（個人用）

(1) 個人で考える
　自分の生活のなかでどのような調理食品をどのように利用しているかを思い出し，ワークシートに記入する。

　なお，ここで調理食品とは以下のものをいう。
- **主食的調理食品**：弁当，すし（弁当），おにぎり・その他，調理パン，他の主食的調理食品
- **他の調理食品**：うなぎのかば焼き，サラダ，コロッケ，カツレツ，天ぷら・フライ，しゅうまい，ぎょうざ，やきとり，ハンバーグ，冷凍調理食品，そうざい材料セット，他の調理食品

(2) グループで話し合う
① グループを作り，担当を決める
　メンバー（5〜6人）のグループをつくり，司会者，発表者を決める。

担　当
＊司会者
〔　　　　　〕
＊発表者
〔　　　　　〕

② 情報を共有し，話し合う
　個人が記入した調理食品の利用方法の情報を共有し，生活スタイルや価値観の違いが利用のしかたに影響しているかを話し合い，ワークシートに記入する。

情報を共有し話し合う内容
＊調理食品の利用のしかた
＊利用のしかたの違いに影響を及ぼす要因

(3) グループごとに発表する
　話し合った内容をグループごとに短時間で発表する。

(4) 個人によるふりかえり
　発表を聞いた後，個人で授業をふりかえる。話し合いと発表を聞いて，調理食品が自分の生活のなかで果たす役割を考えワークシートに記入する。

| 調理食品の利用のしかたについて考えよう。

学籍番号	氏　名	所　属	学　年	班

ステップ1　個人で考えよう
利用している調理食品の種類と利用のしかたをあげてみましょう。

ステップ2　グループで話し合おう
生活スタイルや価値観の違いが利用のしかたに影響していると思いますか。

ステップ3　本授業のふりかえり
調理食品が自分の生活のなかで果たす役割は何だと思いますか。

1節　ワークシート　11

2節　食を取り巻く環境の変化

前節において、戦後の食生活の変容を表すキーワードとして「食の洋風化」と「食の外部化」をあげた。これらの変化は、日本のフードシステムを複雑化させてきた。

本節では、フードシステムがどのように複雑化し、そのことがどのような課題を提示してきたかをみていく。

1. 複雑化するフードシステム

高度経済成長期に入る1955年以前の日本では、国民の4割以上が農家の世帯員であった（図1-8）。こうした時代には食料を育て収穫する営みである「農」と食料を調理し摂取する活動である「食」との距離は近かった。しかし、その後の洋風化と外部化の進展等により「農」と「食」の距離はどんどん広がっていった。

> **＊フードシステム**
> フードシステムは、食料経済学者の高橋正郎が提唱した概念で、「農漁家が生産もしくは漁獲した農水産物が、食品製造業者によって加工され、その食品が、スーパーマーケットなど食品小売業者、ファミリーレストランなどの外食業者を経て消費者にわたるという、食料・食品のトータルな流れ」と定義されている。

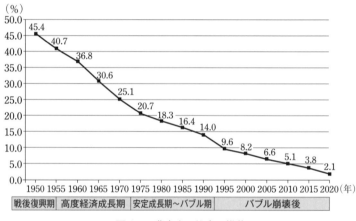

図1-8　農家人口比率の推移

注）「農家人口比率」とは、日本の総人口に対する農家人口（農家の世帯員数）の割合をいう。
出典：農林水産省　農林業センサスより主要なものを抽出し作成

まず、洋風化にともなって外国からの食料輸入が増加し、農と食の物理的距離が拡大した。その後外部化の進展によって、食料品製造業の出荷額は、1970年の7.2兆円から1995年には31.3兆円となった。1970年代前半には、「ケンタッキーフライドチキン」などアメリカの外食チェーンが日本に進出し、それに刺激を受けた国内資本の外食チェーンが次々とオープンした（表1-2）。1970年代半ばになると24時間営業のコンビニエンス・ストアが普及した。1980年代にはその利便性を活かして本格的に弁当の販売が始まり、中食の普及を後押していった。このように加工食品の普及や外食産業の発展により農と食の間には多様な食品産業が出現した（図1-9）。外食産業や中食産業の大規模化が進み、調

> **＊コンビニエンス・ストア**
> 日本で最初に開業した「セブン-イレブン」の店舗営業時間は、当初その名前のとおり朝7時から夜11時までであった。その後24時間営業の店舗が増加し、現在ほとんどのコンビニエンス・ストアが24時間営業となっている。
> 今では地域の安全・安心に貢献する存在となっている。

表1-2　1970年代に開業した外食店およびコンビニエンス・ストア

開業年	外食店	コンビニエンス・ストア
1970	「すかいらーく」フランチャイズ1号店オープン（東京都府中市） 「ケンタッキーフライドチキン」1号店オープン（愛知県名古屋市）	
1971	「日本マクドナルド」1号店オープン（東京都中央区） 「ミスタードーナツ」1号店オープン（大阪府箕面市）	
1972	「モスバーガー」1号店オープン（東京都板橋区） 「ロッテリア」1号店オープン（東京都中央区）	
1973	「吉野家」フランチャイズ1号店オープン（神奈川県小田原市）	
1974	「デニーズ」1号店がオープン（神奈川県横浜市） 「サーティワンアイスクリーム」1号店オープン（東京都目黒区）	「セブン-イレブン」1号店オープン（東京都江東区）
1975		「ローソン」1号店オープン（大阪府豊中市）
1978		「ファミリーマート」フランチャイズ1号店オープン（千葉県船橋市）

出典：各社ウェブサイトより抽出し作成

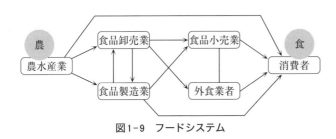

図1-9　フードシステム

理プロセスの一部をさらに外部化するといった形での分業化も進んでいる。

　今後も私たちの生活パターンの多様化に対応して食の外部化は進み，フードシステムは，より複雑化していくことであろう。換言すれば，それは消費者にとって自分が食べようとする食品の由来がますますわからなくなるということである。それでも私たちが食品を買うのは，フードシステムに関わる人たちを「信頼」しているからである。しかし残念ながら，私たちの信頼を裏切る事件が数多く起きている。

2．脅かされる食の安全と信頼

　2000年6月に，雪印乳業が出荷した低脂肪乳により14,780名の有症者を出す大規模な食中毒が発生した。低脂肪乳からは黄色ブドウ球菌毒素エンテロトキシンA型が検出された。最初，低脂肪乳を製造した同社大阪工場での感染が疑われたが，最終的には2000年3月に同社大樹工場で製造された原料の脱脂粉乳が黄色ブドウ球菌に汚染されていたことが原因であることがわかった。ところが，感染場所ではないとされた大阪工場で品質保持期限の切れた製品が再利用されていた事実も明らかにされた。自分たちが見ていないところでは，何が行われているかわからないという回復しがたい不信感を植え付けるに十分であった。

＊雪印牛肉偽装事件
　雪印乳業が低脂肪乳による集団食中毒事件を起こした後の2001年10月，今度は子会社の雪印食品が，国産牛のBSE感染に端を発した国産牛肉買い取り事業を悪用し，外国産の牛肉を国内産と偽って農林水産省に不正に買い取り請求する事件が起きた。この事件は，取引業者の内部告発によって明らかとなり，雪印乳業解体の引き金となった。

表1-3 企業または社員が意図的に関わった食品不祥事

発生年	当事者企業	内容
2007	不二家	プリン, シュークリームに社内基準を1～2日超える消費期限を表示して販売したほか, シュークリームの原料として消費期限切れの牛乳を使用して販売
2007	石屋製菓	主力商品「白い恋人」で賞味期限を1か月先延ばしにして販売したり, 回収品を再出荷
2007	ミートホープ	豚肉や鶏肉やその他の異物を不正に混入したひき肉を「牛肉100％」として販売
2007	赤福	出荷残商品や店頭売れ残り返品を一部は冷凍保管し, 解凍・再包装日を製造日と偽装, これに合わせて消費期限も偽装したほか, 残りは冷凍しないまま再包装し1日後の製造年月日, 消費期限に偽装して販売
2007	比内鶏	卵を産みにくくなった「廃鶏」を使った加工品を「比内地鶏」製品と偽って販売
2007	船場吉兆	菓子と惣菜の消費期限または賞味期限を改ざんして販売したほか, 客の食べ残しを使い回して別の客に提供
2008	魚秀／神港魚類	2～6月, 中国産うなぎの蒲焼を「愛知県三河一色産」と偽って販売
2008	丸明	4等級の「飛騨牛」を格上の5等級と偽装したり, 本来「飛騨牛」と表示できない牛肉の等級を偽装し「飛騨牛」と表示して販売
2008	三笠フーズ	農水省から工業用(非食用)として譲り受けた事故米穀を食用として転売(捜査の過程で三笠フーズ以外にも数社が独自に不正転売を行っていたことも発覚)
2008	たけ乃子屋	中国産たけのこのパッケージに取引先社員の写真を生産農家と偽って印刷し, 国産と偽装して販売
2009	マルナガ水産	1～6月, 中国産の塩蔵わかめを徳島県産と誤認させる表示をして販売
2009	ハルキ	3～6月, 中国産精米や他県産の米を, 秋田県産や岩手県産のあきたこまちと記載し, 一部は等級や年産も偽装して販売
2009	ハラグチ 高木商店	3～8月, ハラグチは「秋田県産あきたこまち」の玄米, 産地等不明の未検査米の玄米及び精米を高木商店に販売。高木商店は玄米を精米し, 自社を表示責任者(販売者)とする「岩手県産あきたこまち20年産」の袋に詰めてハラグチに販売。またハラグチは7～8月, 自ら精米した未検査米を, 高木商店の承諾を得て, 同社を表示責任者とする同じラベルを付けて販売
2011	フーズ・フォーラス 大和屋商店	4月, フーズ・フォーラスが経営する焼肉チェーン店「焼肉酒家えびす」で提供されたユッケによりO111による集団食中毒が発生。被害者181名, うち死者5名。肉を卸した大和屋商店が出荷した時点で既に汚染されていたとみられている。えびすでは, それをトリミングしないまま客に提供。衛生管理マニュアルも未整備だった。この事件を契機に生食用牛肉の取り扱いについて食品衛生法に基づく罰則つきの規制が作られ, 10月から施行された
2012	福田屋此花店	大阪の食肉販売店。店長(当時)が福島産の牛肉を鹿児島県産と偽って販売。2011年9月以降産地偽装を行っていた
2012	橋本商事	長野県の米穀類販売会社。福島県産あきたこまちを長野県産と偽装して販売。5月に長野県から米トレーサビリティ法に基づく改善指導を受けていた
2013	三瀧商事	2010年10月からの3年間で, 中国産米や米国産米約790トンが混入した米約4,400トンを「国産米」と偽装して販売。10月, 同社と関連卸会社ミタキライスは会社を清算
2013	約200のホテル, 百貨店	10月に阪急阪神ホテルズでメニューに表示されている食材と異なる食材が料理に使われていることが発覚。以後, 約200のホテルや百貨店で同様の報告が相次いだ。これを受けて2014年3月, 消費者庁はメニュー表示のガイドラインを定めた
2013	マルハニチロ	2013年の10月から11月にかけてアクリフーズの社員が冷凍食品に意図的に農薬を混入。商品約640万個を回収。厚生労働省のまとめでは, 全国で2800人以上が健康被害を訴えている
2014	木曽路	しゃぶしゃぶ店「木曽路」3店舗で, 2012年4月以降価格の安い和牛を松坂牛と偽って提供していたことが発覚
2016	ダイコー みのりフーズ	カレーチェーン「CoCo壱番屋」を展開する壱番屋から, 2015年10月に廃棄を委託された約4万枚の冷凍ビーフかつを, 実際には廃棄せず取引先の食品業者に転売していた。2016年1月に愛知県内のスーパーで, 廃棄したはずの冷凍ビーフかつが販売されていたのを壱番屋の社員が発見した
2019	神奈川県の居酒屋	2016年4月, 神奈川県横須賀市内の居酒屋が豚の生レバーを裏メニューとして提供。2015年6月の食品衛生法の規格基準改正により豚の生食が禁止されて以降, 初の摘発
2019	炭火焼肉牛桜名駅西店	2019年2月に牛の生レバーを「特別料理」として生食用途で提供

出典：日本経済産業新聞, 朝日新聞から抽出し作成

雪印乳業の事件や国内でのBSE発生などを受けて，食の安全確保をより推進するため，2003年5月に食品安全基本法が制定された。同時に食品衛生法も改正され，監視・検査体制が強化された。

　しかし，その後もずさんな衛生管理による食中毒事件が続いた。2011年4月，焼肉チェーン店「焼肉酒家えびす」で提供されたユッケにより腸管出血性大腸菌O111による集団食中毒が発生し，5人が死亡するに至った。汚染の原因は完全に特定されたわけではないが，生食用食肉の衛生基準に基づくトリミング処理等は，食肉卸売業者においても焼肉チェーン店においても実施されていなかったため，細菌が付着したまま提供されたと考えられている。これを受けて，2011年10月には生食用として取り扱うことのできる牛肉(内臓を除く)の規格基準が定められた。さらに，2012年7月には牛の肝臓を，2015年6月には豚の食肉(内臓を含む)を生食用として販売・提供することが，それぞれ禁止された。

　上述した事例は，衛生管理がないがしろにされたために起きた事件であるが，意図的に食の安全を脅かす事件も起きている(表1-3)。

　2008年に起きた事故米不正転売事件は，経営者の利益欲のために消費者を結果的に危険に晒した事例である。日本は，毎年78万トン程度の米を輸入しているが，輸入検疫で農薬が検出されたり，倉庫で保管中にカビが発生したり水に濡れたりして食用に適さなくなるものがある。これらを「事故米」という。農水省は，事故米を非食用用途にのみ使用することを条件に民間企業に売却していた。しかし，2008年9月，事故米を譲り受けた米販売会社である三笠フーズが，事故米を食用米と偽って食品会社や酒造会社に転売していたことが明らかとなった。不正転売された事故米は，有機リン系殺虫剤メタミドホスやカビ毒のアフラトキシンなどが検出されたものであった。さいわい健康被害に至るほどの濃度ではなかったが，公表された転売先が400社近くにのぼったこともあり，社会に大きな衝撃を与えた。

　この事件を受けて農林水産省は，事故米を非食用で流通させることを禁じ，輸出国等に返送するか廃棄することとした。また，米の取引等の記録を作成・保存することを目的の一つとする「米穀等の取引等に係る情報の記録及び産地情報の伝達に関する法律」(米トレーサビリティ法)が2009(平成21)年4月に制定された。

　食品へ意図的に農薬を混入させる事件も起きている。2013年11月から12月にかけて，マルハニチロのグループ会社であるアクリフーズの群馬工場で製造された冷凍食品から異臭がするとの苦情が寄せられた。調査の結果，有機リン系殺虫剤マラチオンが検出された。自らの待遇に不満を抱いた社員が，工場内で意図的に農薬を混入させたことが明らかとなった。幸いマラチオンの毒性が低く健康被害に至った事例はなかっ

*ミニマムアクセス米
　政府が三笠フーズによる事件の前5年間に売却した事故米は7,400トンにのぼったが，うち7割がミニマムアクセス米であった。日本は，1993年に世界貿易機関(WTO)の前身の関税貿易一般協定(GATT)のウルグアイ・ラウンドで，コメ市場開放を受け入れた。その際，輸入米に778％の高関税をかける代わりに，一定量を事実上の義務として輸入することとした。これがミニマムアクセスである。

*米トレーサビリティ法
　米トレーサビリティ法とは，問題が発生した場合などに，流通ルートを速やかに特定するため，米穀等の取引等の記録を作成し3年間保存することに加え，産地情報を取引先や消費者に伝達することを義務付けるものである。

*マルハニチロ
　マルハニチロは事件を受けて，同社におけるフードディフェンスの考え方をまとめ，ウェブサイトで公表している。
http://www.maruha-nichiro.co.jp/coroporate/safe_rd_ip/food_defense/

2節　食を取り巻く環境の変化　　15

> **＊食品の意図的汚染の可能性**
> 内閣府が実施した「フードチェーンにおける安全性確保に関する食品産業事業者アンケート調査」(2009年7月)でも回答した13,099の食品関連事業者の24.9%が，内部の従業員等から食品が意図的に汚染される可能性があると考えており，性善説に基づく安全管理が限界にきていることを示している。

たが，工場での安全管理の在り方に一石を投じる事件であった。

従来，日本の食品企業の安全管理は，悪意をもって食品衛生に危害を加えようとする社員はいないという性善説に基づいて設計され実施されてきた。しかし，今回の事件は，従来の安全管理を大きく転換させる必要性を示すものとなった。

3. 多量の食品ロスの発生

フードシステムが複雑化すれば，システム内で発生する廃棄物の量も増加する。2020年度に日本で発生した食品由来の廃棄物の量は2,372万トンである(図1-10)。このうち，消費段階で排出される調理くずや食品廃棄，食べ残しといった家庭系廃棄物が748万トン，食品の製造段階(食品製造業)で排出される動植物性残さや流通段階(食品卸売業，食品小売業，外食産業)で排出される売れ残りや食品廃棄などの事業系廃棄物が686万トンである。これら廃棄物の合計量は1,434万トンであり，2020年の水稲生産量776万トンの倍近くが廃棄されたことになる。

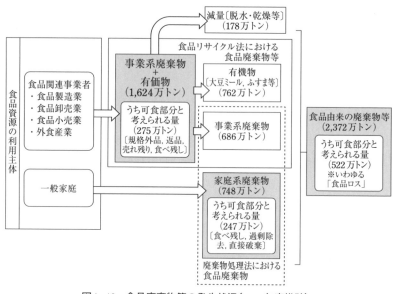

図1-10 食品廃棄物等の発生状況(2020年度推計)
出典：農林水産省「食品廃棄物の利用状況等(令和2年度推計)(概念図)」を改変

> **＊食品ロス率**
> 農林水産省「食品ロス統計調査」において，食品ロス率は以下のように定義されている。
> 「食品ロス率(%) = (食品ロス量/食品使用量)×100」
> ①「食品使用量」とは，家庭における食事において，料理の食材として使用又はそのまま食べられるものとして提供された食品の重量(魚の骨などの通常食さない(食べられない)部分を除いた重量)をいう。
> ②「食品ロス量」とは，食品使用量のうち食品の食べ残し及び廃棄されたものをいう。」

家庭系廃棄物748万トンのうち247万トン，事業系廃棄物686万トンのうち275万トンの計522万トンは可食部分と考えられ，すなわち，本来食べられるにもかかわらず廃棄されている「食品ロス」である。家庭での食品ロス量は事業系の食品ロス量に匹敵しており，重要な問題である。

2014年の世帯食における食品ロス率は3.7%である。食品ロス率自体は漸減傾向にあり，この10年で0.5%減少している。内訳をみると，皮を必要以上に厚くむくなどの「過剰除去」は減少していないが，作り過ぎなどによる「食べ残し」と保管中に期限切れとなったことなどによる

「直接廃棄」が減少している。食品ロス率を世帯員構成別にみると単独世帯が4.1%，2人世帯が4.0%と高くなっているが，その内訳をみると，2人世帯では過剰除去の割合が高くなっているのに対し，単独世帯では食べ残しと直接廃棄の割合が高くなっている（図1-11）。

食料の多くを輸入に依存するわが国では，食品ロスの削減は早急かつ真摯に取り組むべき課題である。2019年10月には，国，地方自治体および事業者の責務と消費者の役割等を定めた「食品ロスの削減の推進に関する法律」（食品ロス削減推進法）が施行された。

> *世帯食
> 農林水産省「食品ロス統計調査」では，世帯食は，「家庭において朝食，昼食，夕食及び間食のため，調理，飲食したものをいい，惣菜，弁当などを購入して家で食べた場合を含む。なお，外食，学校給食等により飲食したものは除く。」と定義されている。

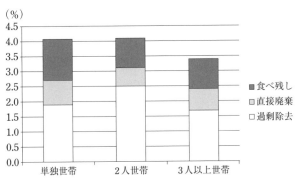

図1-11　世帯員構成別の食品ロス率（2014年度）
出典：農林水産省「食品ロス統計調査・世帯調査（平成26年度）」，p.1図1を改変

Column　3分の1ルール

食品流通業界の商慣習で，製造日から賞味期限までの期間をほぼ3等分して，小売業者への「納品期限」を製造日から賞味期限までの3分の1の時点とし，小売業者での店頭販売の「販売期限」を製造日から賞味期限までの3分の2の時点とするものである（下図）。明文化されたルールではないが，納品期限を過ぎると小売業者は商品の受取りを拒否することができ，販売期限をすぎると店頭から商品を撤去して卸売業者に返品したり，廃棄したりする。こうした商慣習が，食品ロス発生の要因の一つとされている。

現行の商慣習を見直し，納品期限を「2分の1」に緩和するための実証事業に，大手の小売・卸売・製造事業者が連携して2013年から取り組んできた。その結果，飲料および賞味期限180日以上の菓子，カップ麺で食品ロス削減効果が認められた。農林水産省はこれら3品目を推奨品目として，食品小売業者に対しては納品期限の緩和を，食品製造業者に対しては賞味期限表示の大括り化（年月表示，日まとめ表示）を求めている。

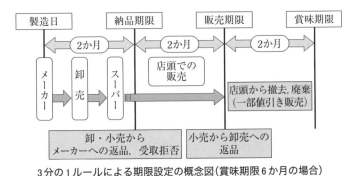

3分の1ルールによる期限設定の概念図（賞味期限6か月の場合）

まとめ

「食の洋風化」「食の外部化」の進展とともに、食品製造業が発展し、外食チェーンやコンビニエンス・ストアといった新しい業態が出現しフードシステムが複雑化していった。フードシステムの複雑化は、2つの問題を引き起こしている。一つは、ずさんな衛生管理や意図的な食品偽装など食の安全と信頼を脅かす事件が増えていることである。もう一つは、食品廃棄物の量が増え多量の食品ロスが発生していることである。

参考文献

今村知明：「食品の安全とは何か―食品安全の基礎知識と食品防御」, 日本生活協同組合連合会 (2009)
神里達博：「食品リスク―BSEとモダニティ」, 弘文堂 (2005)
小林富雄：「食品ロスの経済学【第4版】」, 農林統計出版 (2023)
高橋正郎監修・清水みゆき著：「食料経済 (第6版) ―フードシステムからみた食料問題」, 理工学社 (2022)
新山陽子：「フードシステムと日本農業 改訂版」, 放送大学教育振興会 (2022)
フードディフェンス対策委員会編：「フードディフェンス対策と食品企業の取り組み事例」, 日本規格協会 (2013)
藤原邦達：「雪印の落日―食中毒事件と牛肉偽装事件」, 緑風出版 (2002)

実習 自分たちの身の周りで食品ロスになっているものにどのようなものがあるか。思いつく限りあげてみよう。

≪個人ワーク＆グループワーク≫

用意するもの

＊ワークシート（個人）

(1) 個人で考える
　開封しないまま食品を捨ててしまったり，食材の皮などを過剰に除去して廃棄してしまったり，あるいは食べ残しをしてしまったりといった食品ロスにつながる経験を思いつく限りあげてワークシートに記入する。

(2) グループで話し合う
① グループをつくり，担当を決める
　メンバー（5～6人）のグループをつくり，司会者，発表者を決める。

担　当

＊司会者
〔　　　　　　　〕

＊発表者
〔　　　　　　　〕

情報を共有し話し合う内容

＊食品ロスとなっているもの
＊食品ロスを減らす方法

② 情報を共有し，話し合う
　個人が経験した食品ロスの内容を共有し，どのようにしたら食品ロスを減らせるかを話し合い，ワークシートに記入する。

発　表

(3) グループごとに発表する
　話し合った内容をグループごとに短時間で発表する。

ふりかえり

(4) 個人によるふりかえり
　発表を聞いた後，個人で授業をふりかえる。話し合いと発表を聞いて，食品ロスを減らすために自分に何ができるかをワークシートに記入する。

食品ロスについて考えよう。

学籍番号	氏　名	所　属	学　年	班

ステップ1　個人で考えよう

食品ロスになっているものをあげてみましょう。

ステップ2　グループで話し合おう

どうしたら食品ロスを減らせると思いますか。

ステップ3　本授業のふりかえり

食品ロスを減らすために，自分にできることはどんなことだと思いますか。

3節　食料の供給と課題

前節では、「食の洋風化」と「食の外部化」に代表される戦後の食生活の変容がフードシステムの複雑化をもたらし、食の安全や信頼をないがしろにするような事件の発生や食品ロスの増大を招く一因となっていることをみてきた。

本節では、こうした食を取り巻く環境の変化がわが国における食料供給にどのような影響を及ぼしているかをみていく。

1. 日本における食料自給の現状

食料の供給を考えるうえで大切なことは、自国の食料消費が自国の生産でどの程度まかなえているかという点である。それを指標化したのが食料自給率で、国内消費のために供給される食料に占める国産食料の割合を示す。

日本で最も一般的に使われるのは供給熱量ベースの総合食料自給率であり、以下の式で表される。1960年には79％を示していたが、その後は一貫して低下し、2010年以降39％、2016年以降は37～38％となっている(図1-12)。1993年が大きく低下しているのは記録的な冷夏で米が不作だったためである。

供給熱量ベースの総合食料自給率 ＝ 〔1人1日当たり国産供給熱量〕 / 〔1人1日当たり供給熱量〕

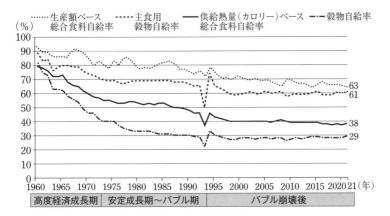

図1-12　食料自給率の推移
出典：農林水産省　食料需給表より主要なものを抽出し作成

自給率の指標としてはほかに、食料の生産額を基準とする生産額ベースの総合食料自給率や、品目ごとの自給率や穀物自給率を示す場合に用いられる重量ベースの食料自給率がある。

農林水産省は毎年の「食料・農業・農村白書」において、最新の食料消費構造を表すものとして、縦軸に1人1日当たり供給熱量に占める品

＊食料自給率と食料自給力
「食料自給率」は、自国の食料消費が現在国産でどれだけ賄えているかを示す数値である。これに対し、食料需給に対する国際的な不安要因が増している状況下では、現状での食料自給率を補完するものとして潜在的な食料供給力も指標として示し、自給力の維持向上に向けた具体的取り組みを促していくべきとの意見が高まった。これを受け2015年3月に閣議決定された「食料・農業・農村基本計画」において、初めて食料自給力の指標化が行われた。

＊生産額ベースの総合食料自給率
「供給熱量ベースの総合食料自給率」は、国民が生きていくために必要な熱量をどの程度賄えているかを示すものである。これとは別に、農業の経済的価値に焦点をあてたものが「生産額ベースの総合食料自給率」である。算出式は
生産額ベースの総合食料自給率
＝(国内生産額／国内消費仕向額)
×100
野菜や果実のように供給熱量が小さくても価格が高いものは経済的貢献度は高い。国産農産物の経済的比率を高めることも農業の活性化には大切なことである。

> **＊重量ベースの食料自給率**
>
> 重量ベースの食料自給率は、品目ごとの自給率や穀物自給率を計算する際に用いられ、総合食料自給率の算出には用いられない。算出式は
>
> 重量ベースの食料自給率
> $= \dfrac{国内生産量}{国内消費仕向量} \times 100$
>
> なお、穀物自給率は、米、麦類、とうもろこし及び雑穀類の自給率（飼料用を含む）であるが、米および麦（小麦、大麦及びはだか麦）のうち飼料向けのものを除いた「主食用穀物自給率」も指標として用いられる。

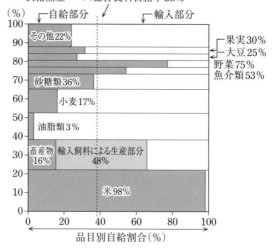

図1-13　食料消費構造（2021年度）

出典：農林水産省「令和4年度　食料・農業・農村白書」，p.61 図表1-1-2を改変

目ごとの割合，横軸に各品目の食料用途での自給率を示した図を提示している。2021年度の食料消費構造（図1-13）をみると，米は供給熱量に占める割合が高く，自給率も高いことがわかる。しかし，米を除くと供給熱量に占める割合の高い品目，たとえば畜産物，油脂類，小麦などの自給率は低く，このことが総合食料自給率を低める要因となっている。これら自給率の低い品目は，食の洋風化にともなって供給量が増えたものであり，供給の多くを輸入に頼っている。畜産物の61％は国内で生産されているが，その4分の3は飼料を輸入に頼っており，自給率に算入されない。

40％に満たない総合食料自給率は，主要先進国のなかでは低い水準である（図1-14）。前ページに示した食料自給率の算出式を頭におきながら，低下の背景をみてみよう。高度経済成長期から安定成長期を通して，

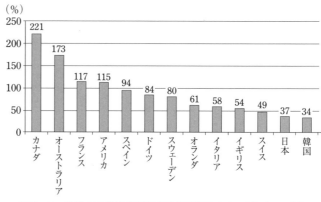

図1-14　諸外国の総合食料自給率（供給熱量ベース）（2020年）

出典：農林水産省　食料需給表より主要なものを抽出し作成

所得は一貫して上昇し，これにともなって食料供給も増加した(分母の増加)。また，この時期には食の洋風化が進み，肉類，牛乳・乳製品および油脂類といった供給熱量の高い食料の輸入が増加する一方で自給可能な米の消費量は減少し，さらにバブル期に入ると農業生産自体が減少に転じた(分子の減少)。こうした要因から，高度経済成長期から安定成長期にかけて総合食料自給率が低下した。バブル経済が崩壊すると，国民所得が減少して食料供給が減少に転じた(分母の減少)が，国内の農業生産も引き続き縮小した(分子の減少)ため，総合食料自給率は横ばい傾向となった。

総合食料自給率低下の背景を見てきたが，算出式の分母にあたる「1人1日当たり供給熱量」には食べ残しや廃棄によって食品ロスとなる分も含まれることに注意する必要がある。食品ロスを減らし，むだとなる食料供給を減らすことができれば，食料自給率の実質的な向上につながるのである。

2. 外国への食依存と課題
(1) 高まる輸入食料への依存度

高度経済成長期以降，食の洋風化と外部化が進むなかで，私たちは外国産の食料への依存を高めてきた。1960年には6,223億円であった農産物輸入額は，2013年には6兆1,365億円となり，ほぼ55年で約10倍に増加した。

私たちが普段食べている食品がどの程度輸入食料に依存しているかを，主要な食料を例に2022年度の「食料需給表」からみてみよう。私たちが米についで主食としているのはパンと麺類であり，それらの原料として共通に用いられるのが小麦である。日本で食料品の原料として用いられる小麦の用途をみると，パン用3割，麺用3割強，菓子用1割強となっている。6割強が主食用途で使われるにもかかわらず自給率はわずか15％である。主食穀物以外で私たちの生活に欠かせない食料の一つが大豆である。豆腐，納豆，煮豆やみそ，しょうゆなどの形でほぼ毎日摂っている。日本での大豆の用途は7割が油糧用，3割弱が上述したような食用である。大豆は，多くの食品の原材料として使われているにもかかわらず自給率はわずか6％にすぎない。一方，野菜類は79％という高い自給率を誇っている。国民1人1年当たりの野菜の純食料供給量は88.1kgであり，穀類の84.1kgを上回っている。野菜の栄養価は高いが単位重量当たりの供給熱量が低いため，不測事態発生時に野菜が穀物に代わる役割を果たすことは難しい。

食の洋風化とともに摂取量が増えてきた畜産品に関しては，国内消費仕向量に対する国内生産量の割合は豚肉49％，牛肉39％，鶏肉64％で

＊食料輸入が環境に及ぼす影響

本文では，わが国の食料調達に及ぼす影響のみに絞って論じているが，実は食料輸入が環境に及ぼす影響もある。輸入される食料の多くは船で輸送される。輸送にともなって二酸化炭素が排出されるが，輸送する重量が重くかつ輸送距離が長いほど二酸化炭素の排出量は大きくなる。そこで輸入食料の輸送量と輸送距離を掛け合わせた値(単位：t・km)を指標とするフード・マイレージという考え方を用いると，2001年の試算では，日本の総フード・マイレージは900億t・kmで，2位の韓国の3倍近い数字となっている。日本の食料輸入が環境に与える負荷は相対的に大きいといえる。

＊用途による小麦の違い

パンや中華麺には，たんぱく質量が11～13％と多く粘弾性に富んだ硬質小麦(強力粉)が，うどんにはタンパク質量9～11％の中間質小麦(中力粉)が，またケーキやてんぷらにはたんぱく質量が6～9％と少なく柔らかい軟質小麦(薄力粉)が使用される。国産小麦の多くは中間質小麦および軟質小麦であり，硬質小麦はきわめて少量である。

あり，国内生産の比率は比較的高い。しかし，家畜を飼養するための飼料のほとんどは輸入品である。飼料の輸入がストップすれば家畜を育てることは困難となるため，食料自給計算上は外国産飼料で育てた家畜は国産とみなされない。その結果，品目別自給率は豚肉6％，牛肉11％，鶏肉9％となっている。上でみたどの品目も私たちの生活になくてはならないものであるが，特に熱量供給源となる作物のほとんどを輸入に頼っていることがわかる。

*飼料穀物
　乾草やサイレージ（青刈りした牧草などを発酵させたもの）といった粗飼料については，自給率は8割近い。しかし，エネルギーやたんぱく質の主たる供給源となるのは，飼料の約8割を占めるとうもろこしなどの穀類や大豆油粕，フスマなどであり，これらの自給率はわずか13％程度にすぎない。

(2) 少数の国への依存と課題

　農産物の輸入が増えている状況を見たが，これに伴う課題として，品目ごとの輸入が特定の国に大きく依存していることが挙げられる。2022年の主要農産物の輸入国・地域をみてみよう（図1-15）。

　とうもろこしは全量を輸入に頼っており，アメリカ産が全輸入量の65％となっている。2012年以前はアメリカ一国で9割近くを占めていたが，2013年にはアメリカのとうもろこし生産地帯が干ばつにみまわれたため，同国産とうもろこしは輸入量の45％にとどまった。それ以降状況は改善したが，アメリカ産とうもろこしの割合は7割程度にとどまっており，不足分をブラジル産でまかなっている。アメリカでは近年，とうもろこしのバイオエタノール向けの需要が増えており，飼料や輸出向けなど複数の用途が競合し合う状況にあるため，通常の場合でも，アメリカ国内での需給状況の変化による影響を受けやすい。また，自給率15％の小麦と6％の大豆も上位3か国に輸入量のほぼ全量を依存している。

*サブプライムローン問題
　「サブプライムローン」とは，信用力の低い低所得者向けのアメリカの住宅ローンで，通常の金利より高めの設定となっている。2000年代前半までは，住宅価格がローンの利率を上回る勢いで上昇したため，金融機関がサブプライムローンを含む複数の住宅ローンを担保とした証券を販売し，金もうけに走った。しかし，2006年に住宅バブルがはじけて以降住宅価格は下落に転じ，大量の貸し倒れが発生。その直後，格付け機関が突然当該証券の格付けを引き下げたことにより，証券価格は急落した。証券を保有していた証券会社や銀行，投資家は巨額の損失を被ることになり，金融危機へと突き進んでいくきっかけとなった。

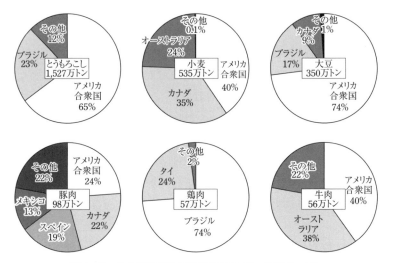

図1-15　主な農産物の国別割合（2022年，数量ベース）
出典：財務省　貿易統計より主要なものを抽出し作成

　このように少数の国に依存することは，食料安全保障上のリスクを高める可能性がある。そのことを懸念させる事態が近年起きている。

2007〜2008年にかけて小麦，とうもろこし，大豆の国際価格が一挙に高騰した。2006年，2007年と続いたオーストラリアの干ばつによる小麦の不作，アメリカでのバイオエタノール・ブームによるとうもろこしの需給ひっ迫，大豆からとうもろこしへの作付け転換と悪天候による大豆供給の不足という事態が短期間に発生した。そこにサブプライムローン問題に端を発した2008年のリーマン・ショックが重なり，シカゴ穀物市場への資金流入量が一気に増加して穀物価格が高騰した。このとき新興国や途上国約30か国は，自国内の穀物価格高騰を回避するためと自国民への穀物供給を優先させるため2007〜2008年にかけて穀物の輸出禁止を含む輸出規制を実施したのである。その記憶もさめやらない2010年8月に，今度はロシアが猛暑と干ばつの影響で穀物作付面積の25％が壊滅したとして主力の小麦の輸出禁止に踏み切った。2011年7月に輸出は全面解禁されたが，主要生産国での輸出禁止は世界に衝撃を与えるものであった。

日本としては不測の事態に対応できるよう，より多くの国からの調達を実現していくべきであろう。

> *リーマン・ショック
> 米国のサブプライムローン問題をきっかけに，2007年夏以降欧米の金融機関が相ついで経営破たん。同年9月に米証券大手リーマン・ブラザーズが経営破たんすると，混乱はピークに達し，その後短期間のうちに，大手金融機関や保険会社など次々と破たんし，未曽有の金融危機に発展した。そのためリーマン・ショックとよばれる。

3. 農業と地域の再生に向けた取り組み
(1) 国内農業の課題

総合食料自給率算出式の分子に当たる「国産供給熱量」を減少させている大きな要因のひとつは，1980年代半ば以降農業生産が一貫して縮小を続けていることである。GDPに占める農業生産の割合は1960年には9.0％であったが，2005年以降は1.0％を切る水準となっている。その背景として，農業人口の減少と高齢化がある。

高度成長期に都市部の開発が進み土地が不足すると，農村部の近くに工場が建設されるようになった。そのため，農家世帯員でありながら農業には従事せず，他産業で雇用される人が増えていった。高度経済成長期初期の1960年に1,454万人であった農業就業人口は，55年後の2015年にはわずか210万人と7分の1以下に減少した。この間，若い世代が他産業に移ったことで一気に高齢化が進んだ。農業就業人口のうち65歳以上の割合は，1970年には17.8％であったが2015年には63.5％に達した。

その結果，耕作放棄地が増大し，1985年の13万ヘクタールから2015年には42万3千ヘクタールと滋賀県の面積に匹敵する規模となっている。

> *一般法人の農業参入
> 2009年12月の農地法改正によって，解除条件付きながら一般法人単独で地域を限定せずに農地を借りることが可能となり，貸借期間も最長50年へと延長された。その結果，一般法人の農業参入が促進され，2009年末に427法人だった一般法人数が2021年末には4,202法人（株式会社2,723，特例有限会社474，NPO法人1,005）となった。

(2)「食」と「農」のつながりを見直す地域再生の取り組み

「食」と「農」の距離が広がったことにより，生産者は自分たちの作った農産物を誰が食べているか気に留めなくなり，消費者も自分たちの買っている農産物を誰が作っているか気に留めなくなった。その結果，

安く買えれば国産食料でなく輸入食料でも構わないと感じる消費者が増え，そのことが国産食料への値下げ圧力となり，国内農業を苦境に追いやってきた。

安いからといって私たちの食を輸入食料に委ねてしまっていいことにはならない。既にみてきたように，主要な食料輸出国でも，干ばつなどの異常気象により自国民への食料供給が困難な状況に陥れば，外国への食料輸出を禁止する可能性が高い。万が一，外国から食料が入ってこなくなっても，国民に必要な熱量を供給できるだけの食料を生産できるよう国内農業を維持していかなければならない。

また，農業は単に食料生産にとどまらない多面的な機能をもっている。農村で農業が行われることにより，田畑に雨水を一時的に貯めて洪水を防いだり，下流に土壌が流出するのを防いだりして，国土の保全に役立つだけでなく，田畑から地下に浸透した水が地下水となって下流域の水源として役立っている。さらに，農業を行うことは2次的自然の形成につながり，多様な生き物を保護する役割を果たすほか，農村の良好な景観の形成に寄与している。また日本には，五穀豊穣や収穫を祝う祭りなど農業に係る伝統行事が多く，農村がそうした伝統的文化の伝承に貢献している。私たちは，このような農業・農村の多面的な機能を守っていかなければならない。

しかし，生産者と消費者が互いに相手のことを考えない状況のなかで，農業という営みを維持していくことは困難といわざるを得ない。そうした現状を変えるため，「食」と「農」の間に顔の見える関係を取り戻そうという動きが出てきている。①地産地消，②農産物の地域ブランド化，③都市農村交流，④産消提携　である。

① 地産地消

地産地消とは「地元で生産された産品を地元で消費する」ことである。地産地消では農産物直売所が重要な役割を果たしている。農林水産省の「平成19年農産物地産地消等実態調査」によれば，85.6％の直売所が地元農産物を扱うことは「消費者への安全・安心な農産物の提供」に効果があると感じている。消費者も，地産地消の取組により「新鮮な食材を買える」（78.0％），「安全な食材を買える」（55.4％）と感じており，生産者を信頼して購入していることがわかる。地産地消はまた，学校給食の場でも進んでいる。2005年6月の「食育基本法」公布を受けて，2006年3月に「食育推進基本計画」が策定され，「学校給食において都道府県単位での地場産物を使用する割合の増加」が目標として設定されたことが背景にある。

生産者たちが地元農産物を加工・販売する，いわゆる「6次産業化」を目指す動きも盛んになりつつある。農村の女性が企業と連携したり，あ

＊農産物直売所
　農産物直売所の形態はさまざまであり，JAが運営するもの，農業生産法人や生産者組合が運営するもの，主要道路沿いに設置された「道の駅」内に開設されるものなどがある。全国の農産物直売所数は，時季を限定して開設したものも含め，2016年には23,440施設。施設数は2011年の22,980施設から微増であるが，1事業体当たりの販売金額は，この5年間で34億5千万円から44億5百万円へと3割近く増えている。

＊6次産業化
　農林漁業者自身が，生産だけでなく加工・流通販売を一体的に行ったり，商工業者と連携して事業を展開したりするなどして，農山漁村の雇用と所得を確保しようとする取り組み。生産（1次産業）・加工（2次産業）・流通販売（3次産業）を一体化した取り組みということで，1，2，3を掛け合わせて6になることから「6次産業化」とよばれている。

るいは女性自身が起業したりする形で新たな商品やサービスの開発を行っている事例も増えている。農林水産省では「農業女子プロジェクト」としてこうした女性農業者の情報を発信し、女子の仕事の選択肢に農業を加えてもらうことを目指している。

② 農産物の地域ブランド化

畜産物では、「松坂牛」や「近江牛」といった和牛の地域ブランドが有名である。また、農産物のなかにもいちごのように、「栃乙女」（栃木）や「あまおう」（福岡）といった地域ブランドができているものもある。

これらに加えて、最近では米の地域ブランド化も進んでいる。米にも「コシヒカリ」や「あきたこまち」といったブランドがあるが、これらは品種名であり、特定の地域でしか作られないというわけではない。これとは異なり近年、地域と密着したブランド化が進められている。有名なものが、限界集落であった石川県羽咋市神子原を一躍有名にした「神子原米」である。地名のイメージを有効に使い、ローマ法王への献上による話題作りを成功させたが、現在は農薬と肥料を一切使わない自然農法に取り組み、ブランドの定着化を図っている。

地域として独自の栽培方法に取り組み、それによりブランド化を図る試みは他地域でも行われている。栽培期間中は化学肥料と化学農薬を使わず、3種以上の生き物との共生を義務づけている滋賀県高島市の「たかしま生き物たんぼ米」、化学農薬と化学肥料を極力減らし、化学農薬を使った場合は残留農薬を国の基準の1/10としている兵庫県の「ひょうご安心ブランド農産物」などが知られている。

> ＊農業女子プロジェクト
> 農業女子プロジェクトは「女性農業者が日々の生活や仕事、自然との関わりのなかで培った知恵をさまざまな企業の技術・ノウハウ・アイデアなどと結びつけ新たな商品やサービス、情報を創造し、社会に広く発信」することを通じて、農業女子の姿を広く知ってもらう取り組み

③ 都市農村交流

都市農村交流は、「農山漁村地域において自然、文化、人々との交流を楽しむ滞在型の余暇活動」であるグリーン・ツーリズムに代表される。もともと欧州で普及していたしくみを、1990年代に日本に導入したものであるが、日本では地域活性化のための活動を広く含むものとなっている。その活動内容は、直売所での地元農産物の購入、ぶどう狩りや芋掘りといった観光農園利用の農業体験、田植えや稲刈りなどの農家での農作業体験、そば打ち等農産物加工体験、農村生活体験等多岐にわたり、滞在期間も日帰りから長期のものまでさまざまである。近年では、農家民宿や農家民泊等を利用して地域の食材を活用した食事や伝統的な生活体験等を楽しむ農山漁村滞在型旅行である「農泊」が浸透しつつある。

④ 産消提携

都市農村交流の進んだ先に、生産者と消費者の協働関係がある。産消提携は、もともと有機農業運動として始まった活動である。特定の生産者と消費者が直接取引を通じ、共通の価値観と信頼性のもとに、安全でおいしい、また環境に優しい農産物を作り、買い支える関係を築くこと

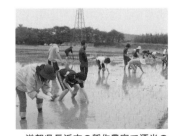

滋賀県長浜市の稲作農家で酒米の田植え体験（筆者撮影）

が産消提携である。ここでは，消費者は経済的価値観よりも社会的価値観を優先し，市場価格ではなく，再生産可能な価格で農作物を購入する。有機農業以外でもそうした関係づくりを目指す事例が，まだ数は少ないものの出てきている。

まとめ

日本の食料自給率が低下したのは，「食の洋風化」の進展にともなう食料輸入の増加や国内の農業生産の減少などの要因によるものであることをみてきた。日本に輸入される穀類や肉類などの主要食料は少数の国に依存しているものが多く，輸出国の気象変動などに輸入できなくなるリスクを抱えている。そうした状況のもと，地産地消，農産物の地域ブランド化，都市農村交流，産消提携など国内農業と地域の再生に向けた取り組みが増えつつある。

参考文献

秋津元輝・佐藤洋一郎・竹之内裕文編著：「農と食の新しい倫理」，昭和堂(2018)
小池恒男・新山陽子・秋津元輝編：(「農業と経済」編集委員会監修)：「新版 キーワードで読み解く現代農業と食料・環境」，昭和堂(2017)
下平尾勲・伊藤維年・柳井雅也：「地産地消―豊かで活力ある地域経済への道標」，日本評論社(2009)
生源寺眞一：「日本農業の真実」，筑摩書房(2011)
高野誠鮮：「ローマ法王に米を食べさせた男」，講談社(2012)
辻村英之：「農業を買い支える仕組み―フェア・トレードと産消提携」，太田出版(2013)
内藤重之・佐藤信：「学校給食における地産地消と食育効果」，筑波書房(2010)
藤谷築次編：「日本農業と農政の新しい展開方向」，昭和堂(2008)
枡潟俊子・谷口吉光・立川雅司編：「食と農の社会学―生命と地球の視点から」，ミネルヴァ書房(2014)

実習 普段食べる代表的な料理の一つ，ハンバーグについて供給熱量ベースの自給率を計算してみよう。

≪グループワーク≫

(1) グループによる自給率計算

① グループをつくり，司会者を決める
メンバー(5〜6人)のグループをつくり，司会者を決める。

司会者
[　　　　　　]

担当する食材の名称
[　　　　　　]

② 各メンバーで担当する食材を決める。この実習で用いるハンバーグのレシピを下に示す。

ハンバーグの材料(4人前，調味料を除く)			
・牛ひき肉	150 g	・豚ひき肉	150 g
・たまねぎ	100 g	・パン粉	40 g
・卵	60 g	・コーン油	25 g

用意するもの
* ワークシート(個人用)
* 食材の自給率の情報源
（本文参照）

③ 調べ，計算する
食材の自給率の情報源として以下の資料を用い，調べた「食材の自給率」を次ページの表に記入する。直接対応する食材名が下の情報源中にない場合には，最も近い品目で代替する。また，肉類，鶏卵については飼料自給率を考慮した値を用いる。

「食材の自給率」を表に記入したら，食材ごとに「食材の国産供給熱量」を計算する。「食材の供給熱量」の合計値と「食材の国産供給熱量」の合計値とから「料理の自給率」を計算する。

調べる・計算する内容
* 食材ごとの自給率
* 食材の国産供給熱量
* 料理の自給率

食材の自給率の情報源
農林水産省「食料需給表」(http://www.maff.go.jp/j/zyukyu/fbs/)に掲載されている最新年度の「確報」中の「5-1　自給率の推移：品目別自給率の推移」(Excel ファイル)

(2) グループで話し合う
自給率計算をして感じたことをワークシートに記入する。その内容をグループで共有し，メンバーがそれぞれどう感じたかを話し合う。話し合った内容もワークシートに記入する。

話し合う内容
* 自給率計算をして感じたこと

ハンバーグの自給率を計算してみよう。

学籍番号	氏　名	所　属	学　年	班

ステップ1　自給率の計算

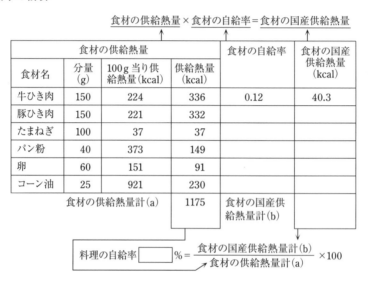

食材の供給熱量×食材の自給率＝食材の国産供給熱量

食材名	食材の供給熱量			食材の自給率	食材の国産供給熱量(kcal)
	分量(g)	100g 当り供給熱量(kcal)	供給熱量(kcal)		
牛ひき肉	150	224	336	0.12	40.3
豚ひき肉	150	221	332		
たまねぎ	100	37	37		
パン粉	40	373	149		
卵	60	151	91		
コーン油	25	921	230		
食材の供給熱量計(a)			1175	食材の国産供給熱量計(b)	

料理の自給率 □ ％ ＝ $\dfrac{\text{食材の国産供給熱量計(b)}}{\text{食材の供給熱量計(a)}} \times 100$

ステップ2　自給率計算をして感じたことを話し合おう

2章　食品の安全性

学習の目標と概要

　食品由来の健康被害は私たちの身近なところで起こっており，予防のためには正確な知識をもつことが必須である。

　2001（平成13）年9月に国内で初めてBSE（牛海綿状脳症）の感染牛が発見され，その後の食肉を始めとした食品偽装事件の頻発により，食品の安全性に対する消費者の信頼が失墜し，食品の安全確保のための新しいしくみが必要となった。リスクの概念と，「農場から食卓まで」の食品安全性の確保といった新しい考え方が重視され，それに基づく制度が求められるようになった。食品の安全性を確保するためには，個人の予防行動のみならず，社会システムの整備が不可欠である。

　本章では，個人の生活に密接にかかわる食中毒と，わが国の食の安全性を確保する基本概念と制度について学ぶ。

Study Point（達成目標）

1節　食中毒
- 食品由来の危害要因と健康へのリスクについて理解する。
- 食中毒とその危害要因，食中毒の予防について知識を得て行動できるようにする。

2節　リスク分析
- リスク分析の考え方と3つの構成要素であるリスク評価，リスク管理，およびリスクコミュニケーションの目的や機能，実行機関について理解する。

3節　食品の安全性を確保するための制度
- わが国の食品の安全性を確保するための法律と制度について知る。
- 「食品表示法」と表示制度について理解し，実生活のなかで表示を活用する。

実習課題（ワークシート）
1．食中毒について調べ，生活のなかで実践できる予防について考える。
2．リスク分析を理解したうえで，食品添加物や残留農薬とどうつき合っていくかを考える。
3．食品の容器・包装の表示を読み，表示の役割について考える。

1節　食中毒

1. 食品由来の危害要因とリスク
(1) 食品由来の危害要因

　食品には健康を維持していくうえで重要な機能があるが、その一方で、食品を摂取することを通じて食中毒などの健康障害を起こす場合がある。

　たとえば、食品にはじゃがいもの芽のソラニンや毒きのこ、ふぐなどの毒成分といった、有害な化学成分が含まれていたり、細菌やウイルス、寄生虫、カビなどに汚染されていたり、環境中に放出されたダイオキシンやPCB、放射性物質、重金属などが生物濃縮されて食品を通し、からだに取り込まれることで、さまざまな健康被害をもたらす。また、使用量などを人為的にコントロールして用いる農薬や食品添加物なども、誤って過剰に使われた場合には、被害が発生する可能性がある。

　これらの食品由来の健康被害をもたらす原因となる可能性のある物質または食品の状態を「危害要因（ハザード：Hazard）」とよぶ（表2-1）。危害要因は、私たちの生活環境の至るところに存在しているのである。

> ＊危険要因（ハザード）
> 　ヒトの健康に悪影響を及ぼす原因となる可能性のある食品中の物質または食品の状態。食中毒菌やプリオン等の生物学的要因、重金属や残留農薬等の化学的要因、放射性物質等の物理的要因がある。

表2-1　食品由来の危害要因

生物的要因	細菌、ウイルス、寄生虫、腐敗微生物など
化学的要因	カビ毒、食物アレルゲン、ヒスタミン、きのこ毒、植物毒、魚貝毒、過剰な食品添加物、残留農薬、動物医薬品など
物理的要因	金属片、ガラス、石など

(2) 食品のリスク

　一般にリスクとは、人間の生命や健康・資産、その他環境に望ましくない結果をもたらす可能性のことで、大きさの程度を定量的に捉えることができる。

　「食品のリスク：Risk」とは、食品を食べた人に対する健康被害の可能性の大きさのことで、「被害の深刻さの程度」と「被害が発生する頻度」との関数で与えられる概念である。言い換えると、食品リスクは、その食品が、どの程度の「有害性」をもっているかということと、それをどの程度摂取するかということを合わせた意味をもつ。リスクは確率的要素を含む概念であり、リスクにゼロはない。リスクは危害要因がもたらすものであり、リスクと危害要因とは異なる。

> ＊食品のリスク
> 　食品のリスクとは、食品中にハザードが存在する結果として生じるヒトの健康への悪影響が起こる可能性とその程度

　食にかかわるリスクには、栄養障害や生活習慣による栄養面の健康リスクや、食料の安定供給の確保に関するリスクもあるが、本章で注目するリスクは、食品にもともと含まれている、人為的に添加する、あるいは食品を汚染する有毒・有害な微生物や化学物質などの危害要因による

リスクである。栄養障害や心理的要因，経済的要因，社会的要因などによるリスクは除外する。

以下，表2-1の危害要因が起こす食中毒についてみていく。

2．食中毒
(1) 食中毒の分類

食中毒とは，一般に，飲食物や器具，容器，包装を介して体内に入った有毒・有害な微生物や化学物質によって起こる急性または亜急性の生理的異常である。食中毒は表2-2で示したように，細菌性食中毒，ウイルス性食中毒，化学物質による食中毒，自然毒による食中毒，寄生虫などによる食中毒に分類される。

細菌性食中毒には，感染型と毒素型がある。感染型は食品とともに摂取した病原菌が体内で増殖したり，病原菌が増殖していた食品を摂取したりすることにより，菌が腸間膜に作用して発症する。毒素型は食品中で病原菌が増殖する際に産生された毒素を摂取することで発症する。感染型のなかには，ウェルシュ菌や腸管出血性大腸菌による食中毒のように病原菌が消化管内で増殖する際に初めて毒素を産生するものがあり，生体内毒素型（中間型）とよばれる。また，コレラ菌，赤痢菌，チフス菌などによる食中毒は，感染症法では3類感染症であるが，食品を原因とした感染症は食中毒としても扱われる。

ウイルス性食中毒は，ノロウイルスなどによるものである。化学物質による食中毒は，有害な無機化合物や有機化合物，重金属などが原因となる。自然毒食中毒は，植物性と動物性に分類される。

＊感染症法

「感染症の予防及び感染症の患者に対する医療に関する法律」（平成10年10月2日法律第114号）

感染症の予防及び患者に対する医療措置を定めることにより，感染症の発生を予防し及びその蔓延防止を図り，公衆衛生の向上及び増進を図ることを目的とする。感染症を危険性が高い順に1類から5類の58種の感染症と指定感染症，新感染症，新型インフルエンザ等感染症の8種類に分類している。感染症の種類により医療機関の対処法も異なり，それぞれの危険度に対応した対策を可能としている。

＊3類感染症

コレラ，細菌性赤痢，腸管出血性大腸菌感染症，腸チフス，パラチフスが含まれる。これらは，総合的な観点からみると，危険性は高くないが，特定の職業に就業することにより感染症の集団発生を起こしうる感染症である。

感染症とは，環境中（大気，水，土壌，動物，人など）に存在する病原性の微生物（細菌，ウイルス，真菌など）が体内に侵入することで引き起こされる疾患である。感染症を引き起こす微生物を病原体という。寄生虫によって起こる寄生虫症も感染症に含まれる。

表2-2 食中毒の原因となる微生物など

分　類		原因菌
細菌性食中毒	感染型	サルモネラ属菌，腸炎ビブリオ，腸管出血性大腸菌，その他の病原性大腸菌，カンピロバクター・ジェジュニ／コリ，エルシニア・エンテロコリチカ，赤痢菌，チフス菌，コレラ菌，パラチフスA菌，ウェルシュ菌
	毒素型	黄色ブドウ球菌，ボツリヌス菌，セレウス菌
ウイルス性食中毒		ノロウイルス，A型肝炎ウイルス
化学物質による食中毒	化学物質	メタノール，ヒ素，鉛，カドミウム，銅，有機水銀，パラチオンなどの有機リン製剤
自然毒による食中毒	自然毒	植物性自然毒（じゃがいも芽毒成分，生ぎんなん・生うめの有毒成分，毒きのこなど）動物性自然毒（ふぐ毒，シガテラ毒，麻痺性貝毒など）
寄生虫などによる食中毒		クリストスポリジウム，アニサキス，クドア，サルコシスティスなど

出典：「食品衛生法施行規則　食中毒事件票」を参考として，一色賢司編著：「食品衛生学第2版（新スタンダード栄養・食物シリーズ）」，東京化学同人（2019）表4-1を改変

(2) 食中毒の発生状況

　厚生労働省により発表される食中毒統計は，食中毒患者を診察した医師が保健所長に届け出て，保健所で調査，確認を行い，その結果が都道府県知事を通じて厚生労働大臣に報告されたものだけで集計されている。食中毒症状が軽い場合，医師の診察を受けないなどの例が多数あることから，実際の発生数は，はるかに多いと推定される。食中毒の発生件数の推移を原因別にみると(図2-1)，2020年は，新型コロナウイルス感染症拡大とその対策により，私たちの社会活動や経済活動に大きな影響をうけた。食中毒の発生状況も例年とは異なる様相を呈し，2020年は2019年に比べて発生件数が大幅に減少し(2019年1061件⇒2020年887件)，とりわけ飲食店での食中毒が大幅に減少した。2020年以降，発生件数も患者数も低い水準が続いている。

　2020～2021年の事件数の減少は，コロナ禍の緊急事態宣言やまん延防止等重点措置が各地で発令され，飲食店の営業制限や，マスク着用や手洗いの徹底などの感染予防策によるところが大きかった。2022年は，オミクロン株の感染拡大でコロナ禍の影響は継続し，食中毒の発生件数は962件，患者数は6,856人，死亡数は5人だった。

　図2-1より，2022年の病因物質別の発生件数をみると，寄生虫が最も多く(577件)，そのほとんどがアニサキス(566件)だった。寄生虫に続いて多かったのは，カンピロバクター(185件)とノロウィルス(63件)だが，ノロウィルスは2020年以降激減した。患者数で最も多かったのはノロウィルス(2,175人)，次がウェルシュ菌(1,467人)だった(図2-2)。

　以下に，コロナ禍以前5年間(2015～2019年)の統計概要と，その後の3年間(2020～2022年)のそれとを比較する。

① 年次別発生状況：2019年までの年間の発生件数は1,000～1,300件ほど，患者数は約1.6～2.3万人，死者数は3～14人だった。2020年以降は，年間の発生件数が720～960件，患者数が6,900～1.5万人，死者数は2～5人であった。

② 季節別発生状況：2019年までは，細菌性食中毒は夏季に集中し，ウイルス性食中毒は冬季に集中する傾向があった。細菌性食中毒の場合，細菌が増殖する温度・湿度の条件が夏季に適するからである。しかし，2020年以降は，発生件数は季節要件よりも緊急事態宣言発令などの社会的条件の影響が大きく，患者数は大規模食中毒事件の影響が大きかった。

③ 原因食品別発生状況：2019年までは発生件数，患者数ともに魚介類が最も多く，複合調理食品，肉類や野菜類及びそれらの加工食品が原因となる場合も多かった。2020年以降も魚介類が多く，2022年は複合調理食品による患者数が多かった。

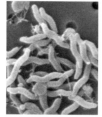

カンピロバクター
細長いらせん菌
出典：食品安全委員会ホームページ
(以降 p.37 にいたる10枚の菌およびキノコの写真の出典も同様)

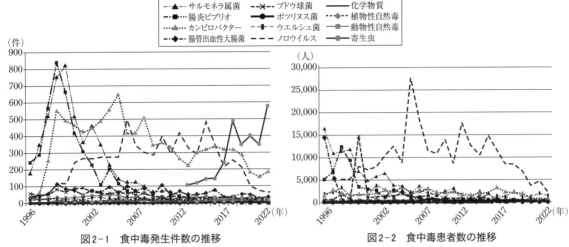

図2-1 食中毒発生件数の推移
出典：厚生労働省　食中毒統計より主要なものを抽出し作成

図2-2 食中毒患者数の推移
出典：厚生労働省　食中毒統計より主要なものを抽出し作成

④　原因施設別発生状況：発生件数の多い上位2施設は，いずれの年も飲食店と家庭であるが，移動が制限されていた2020年は飲食店と旅館で減少した。しかし，2022年になると，2021に比べて飲食店での発生件数が増加し(2021年283件⇒2022年380件)，患者数も増加した(2021年2,646人⇒2022年3,106人)。これは飲食店で食事をする人が増えてきたためと推察される。患者数については，2022年は，飲食店の他に，仕出し屋と事業所で多かった。

(3) 広域的な食中毒事案への対策強化

2017年夏，関東地方を中心に広域に発生した腸管出血性大腸菌O157食中毒事件への対応の反省を踏まえ，食品衛生法等の一部を改正する法律(2018年6月13日公布)に「広域的な食中毒事案への対策強化」が明記された(2019年4月施行)。広域的な食中毒事案の発生や拡大の防止のため，国や都道府県等が相互に連携や協力をはかり，厚生労働大臣が，広域連携協議会を設置し，緊急を要する場合には対応に努めることとした。

(4) 細菌性食中毒
① カンピロバクターによる食中毒

カンピロバクター・ジェジュニ/コリは，グラム陰性の桿菌，微好気性で5～15％酸素存在下で増殖する。この菌は，家畜や家禽類の腸内常在菌で，食肉，特に鶏肉，臓器や飲料水を汚染する。潜伏期間は1～7日と長く，原因物質が判明しないことも多い。頭痛や発熱，倦怠感の症状の後，吐き気や下痢を引き起こす。少ない菌量でも発症し，ヒトからヒトに直接感染したり，ペットから接触感染したりする場合もある。学校給食が原因となることが多く，ホテルの食事などでも発生し，集団感

> ＊ギラン・バレー症候群
> 急激に手足の筋力が低下し，症状が進行する末梢性の多発性神経炎で，数週間持続する。ポリオの減少した現在，最も多くみられる急性弛緩性麻痺疾患。カンピロバクター感染も同症候群を誘発する要因の一つとして考えられているが，その機序は未解明である。

> ＊ベロ毒素
> 腸管出血性大腸菌が産生する，菌体外に分泌する毒素タンパク質(外毒素)である。真核細胞のリボソームに作用して，タンパク質合成を阻害するはたらきをもつ。腸管出血性大腸菌や赤痢菌の感染時にみられる出血性の下痢や，溶血性尿毒症症候群(HUS)，急性脳症など病態の直接の原因となる病原因子である。乳幼児では，腎臓や脳に障害をきたすことがある。

染例が多い。鶏肉の汚染率は高く，生もしくは不十分な鶏肉の加熱が原因となる場合が多い。カンピロバクターの腸炎などの症状は重くなく，一般に予後は良好であるが，感染後に神経疾患であるギラン・バレー症候群（Guillain Barre syndrome）を発症することもある。

対策としては，低温に強く，乾燥や加熱には弱いため，鶏肉を肉汁がなくなるまで徹底的に加熱すること（65℃以上，数分）が必要である。手や調理道具をよく洗い，調理器具は熱湯消毒し，よく乾燥させる。肉と他の食品との接触を防ぐ。

② 腸管出血性大腸菌による食中毒

大腸菌はヒトに常在しており，消化活動を助けるなど健康維持に欠かせない。しかし，病原大腸菌があり，なかでも腸管出血性大腸菌は症状が重篤で感染性が強い。感染症法では，赤痢やコレラと同じ3類感染症に分類される。最も重要なものが，ベロ毒素（verotoxin）を産生する大腸菌O157：H7（以下O157）である。ベロ毒素は，赤痢菌がつくる志賀毒素と同一であり，感染した人の血管に害を及ぼす。大腸菌O157は，1990年と1996年に，死者を含む大規模な食中毒を発生した。1996年の発生件数は全国で87件，患者総数10,322人に及んだ。その後も毎年のように発生している。潜伏期間1～10日後，初期症状は腹痛や水溶性の下痢で，後に出血性となる。子どもや高齢者の場合，溶血性尿毒症症候群（hemolytic-uremic syndrome；HUS）や意識障害を伴う脳症など重い症状を呈することもある。

O157は動物の腸管内に生息し，糞便を介して食品，飲料水を汚染する。菌量が100個程度と，食中毒菌のなかでは最少で発病する。この菌は，低温や酸性の条件で強く，水中でも長期間生存する。しかし，熱に弱く，十分な加熱と塩素剤などによる消毒でも容易に死滅する。

対策は，食肉を中心部までよく加熱する（75℃以上，1分以上）ことである。サラダなど生野菜への二次汚染が原因となる場合も多く，野菜はよく洗浄することが重要である。

O157も含めた腸管出血性大腸菌食中毒の原因食品は，2003～2009年までの間で判明した70件のうち，すべてが食肉（焼き肉36件，レバーとユッケ26件）だった。2011年4月に複数県で発生した腸管出血性大腸菌O111による大規模な食中毒事件は，焼き肉チェーン店での生肉の喫食が原因だった。2012年，事業者に対し，生肉を提供する際の衛生基準が厳しくなり，牛の生レバーの，販売提供が禁止された。さらに，2015年6月より，E型肝炎ウイルス，食中毒菌，および寄生虫の危害要因があるため，生食用の豚肉や豚レバーの販売・提供が禁止された。

③ サルモネラ属菌による食中毒

サルモネラ属菌は，動物の腸管や，川，下水，湖など自然界に広く分

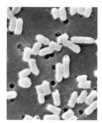

腸管出血性大腸菌
O157：H7

＊溶血性尿毒症症候群
腎臓の機能が急速に傷害される急性腎臓不全（尿の量が減り血尿やたんぱく尿が出る），止血に関する血液中の血小板の異常減少，赤血球が急速に破壊（貧血）の3症状が特徴である。

＊二次汚染
調理済み食品が原材料と交わって，微生物等の病原因子によって汚染されることなどを意味し，交差汚染ともいう。たとえば，調理器具（包丁，まな板等）や人間の手を介して，ある食品（肉，魚等）から別の食品（野菜等）に微生物が移行する場合に用いる。また，食品・飼料製造の際，他の食品・飼料向けの原材料や汚染物質等が混入した場合にも用いられ，BSEでは，飼料工場等における反すう動物由来肉骨粉の交差汚染の防止がきわめて重要な対策となっている。

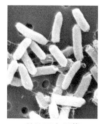

サルモネラ菌
周毛性鞭毛を形成する桿菌

布している。食肉とくに鶏肉と卵を汚染することが多い。乾燥に強い。潜伏期は6～72時間，激しい腹痛，下痢，発熱，おう吐の症状があり，長期にわたり保菌者となることもある。

卵，またはその加工品，鶏肉，牛レバー刺し，うなぎ，スッポン，乾燥イカ菓子などが原因食品であった。

肉や卵は十分に加熱(75℃以上，1分以上)し，卵の生食は新鮮なものに限る。低温保存(4～5℃)は有効であるが過信は禁物である。調理器具などからの二次汚染にも注意を要する。

④ 腸炎ビブリオによる食中毒

腸炎ビブリオ菌は，河口部や沿岸部の海水中に生息しており，真水や酸には弱い。グラム陰性の丸みを帯びた桿菌で，好塩性である。塩分0.5～10%で生息し，3%前後が最適生息環境である。室温でも急速に増殖する。潜伏期8～24時間の後，腹痛，水溶性下痢，発熱，おう吐の症状が出る。さし身，すし，魚介加工品などが原因食品だが，漬物や塩辛など二次汚染による各種食品でも感染する。

対策は，魚介類は新鮮なものでも真水でよく洗う。増殖が速いため，短時間でも冷蔵庫に保存し，増殖を抑える。熱に弱く，60℃，10分間の加熱で死滅する。二次汚染防止のためには，調理器具の熱湯消毒が有効である。

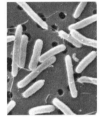

腸炎ビブリオ
単毛性鞭毛をもった桿菌

⑤ 黄色ブドウ球菌による食中毒

黄色ブドウ球菌は，ヒトや動物に常在する。グラム陽性の球菌で，耐塩性で，塩分濃度7.5%でも生育できる。ヒトの化膿巣や鼻咽喉に存在し，毒素(エンテロトキシン)を産生する。毒素は100℃，30分の加熱でも無毒化されない。2000年に発生した雪印乳業の食中毒事件は，低脂肪乳の殺菌工程で本菌が死滅したにもかかわらず，すでに製品に混入していた毒素が残存していたことが原因だった。有症者は14,780人に達した。

本菌による食中毒は，潜伏期1～3時間の後，吐き気，おう吐，腹痛，下痢が発症する。過去の原因食品は，乳・乳製品や卵製品，畜産製品，穀類とその加工品，魚肉練り製品，和洋菓子など多岐にわたる。対策は，手指の洗浄，調理器具の洗浄・殺菌，手荒れや化膿巣のある人は，食品に直接触れないことである。食品の低温保存は有効である。

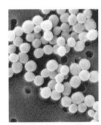

黄色ブドウ球菌
ブドウの房状の球菌

⑥ ウェルシュ菌による食中毒

ウェルシュ菌は，ヒトや動物の腸管や土壌，下水に広く生息する。酸素のないところで増殖する嫌気性のグラム陽性，大型桿菌で，芽胞を形成する。芽胞は100℃，1～6時間の加熱に耐える。食物とともに腸管に達したウェルシュ菌は，毒素(ウェルシュ菌エンテロトキシン)をつくり，この毒素が食中毒を起こす。一事例当たりの患者が多く，しばしば

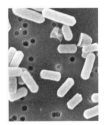

ウェルシュ菌
グラム陽性の桿菌

大規模発生がある。潜伏期は6〜18時間，主症状は下痢と腹痛で，おう吐や発熱はまれである。

原因食品はカレーや煮魚，麺のつけ汁，野菜の煮つけなどの煮込み料理である。予防で最も重要な点は食品中での菌の増殖防止である。清潔な調理を心がけ，調理後，速やかに食べる。加熱調理食品は，速やかに冷却し，低温（10℃以下）で保存し，前日調理，室温放置は避ける。また，再加熱する場合は，十分に加熱して増殖している菌を殺菌し，早めに摂食する。ただし，芽胞は高温に強いため，加熱は過信しないことである。

⑦　セレウス菌による食中毒

セレウス菌は，土壌などの自然界に広く生息する。グラム陽性の大型桿菌で，芽胞を形成し，毒素を産生する。症状は，おう吐型と下痢型の2タイプがあり，おう吐型は，潜伏期30分〜6時間の後，吐き気，おう吐が主症状である。原因食品はピラフやスパゲッティなどである。下痢型は，潜伏期8〜16時間の後，下痢，腹痛が主症状で，食肉や野菜，スープなどが原因食品である。

いずれも，食品中で芽胞が発芽増殖することが発生要因となる。したがって，調理から喫食までの時間と温度管理が重要である。米飯や麺類は作り置きしない。穀類の食品は室温に放置せずに調理後は8℃以下，または55℃以上で保存する。再加熱も安心できない。

⑧　ボツリヌス菌による食中毒

食品に付着したボツリヌス菌が増殖して神経毒素を産生し，これに汚染された食品を摂取することで引き起こされる毒素型の細菌性食中毒である。ボツリヌス毒素は，きわめて毒性が高い。食餌性ボツリヌス症のほかに，乳児ボツリヌス症と創傷ボツリヌス症がある。

ボツリヌス菌は土壌中や河川，動物の腸管など自然界に広く生息する。この菌は，グラム陽性，芽胞形成性，酸素のないところで増殖する嫌気性の桿菌である。芽胞は熱にきわめて強い。毒素の無毒化には，80℃で30分間の加熱を要する。8〜36時間の潜伏期の後，吐き気，筋力低下，脱力感，便秘，神経症状（視力障害，発声困難，呼吸困難など）が発症する。

過去の原因食品は，缶詰，瓶詰，真空パック食品，レトルト類似食品，いずしなどである。乳児ボツリヌス症の場合は，蜂蜜，コーンシロップが原因となる。

発症件数は少ないが，発症すると重篤になる。容器が膨張している缶詰や真空パック食品は食べない。1歳未満の乳児には蜂蜜を与えないことである。ボツリヌス食中毒が疑われる場合は，抗毒血清による治療を早期に開始する。

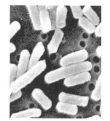

セレウス菌
両端が直角で連鎖する桿菌

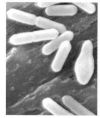

ボツリヌス菌
グラム陽性桿菌

＊乳児ボツリヌス症
乳児では大腸内細菌叢が発達していないため，大腸内で増殖した本菌が産生する毒素によって乳児ボツリヌス症を起こすことがある。

(5) ウイルス性食中毒
① ノロウイルスによる食中毒

ノロウイルスは感染性が非常に強い。ノロウイルスによる食中毒は，少量のウイルスでも発症し，ヒトからヒト，あるいはヒトから飲食物を介してヒトへの感染により引き起こされる。

過去の事例では，原因食品の判明していないものが多く，そのなかには食品取扱者を介して汚染された食品が原因となっているケースが多いことが示唆されている。以前は生がきなどの二枚貝を原因食品とする集団発生が多かった。

潜伏期24〜48時間の後，症状は激しい下痢とおう吐が主で，2〜3日で回復する。対策としては，二枚貝は中心部まで十分に加熱する（食品の中心温度85℃以上で1分以上）。食品の十分な加熱と，手洗いの徹底，器具類の殺菌が予防となる。次亜塩素酸ナトリウム（塩素濃度200ppm）溶液に浸して殺菌する。

以上のように，食中毒の原因となる細菌やウイルスは，私たちの周りの至るところにある。食中毒予防の3原則は，清潔，迅速，温度管理である。食品の低温保存と徹底した加熱が重要である。生肉や加熱不足の肉料理は食中毒のリスクが高い。

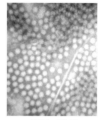

ノロウイルス
直径30nm前後の小球形

> ＊食中毒予防の3原則
> ①清潔（付けない）
> ②迅速（増やさない）
> ③温度管理（やっつける）

(6) 自然毒による食中毒
① 動物性自然毒

ふぐ毒によるものが最も多く，毎年発生し，致死率も高い。原因は，ふぐの素人料理によるものがほとんどである。ふぐを調理できるのは，知事の認めた調理師資格をもつ者だけである。ふぐは器官ごとに毒の強さに差があり，とくに，卵巣や肝臓などの内臓は毒性が強い。ふぐ毒の本体はテトロドトキシンである。食後30分〜5時間で発症し，口唇のしびれ，知覚障害，運動障害，呼吸障害の症状がある。最大の死因は呼吸麻痺である。ふぐ毒のほかにも，下痢性貝毒や麻痺性貝毒，シガテラ（熱帯・亜熱帯の有毒魚介類の総称）などがある。魚介類の毒化する原因は，細菌やプランクトンであるという報告が多い。

> ＊ふぐ調理師
> ふぐ条例に基づき都道府県知事が行うふぐ調理師試験において免許を取得した者である。有資格者以外はその業務を行えない業務独占資格である。都道府県によっては，ふぐ取扱者，ふぐ処理師などともいわれる。

② 植物性自然毒

注意が必要なのはキノコで，特にカキシメジ，クサウラベニタケ，ドクツルタケの3種類での事故が多発している。ドクツルタケは猛毒をもち，1本で致死量となる場合もある。これらの中毒を起こすキノコの毒成分は，神経を麻痺させるものと腹痛や下痢を起こすものに大別される。予防としては，さまざまな言い伝えは迷信であり，信じないこと，自分で採取したキノコを勝手に鑑定しないことである。

じゃがいもの発芽部，および緑色部にソラニン類という毒性物質が蓄

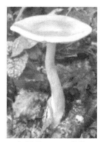

クサウラベニタケ

積している．不十分な除去で食中毒を起こすことがある．腹痛や胃腸障害，虚脱，めまい，軽度の意識障害などを起こす．

青うめ，ぎんなんには，アミグダリンという青酸配糖体が含まれており，頭痛や呼吸困難などの中毒症状を起こす場合がある．

(7) 寄生虫による食中毒

ヒトが寄生虫に感染すると腹痛，下痢，おう吐，栄養障害だけでなく，貧血や高熱を発症することがある．感染経路としては，飲料水や野菜，果物，魚介類，肉類など，さまざまである．2012年12月に食品衛生法施行規則が一部改正になり，「食中毒事件票」の「病因物質の種別」欄に「クドア」，「サルコシスティス」，「アニサキス」，「その他の寄生虫」が追加された．アニサキスは，体長2～3cmの線虫類で，その幼虫はさば，にしん，たら，いわし，さけ，ます，するめいかなどの内臓表面に寄生する．さけ，ますは腹部の筋肉内にも多い．魚の生食により胃や腸壁に侵入し，2～8時間後に激しい腹痛やおう吐などの症状を起こす．予防は加熱調理，－20℃以下で24時間以上の冷凍が有効である．

(8) 化学物質による食中毒

頻度は少ないが，発生すると大規模な事件となる場合が多い．過去には，森永ヒ素ミルク事件(1955年)，水俣病(1953～1959年)，カネミ油症(PCB中毒)事件(1968年)，近年では中国製冷凍ギョーザ事件(2007年)などがあった．主な原因は，有毒・有害物質の加工・製造中の混入や，器具・容器・包装材料からの溶出，あるいは環境中に放出された有毒有害な物質の生物濃縮などである．

① 環境中の化学物質

PCBとダイオキシン類は，産業化により，広く利用されるようになったプラスチック製品の製造や廃棄で，大量に放出され，環境を広く汚染した．食物連鎖で生物濃縮された結果，人体の脂肪組織に蓄積され，有害性が認められたため，使用停止などの対策が行われてきた．

内分泌かく乱物質(環境ホルモン)は，微量で動物生体内のホルモン作用に影響を与える外因性物質である．PCBやダイオキシン類，農薬，プラスチック原料，洗剤原材料などが疑われており，生殖や発育に深刻な影響を与えることが問題となっている．

② 重金属

食品の汚染で注目される重金属には，工業製品に使われる水銀やカドミウム，自然界に広く存在するヒ素などがある．水銀は，メチル水銀の形で魚介類に微量に含まれ，食物連鎖で濃縮蓄積され，ヒトの健康や胎児に影響を及ぼしている．

＊森永ヒ素ミルク中毒事件
1955年(昭和30年)6月頃から主に西日本を中心としてヒ素の混入した森永乳業製の粉ミルクを飲用した乳幼児に多数の死者，中毒患者を出した食中毒の事件である．12,000人以上の患者を出し，130人が死亡した．

＊水俣病
1953年頃から，水俣湾周辺にある科学工場(現　チッソ)でアルデヒド合成行程中に精製したメチル水銀が工場の排水中に流出し，近海を汚染し，魚介類の体内に蓄積した．これを摂取したことにより四肢にしびれ，歩行障害，言語障害などの症状を呈し，1968年公害病と認定された．環境汚染の食物連鎖で起きた人類史上最初の病気であり，日本の高度経済成長期に発生した四大公害病の一つである．
1965年頃には，新潟県阿賀野川流域で新潟水俣病が発生した．

厚生労働省は「これからママになるあなたへ　お魚について知っておいてほしいこと」というパンフレットを作成し，メチル水銀が蓄積しやすい大型魚などの摂取に注意が必要なことを周知している。

カドミウムは，亜鉛や鉛の製錬時の副産物でもあり，水や土壌を汚染し，米などの農産物の食品汚染の原因となっている。

③　放射性物質

2011年3月11日の東日本大震災に伴う東京電力福島第一原子力発電所の事故により，大量の放射性物質が環境中に放出され，農産物や水産物が汚染された。今回，放出された放射性物質で，人体に影響を与えるのは主に放射性ヨウ素と放射性セシウムであり，放射性ヨウ素はβ線，放射性セシウムはβ線とγ線を出している。

体外から放射線を受ける場合を「外部被ばく」，放射性物質を体内に取り込んでしまい，からだのなかで出た放射線によって被ばくする場合を「内部被ばく」という。放射線を受けたときに，ヒトにどの程度の影響があるかを示す単位が「シーベルト(Sv)」，放射性物質が放射能を出す能力の単位が「ベクレル(Bq)」である。

細胞中のDNAは放射線によって傷つけられ，がんになる可能性がある。年間100 mSv程度の放射線を被ばくすると，何年か後にがんで死亡するリスクが約0.5％上乗せされるが，それを下回る低線量ではリスクの増加は証明できない。それは，喫煙や過度の飲酒，高塩分の食生活よりも影響が小さいためである。事故直後は，セシウムの許容被ばく線量を年間5 mSv以下としていたが，2012年4月より年間1 mSvを基にしたより厳しい基準（一般食品100 Bq/kg，乳児用食品・牛乳50 Bq/kg，飲料水10 Bq/kg）に引き下げられた。定められた基準値を超える放射能を放出する食品は，市場に出回らない仕組みがつくられている。

④　調理加工中に生じる化学物質

a．トランス脂肪酸(Trans Fatty Acids)：トランス脂肪酸は，植物油を固形の油脂にするために行われる「水素添加」という加工工程でできる副産物で，ショートニングやマーガリンに比較的多く含まれている。また，牛の胃の中などで微生物のはたらきにより天然にも生成され，乳や肉などにも少量含まれる。

b．アクリルアミド(Acrylamide)：工業用途で用いられる化学物質で，大量摂取により神経障害を起こす。動物実験の結果から，発がん物質として分類されている。

2002年，スウェーデン政府より，じゃがいもなどの高温加熱により，高濃度のアクリルアミドが生成されると発表された。世界各国で研究が進み，炭水化物を多く含む食品を高温（120℃以上）で加熱調理することにより，食品中のアミノ酸の一種であるアスパラギンがブド

＊トランス脂肪酸
　孤立したトランス型の炭素-炭素二重結合をもつ不飽和脂肪酸の総称である。共役二重結合をもつ脂肪酸はトランス脂肪酸に含まれない。マーガリンやショートニングなど，水素を添加した部分硬化油，精製植物油，牛・羊などの反すう動物の肉，乳製品に含まれている。その作用としては，LDLコレステロールを増加させ，HDLコレステロールを減少させるはたらきがあるといわれている。
　日本に比べトランス脂肪酸の摂取量が多い諸外国では，冠動脈疾患の発症が増加する可能性が高いとする研究報告がある。

＊アクリルアミド
　分子量71.1(μg)，比重1.122～1.127，融点84.5℃の無臭の白色結晶で，室温で安定な物質である。紫外線や熱により重合しポリアクリルアミドとなる。食品中のアクリルアミドは，高温加熱した食品に含まれるアミノ酸の一種であり，アスパラギンとグルコースなどの還元糖が反応して生成する。じゃがいものような炭水化物を多く含む食材を，120℃を超える高温で加熱した際に生成する。

ウ糖，果糖などの還元糖と反応して生成されることが分かった。ヒトへの健康影響については，動物実験の結果，および日本人の推定摂取量（0.240 μg／kg体重／日）に基づき，発がん性以外については懸念がない。摂取量と発がん率に一貫した傾向はないが，公衆衛生上の観点から懸念がないとはいえないと判断された。普通の食品に幅広く含まれるため，摂取量を減らすには，食材の長時間高温加熱を防ぎ，焦がさない。じゃがいもは，冷蔵庫保存では糖が増えるため，常温保存にする。

(9) カビ毒（マイコトキシン）

カビにはヒトや動物に急性・慢性の疾病を起こす毒性物質を産生するものがある。これらの有毒物質をカビ毒という。熱に対しては比較的強いので，加工や調理の段階で低減できないものもあり，産生を防止することが重要である。とくにアフラトキシンは強力な発がん性があり，過去にピーナツやとうもろこし，香辛料などの輸入食品から検出されている。

(10) プリオン（異常タンパク質）

牛海綿状脳症（BSE，狂牛病）とは，牛の脳組織にスポンジ状の変化を起こし，起立不能などの症状を呈する中枢神経系の疾患である。BSE（Bovine Spongiform Encephalopathy）は正常なタンパク質であるプリオンが異常化したもの（異常プリオン）によって起こる。

2001年9月にわが国で初めてBSE感染牛が発見され，対策として，肉骨粉を飼料とすることが禁止され，すべての牛を対象に食肉処理前診断と食肉処理後のBSE検査が行われてきた。疑いのある場合は焼却処分され，異常プリオンが多く含まれる脳，脊髄，目，腸の一部などを特定部位として焼却処分が行われた。対策開始から10年が経過し，BSEリスクが低下してたことから，対策の見直しが行われた。ヒトの健康への影響を評価した食品安全委員会の答申により，検査対象の牛の月齢が2013年4月より30か月に，7月からは48か月に引き上げられた。さらに，2017年4月から健康牛のBSE検査は廃止された。

> *マイコトキシン
> カビが産生する2次代謝産物のなかで，人または家畜の健康を損なう有毒物質であるカビ毒，マイコトキシンによって引き起こされる疾病をかび中毒症または真菌中毒症とよんでいる。
> 国内でマイコトキシンが注目を浴びるようになったのは，1953年輸入米によって起こった黄変米事件である。

> *プリオン
> 感染性を有するタンパク質様の病原体を意味する造語で，牛海綿状脳症（BSE）やヒトのクロイツフェルト・ヤコブ病（CJD）の原因物質とされている。ヒトや動物の体内には，もともと正常プリオンタンパク質が存在し，病原体である異常プリオンタンパク質が体内に侵入すると，正常プリオンタンパク質が異常プリオンタンパク質に変性する。

参考文献

一色賢司編：「食品衛生学　第2版（新スタンダード栄養・食物シリーズ）」，東京化学同人（2019）
嘉田良平：「改訂版食品の安全性を考える」，放送大学教育振興会（2008）
厚生労働省ホームページ　http：//www.mhlw.go.jp（2024年3月現在）
食品安全委員会ホームページ　http：//www.fsc.go.jp（2024年3月現在）
東京都福祉保健局ホームページ　http：//www.fukushihoken.metro.tokyo.jp（2024年3月現在）
新山陽子編：「食品安全システムの実践理論」，昭和堂（2004）
農林水産省ホームページ　http：//www.maff.go.jp（2024年3月現在）
松永和紀：「お母さんのための食の安全教室」，女子栄養大学出版部（2012）

実習 食中毒について調べ，生活のなかで実践できる予防について考えよう。

≪グループワーク＆個人ワーク≫

用意するもの
＊ワークシート（個人用）
食中毒を調べるための資料

(1) グループによる調べ学習
　食中毒について特徴や予防法などを手分けして調べ，それぞれワークシートにまとめる。
① 課題を決める
　グループをつくり，担当する食中毒を一つ決める。

② 担当者を決める
　司会者，発表者を決める。

担　当
＊司会者
〔　　　　　　〕

＊発表者
〔　　　　　　〕

調べる内容
＊原因となる要因
　（ハザード）
＊原因食品
＊主な食中毒症状
＊感染ルート
＊予防法とその理由

③ 調べる
　本教科書と他の資料を用いて，担当した食中毒についてメンバー全員で手分けして調べる。インターネットを用いてもよい。内容は，その食中毒の原因となる汚染物質（菌やウイルス，寄生虫，化学物質など），原因食品，主な食中毒症状，感染ルート，予防法とその理由である。
　項目を立ててワークシートにまとめる。

発　表

(2) グループごとに発表する
　調べた内容をグループごとに短時間で発表する。
　他の食中毒について各班調べた発表内容について，ワークシートにメモする。

ふりかえり

(3) 個人によるふりかえり
　発表を聞いた後，個人で授業をふりかえる。話し合いと発表を聞いて，自分の生活のなかで食中毒を予防するにはどのようにしたらよいかを考え，ワークシートのふりかえりの欄に書き込む。

食中毒の予防について考えよう。

学籍番号	氏　名	所　属	学　年	班

ステップ1　グループで調べよう

Q1．グループで話し合って，調べる食中毒を決めましょう。

Q2．調べてわかったことをまとめましょう。
　　汚染物質，原因食品，主な食中毒症状，感染ルート，予防方法と理由などをまとめましょう。

食中毒の名称；

ステップ2　発表を聞いて

Q3．ほかの班の発表を聞いて，得た情報をメモしましょう。

ステップ3　本授業のふりかえり

Q4．あなたの生活のなかで食中毒を予防するには，どのようにしたらよいと思いますか。

2節　リスク分析（リスクアナリシス）

1. 食品安全基本法の成立とリスク分析の導入

わが国の食品の安全は，主に「食品安全基本法」と「食品衛生法」によって確保されている。食品安全基本法は，食品の安全性に関する基本理念と施策策定の基本方針を定めた法律で，2003年5月に制定された（所管府省は内閣府と消費者庁）。その直接的な契機は，2001年9月に牛海綿状脳症（BSE）感染牛が国内で初めて発見され，翌年には牛肉や香料などの食品偽装事件が頻発し，わが国の食品の安全に対する国民の信頼が大きく低下したことである。

食品安全基本法では，食品の安全性に関する基本理念として
① 国民の健康の保護
② 科学的知見に基づく措置による国民の健康への悪影響の未然防止
③ 食品供給行程の各段階における食品安全性の確保

が明記されている。

上記の②がリスク分析に関わるもので，リスク分析の考え方を導入し，可能な限り事故を未然防止しようとするものである。③はフードチェーンの各段階で安全性の確保を求めるもので，その代表的なしくみは，後述（3節）する HACCP（ハサップ）とトレーサビリティ制度である。

消費者の健康保護を最優先の目標とする食品安全基本法の制定は，これまで消費者の存在を軽視しがちであった食品安全行政の大転換を意味するものであった。この法律の制定に合わせて，食品衛生法も改正された。

2018年6月には，国際化の流れに沿って大幅に見直しが行われ，食品衛生法等の一部を改正する法律（改正食品衛生法）が公布された。改正のポイントは7つあり，施行時期や経過措置期間がそれぞれ異なっている。2019年4月に「広域的な食中毒事案への対策強化」（p.35参照）が施行され，2020年6月には次の4つが施行された。「HACCPに沿った衛生管理の制度化」（p.58(1)HACCP参照），「特定成分等を含む食品の健康被害情報の届出の義務化」，「食品用器具・容器包装にポジティブリスト制度を導入」，「輸出入食品の安全証明の充実」である。その他の2つ，「営業届出制度の創設・営業許可制度の見直し」と「食品のリコール情報の行政への報告を義務化」は2021年6月に施行される。

2. リスク分析の考え方としくみ

わが国の食品安全行政は「リスク分析（リスクアナリシス）」という科学的手法に基づいて行われており，食品安全基本法を法的根拠としている。リスク分析では，すべての食品には危害要因が存在し，そこから生

---

*牛海綿状脳症
　牛の病気の一つで，BSEに感染した牛は，異常プリオンタンパク質とよばれる病原体が主に脳に蓄積することによって，脳の組織がスポンジ状になる。その結果，異常行動，運動失調等の中枢神経症状を呈し，死に至ると考えられている（p.40参照）。

*HACCP（ハサップ）
　食品の衛生管理システムの一つで，「危害要因分析重要管理点」ともいう（p.56参照）。

*トレーサビリティ
　trace（追跡）＋ability（可能性）という言葉からきており，「追跡できる能力」という意味で使われる。食品の生産から，処理・加工・流通・販売まで，各段階における方法や仕入先，販売先などの記録から食品の履歴をたどることができることをいう（p.58参照）。

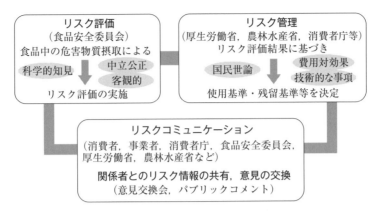

図2-3　リスク分析の3つの要素
出典：食品安全委員会「食品安全委員会2010」，p.3より抜粋して作成

まれる「リスク」があるという考え方を前提とする。リスク分析の目的は，リスクを科学的に評価し，管理すべきであるという考え方により，食品由来の健康被害を合理的に最小化することである。

リスク分析の手法は多くの国に採用されており，その導入の主な利点は次の4点である。

① 食中毒や事故の未然防止体制の強化
② 科学的根拠の尊重
③ 政策決定過程の透明化
④ 食品安全規制の国際的整合性の確保

リスク分析は，「リスク評価（リスクアセスメント）」，「リスク管理（リスクマネジメント）」，および「リスクコミュニケーション」という3つの要素から構成されている（図2-3）。

「リスク評価（リスクアセスメント）」は，ヒトの健康に及ぼす食品の影響について科学的に評価を行うことで，食品健康影響評価ともいわれる。その内容は図2-4の通りである。

① 危害要因は何か，どのような健康被害を起こすのか（ハザード同定）。
② 健康被害を起こさない量，ハイリスクな人はどのような人か（ハザードキャラクタリゼーション）。
③ 通常の食生活で，どの程度摂取しているか（暴露評価）。
④ 以上の結果より，その危害がヒトに対してどの程度のリスクを及ぼすか，総合的に結論を出す（リスクキャラクタリゼーション）ことである。

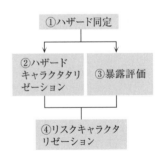

図2-4　リスク評価の内容
出典：畝山智香子：「ほんとうの食の安全を考える」化学同人(2009) p.97の図を参考に作成

リスク評価については，食品安全委員会が担当し，科学的知見を根拠として，中立公正に客観的な立場で行われている。食品安全委員会は，リスク管理をする厚生労働省や農林水産省から独立してリスク評価を行

う機関として，内閣府に置かれた。これまでに食品安全委員会が行ってきたリスク評価のうち，件数が最も多いのは，農薬の1,336件である。続いて，動物用医薬品763件，遺伝子組換え食品等400件，食品添加物203件，肥料・飼料等165件の順に多い（2024年3月21日現在）。

「リスク管理（リスクマネジメント）」を担当する機関は，主に厚生労働省，農林水産省，および消費者庁である。リスク管理とは，リスク評価の結果に基づいてリスクを最小化，あるいは削減するための政策の選択肢を用意し，関係者と協議しながら政策や措置の内容を具体的に決定し，実行する工程のことである。食品添加物の使用基準や農薬の残留基準などは，リスク評価の結果を基に，費用対効果や技術的な要件，国民世論などを鑑みて検討され，決定される。実施された施策や措置は，その必要性・有効性・効率性の観点から見直しがなされる必要がある。

「リスクコミュニケーション」は，リスク評価機関，リスク管理機関，消費者，事業者，科学者など，食の安全に直接的・間接的に関わるすべての人が対象となり，リスク評価やリスク管理のすべての過程で，各主体が積極的に情報を公開し，情報や意見を交換する。このプロセスを通して，政策などについて関係者の合意形成を図ることが求められる。

3. 化学物質のリスク分析

リスク分析がどのように行われているかを説明するため，具体例として，食品添加物と残留農薬のリスク分析を取り上げる。食品添加物と農薬は，使い方によって健康被害をもたらす可能性がある。これらの物質の使用が認可されるに際して必ずリスク評価が行われ，その結果を受けて健康へのリスクを最小限にするよう，使用量や使い方をコントロールするリスク管理が行われている。

(1) 食品添加物とリスク分析

わが国で食品添加物の管理体制が整備されたのは，食品衛生法が制定された1947年である。食品衛生法によると，食品添加物は，「食品の製造の過程において又は食品の加工若しくは保存の目的で，食品に添加，混和，浸潤その他の方法によって使用する物」（第4条第2項）と定義されている。リスク評価の結果より，人体に対する安全性が明らかにされたものをリストアップし，リストにないものはその使用を一切禁じるポジティブリスト方式が採用されている。使用できる食品添加物は，化学的に合成されたものと天然物から抽出されたものがあり，「指定添加物」，「既存添加物」，「天然香料」，および「一般飲食物添加物」の4つに分類されている（図2-5）。

「指定添加物」は，科学的知見を用いたリスク評価により，安全性と

＊食品衛生法
飲食による公衆衛生上の危害の発生防止を目的とした法律で，食品の安全確保のための規定が設けられている。食品や食品添加物，器具容器などの規格・検査などの原則について定められている。

＊ポジティブリスト方式
食品添加物については，従前から，「ヒトの健康を損なうおそれのない場合」として厚生労働省が指定するもの以外は，原則として使用が認められない。

有効性が確保されている食品添加物で，厚生労働大臣により指定される。

「既存添加物」は，日本で広く使われてきた天然由来の添加物で，実績があるという理由で安全評価をされることなく例外的に認められた。

「天然香料」は，動植物から得られたものまたはその化合物で，着香の目的で使用される。

「一般飲食物添加物」は，一般の食品だが，食品添加物として使用されるものである。

以前は食品添加物の規制の対象となるものは化学的合成品に限られていたが，天然添加物の安全性が議論されるようになり，1995年の食品衛生法改正により，天然香料と一般飲食物添加物を除き，今後新たに開発される添加物は，天然，合成の区別なく指定添加物となった。移行する時点で販売，製造，輸入，使用されてきた天然由来の添加物が既存添加物名簿に記載され，続けて使うことが例外的に認められた。これら

①指定添加物（476品目）
②既存添加物（357品目）
③天然香料
④一般飲食物添加物
｝天然添加物

図2-5 食品衛生法における食品添加物の分類（2024年3月12日現在）
出典：日本食品添加物協会ホームページ「食品添加物とは」を参考に作成

表2-3 食品添加物の種類と用途例

種類	用途と効果	代表的な添加物例
甘味料	食品に甘味を与える	キシリトール，アスパルテーム
着色料	食品に着色し，色調を調節する	クチナシ黄色素，食用黄色4号
保存料	カビや細菌などの発育を抑制し，食品の保存性をよくし，食中毒を予防する	ソルビン酸，しらこたんぱく抽出物
殺菌料	食品や器具を殺菌する	過酸化水素，次亜塩素酸ナトリウム
増粘剤，安定剤，ゲル化剤，糊剤	食品に滑らかな感じや，粘り気を与え，分離を防止し，安定性を向上させる	ペクチン，カルボキシメチルセルロースナトリウム
酸化防止剤	油脂などの酸化を防ぎ保存性をよくする	エリソルビン酸ナトリウム，ミックスビタミンE
発色剤	ハム・ソーセージなどの色調・風味を改善する	亜硝酸ナトリウム，硝酸ナトリウム
漂白剤	食品を漂白し，白く，きれいにする	亜硝酸ナトリウム，次亜硫酸ナトリウム
防カビ剤（防ばい剤）	柑橘類などのかびの発生を防止する	オルトフェニルフェノール，ジフェニル
イーストフード	パンのイーストの発酵をよくする	リン酸三カルシウム，炭酸アンモニウム
ガムベース	チューインガムの基材に用いる	エステルガム，チクル
香料	食品に香りをつけ，おいしさを増す	オレンジ香料，バニリン
酸味料	食品に酸味を与える	クエン酸，乳酸
調味料	食品にうま味などを与え，味をととのえる	L-グルタミン酸ナトリウム，5'-インシン酸二ナトリウム
豆腐用凝固剤	豆腐を作る時に豆乳を固める	塩化マグネシウム，グルコノデルタラクトン
乳化剤	水と油を均一に混ぜ合わせる	グリセリン脂肪酸エステル，植物レシチン
pH調整剤	食品のpHを調節し品質をよくする	DL-リンゴ酸，乳酸ナトリウム
かんすい	中華めんの食感・風味を出す	炭酸ナトリウム，ポリリン酸ナトリウム
膨張剤	ケーキなどにふっくらさせソフトにする	炭酸水素ナトリウム，焼ミョウバン
栄養強化剤	食品の栄養価を高める	ビタミンC，乳酸カルシウム
その他の食品添加物	その他，食品製造や加工に役立つ	水酸化ナトリウム，活性炭，プロテアーゼ

出典：日本食品添加物協会ホームページ『食品添加物の種類と用途例』を改変

「既存添加物」については，逐次，規格基準の設定や安全性試験が行われている。2024年3月12日現在，指定添加物として476品目，既存添加物として357品目が，使用を認められている（日本食品添加物協会）。

食品添加物の種類，用途，および代表的な添加物の例を表2-3に示した。食品添加物を使わなかった場合，品質を一定に保つことの困難性や，食品の変質や腐敗が起こる可能性が高くなる。流通過程での腐敗や保存方法に注意が必要となり，新たな製造方法の開発や設備投資も必要となり，コストの高まりが食品の価格に跳ね返ってくると予想される。
食品添加物が指定される判断基準は，次の4点である。
① 安全性が確認されていること。
② 食品添加物の使用が消費者に利益を与えること。
③ 使用した時の効果が十分に期待できること。
④ 化学分析などの試験検査で，その使用を確認できること。

②の消費者への利益とは，食品添加物の役割のことであり，いずれかを満たすことである。粗悪な品質の原料をごまかしたり，消費者の目を惑わしたり，医療効果を目的としたり，使用しなくても食品を安価に製造・加工できる場合は，指定は受けられない。

> *食品添加物の役割
> ● 食品の製造や加工を助ける。
> ● 食品の栄養価を向上，維持する。
> ● 食品の腐敗，変質，化学変化を防止する。
> ● 味や香りなどをつけて食品の嗜好性や品質を向上させる。

国内外の事業者が，厚生労働省に，化学的合成品，あるいは天然由来の物質を食品添加物として指定要請する際，FAO/WHOのリスク評価が終了し，結果がA1ランク（ADIが認定済みか，認定の必要がない）と判定されていること，国際的に広く使用が認められていること，科学的に検討できる資料やデータがそろっていることが必要である。これらの条件が整っている場合に，厚生労働省は食品安全委員会にリスク評価を依頼する。食品安全委員会のリスク評価の結果を得た後，学識経験者らによる薬事・食品衛生審議会の審議に基づき，厚生労働大臣により指定される。指定された後も，必要に応じて再評価される。

食品添加物の種類や使用量が国によってさまざまであることが国際貿易上の障壁とならないよう，FAO/WHO合同食品添加物専門家会議（JECFA）や国際食品規格委員会〈Codex（コーデックス）委員会〉が組織され，議論が行われている。

> *JECFA：FAO/WHO 合同食品添加物専門家会議
> FAOとWHOが合同で運営する専門家の会合として，1956年から活動を開始している。FAO，WHO，それらの加盟国およびコーデックス委員会に対する科学的な助言機関として，食品添加物，汚染物質，動物用医薬品などの安全性評価を行っている。

> *Codex（コーデックス）委員会
> 消費者の健康の保護と食品の公正な貿易の確保を目的として，1963年に第1回総会が開催された。国際食品規格を作成しており，188ヶ国1機関（EU）が加盟し，28の部会からなる（2024年3月時点）。

(2) 食品添加物のリスク評価

化学物質は基本的にヒトに対して有害であり，生体の成分や恒常性の維持に必要な成分でも，過剰摂取の場合は有害となる。そのため，食品添加物は，リスク評価（安全性評価）が不可欠である（図2-6）。

「無毒性量」とは，ラットやマウスなどの数種類の動物を使った急性・亜急性に加えて，発がん性・変異原性・抗原性などの毒性試験の結果を

```
リスク管理機関から評価依頼を受けた添加物の場合
┌─────────────────────────────────────┐
│ 1. 実験動物等を用いた毒性試験結果の検討      │
│    無毒性量の確認                      │
├─────────────────────────────────────┤
│ 2. 一日摂取許容量の設定                 │
│    ADI：健康上のリスクをともなわずに，人が生涯にわたって│
│    毎日摂取することができる体重1kg当たりの量   │
├─────────────────────────────────────┤
│ 3. 想定される摂取量が1日摂取許容量を超えないように使用│
│    基準を設定                          │
└─────────────────────────────────────┘
```
（食品安全委員会）リスク評価
（リスク管理機関）施策の決定・実施

図2-6　食品添加物のリスク評価の流れ

出典：一色 賢司：「食品安全のこれから～何をどのように食べるのか？～」日本食品添加物協会メディアフォーラム資料(2008年2月17日)を参考に作成

＊無毒性量 NOAEL

ある物質について何段階かの異なる投与量を用いて行われた反復毒性試験において，有害影響が認められなかった最大投与量のこと。

通常は，さまざまな動物試験において得られた個々の無毒性量のなかで最も小さい値を，その物質の無毒性量とする。

基に，実験動物が一生摂取し続けても有害な影響がみられない最大の用量である(図2-7)。この値を安全係数(通常は100)で割って，ヒトに対する一日摂取許容量が決定される。これはヒトが一生食べ続けても安全と認められた量である。安全係数は，ヒトと動物との違いと年齢や性別などの個人差を考慮して決定される。

$$一日摂取許容量\ ADI = \frac{無毒性量\ NOAEL \times 1}{100}\ (mg/kg\ 体重/日)$$

＊安全係数 SF

ある物質の一日摂取許容量(ADI)や耐容一日摂取量(TDI)等を設定する際，無毒性量に対して，動物の種差や個体差，不確実性などを考慮し安全性を確保するために用いる係数のこと。SFはADIの，UFはTDIの算出に用いる用語で，それらの意味はほぼ同等と考えてよい。

動物実験のデータを用いてADIを求める場合，安全係数として100が一般に使われている。

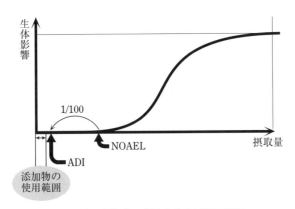

図2-7　食品添加物の摂取と生体影響の関係

出典：一色 賢司：「食品安全のこれから～何をどのように食べるのか？～」日本食品添加物協会メディアフォーラム資料(2008年2月17日)を参考に作成

＊一日摂取許容量 ADI

食品の生産過程で意図的に使用するもの(残留農薬，食品添加物など)について，ヒトがある物質を一生涯にわたって毎日摂取し続けても，健康への悪影響がないと推定される1日当たりの摂取量のことである(mg/kg体重/日)。体重1kg当たりの物質の摂取量で示される。

この結果を踏まえて，使用基準として，対象食品，使用量，使用制限などが定められる。使用基準は，いろいろな食品を摂取しても食品添加物の合計がADIを超えないように設定される。食品添加物の摂取状況の推定は，国民健康・栄養調査(厚生労働省)をはじめ，食品の生産量・輸入量・消費量などのデータを用いて各食品の摂取量を算出して行われている。

ADI ≧ 食品添加物の総摂取量
　　　＝ Σ 1日に食べる食品の量×使用基準

＊国民健康・栄養調査

国民の健康の増進の総合的な推進を図るための基礎資料として，国民の身体の状況，栄養摂取量および生活習慣の状況を明らかにするため，毎年実施している調査である。

決定された使用基準が適切かを調べる方法として，マーケットバスケット方式がある。スーパーマーケットなど，市場で実際に販売されている食品を購入し，食品の中に含まれている食品添加物を測定し，1日に摂取する食品の量を乗じて，「食品添加物の1日当たりの摂取量」を求める。

食品添加物の1日当たりの摂取量
　　＝Σ食品添加物の含有量×1日に食べる食品の量

表2-4は，2019年度，および2020年度の調査結果である。左の列から，食品添加物の名称，調査より求められた1日に摂取する食品添加物の量，ADI，日本人の平均体重（58.6 kgとする）における1日当たりの許容摂取量，ADIに占める摂取量の割合を示している。ADIに占める食品添加物の摂取量の割合は，最も高いソルビン酸でも0.29％ときわめて低いことがわかる。

また，品質の保持に関する成分規格や製造基準が定められ，食品添加物の過剰摂取による危害を防止するため，使用基準や表示基準も定められており，これらは「食品添加物公定書」（食品衛生法21条）に収載されている。使用基準には，使用量だけでなく，添加できる食品の種類，使用目的，および使用方法などの制限も含まれる。

> **＊食品添加物公定書**
> 食品添加物の品質確保のために，厚生労働省が，食品添加物の規格，一般試験法などのほかに，製造基準（添加物を製造するときに守らなければならない基準），使用基準（添加物を使って食品を作るときに守らなければならない対象食品や量に関する基準）などを定めたもの。

表2-4　添加物の一日摂取量とADI（一日摂取許容量）の比較

（2019・2020年度）

対象物質名	一日摂取量（mg/人/日）	一日摂取許容量（ADI）（mg/kg体重）	20歳以上の平均体重（58.63 kg）における一日当たりの許容摂取量（mg/日）	摂取量のADIに占める割合（％）
食用赤色2号	0**	0-0.5	29	0.00**
食用黄色4号	0.036**	0-10	588	0.01**
ソルビン酸	4.312**	0-25 [1]	1,470	0.29**
アスパルテーム	0.055*	0-40	2,344	0.00*
アセスルファムカリウム	1.779*	0-15	879	0.20*
スクラロース	0.752*	0-15	879	0.09*
サッカリン	0.144* [2]	3.8 [3]	223	0.06*

＊2019年度実施分　＊＊2020年度実施分

注〕1）ソルビン酸および，カリウム塩，カルシウム塩，ナトリウム塩のグループADI（ソルビン酸として）
注〕2）サッカリン，サッカリンナトリウム，サッカリンカルシウムの総量（サッカリンとして）
注〕3）サッカリンならびにそのカルシウム，カリウムおよびナトリウム塩のグループADI（サッカリンとして）
出典：薬事・食品衛生審議会食品衛生分科会食品添加物部会報告（2019年10月14日，2020年12月15日）

(3) 残留農薬とリスク分析

　農薬は，病害虫や雑草の防除，または農作物の生理機能の増進や抑制に用いられる薬剤であり，その使い方については農薬取締法で管理されている。農薬の薬効，薬害，毒性，残留性などの検査が行われ，品質と安全性が確保されたものが登録される。

　野菜や果物の残留農薬については，人の健康被害を未然に防ぐ目的で，食品衛生法が許容基準を設定している。2006年5月より「残留農薬等のポジティブリスト制度」（図2-8）が導入され，ヒトの健康への障害を未然に防ぐ目的で食品中に残留する農薬の限度値を定めて，この値を超えた食品は市場に流通しないように規制している。

　ポジティブリスト制度とは，原則禁止された状態で，使用，残留を認められたものについてリスト化することである。残留基準値は個々の食品について農薬ごとに設定されているが，設定されていない場合は「一律基準」が設けられ，0.01 ppm（農産物1 kg当たり残留農薬0.01 mg）を超えて含まれる食品の流通が原則禁止された。残留農薬は，混在率や濃度としてppmで示すことが多い。

> *残留農薬のポジティブリスト制度
> 　すべての農薬，飼料添加物や動物用医薬品（以下「農薬など」）について，残留基準を設定し，これを超えた食品の販売等を原則禁止するもので平成18年5月に施行された制度である。

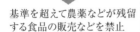

図2-8　残留農薬のポジティブリスト制度

出所：厚生労働省ホームページを参考に作成

(4) 残留農薬のリスク評価

　残留農薬のリスク評価では，長期間の経口摂取による健康影響の場合，毒性試験の結果より，無毒性量と一日摂取許容量（ADI）が求められる。また，農薬の代謝及び毒性の性質・程度によっては，短期間の経口摂取による影響が懸念され，2014年より急性参照用量（ARfD）も用いられている。残留農薬の基準値は，推定総摂取量がADIの80％になるように抑えられ，かつ，個別の食品からの短期的な摂取量がARfDを超えないことが確認されて設定されることとなった。個々の残留農薬基準値は，使用方法を遵守して農薬を適正に使用した場合の残留試験結果を踏まえて作物ごとに設定される。農薬の使用方法も農作物ごとに定められ，健康に悪影響を生じる恐れがあるときは見直される。

> **＊ポストハーベスト農薬**
> 　一般的に，収穫後に害虫やカビなどが発生し，農産物が貯蔵・輸送中に損失するのを防ぐため，収穫後の農作物等に使用される農薬のことである。日本においては，一部のくん蒸剤などを除き，ポストハーベスト目的で使用できる農薬はない。

　収穫後の農産物に用いる殺菌剤や殺虫剤，防カビ剤などをポストハーベスト農薬という。収穫前に使用する農薬に比べて，食品への残留性は高くなる。ポストハーベスト農薬は，欧米では一般的に使用されているが，国内では農薬とはみなされず，食品添加物として扱われ，食品衛生法の規制を受ける。輸入柑橘類などに防カビ剤として使用されるジフェニル，オルトフェニルフェノール，イマザリル，チアベンダゾールなどに，それぞれ，使用してよい食品や使用した場合の残存量の基準などが定められている。

　農薬は，大量あるいは収穫直前に散布されると残留するが，作物に付着した農薬は自然に分解し，次第に消失する。農薬の除去法としては，洗浄や皮をむくことなどが効果的である。

参考文献

一色賢司編：「食品衛生学　第2版（新スタンダード栄養・食物シリーズ）」，東京化学同人(2019)
畝山智香子：「ほんとうの食の安全を考える」，化学同人(2009)
厚生労働省ホームページ　　http://www.mhlw.go.jp (2024年3月現在)
国立健康・栄養研究所ホームページ　　http://www.nibiohn.go.jp/eiken/ (2024年3月現在)
食品安全委員会ホームページ　　http://www.fsc.go.jp (2024年3月現在)
東京都福祉保健局ホームページ　　http://www.fukushihoken.metro.tokyo.jp (2024年3月現在)
新山陽子編：「食品安全システムの実践理論」，昭和堂(2004)
日本食品添加物協会のホームページ　　http://www.jafaa.or.jp/ (2024年3月現在)
農林水産省ホームページ　　http://www.maff.go.jp (2024年3月現在)
松永和紀：「食の安全と環境」，日本評論社(2010)

実習 食品添加物や残留農薬とどのように付き合っていくか話し合おう。

≪グループワーク＆個人ワーク≫

用意するもの
＊ワークシート（個人用）

(1) 個人のワーク
① 講義が始まる前に，食品添加物や残留農薬についてどの程度意識するかを考え，ワークシートに書き込む。

② 講義を受けながらメモを取り，リスク分析や食品添加物，残留農薬について得た知識をワークシートにまとめる。

担　当
＊司会者
[　　　　　　]
＊発表者
[　　　　　　]

(2) グループワーク
① グループに分かれて，初めに司会者と発表者を決める。

② 食品添加物とどのように付き合っていけばよいか話し合う。その内容をワークシートの裏面にメモする。

③ 次に，残留農薬についても話し合う（時間がない場合は省略）。

④ 時間に余裕がある場合は，グループの代表者が，話し合った内容について簡潔に1～2分発表し，いろいろな考え方があることを皆で共有する。

ふりかえり

(3) 個人のふりかえり
① 各自，本授業をふりかえり，今後食品添加物（および残留農薬）とどのように付き合っていけばよいか考え，ワークシートに記述する。

| リスク分析（食品添加物と残留農薬を例に）

学籍番号	氏　名	所　属	学　年	班

ステップ1　講義前に

Q1．あなたが食品を食べるときや購入するとき，食品添加物や残留農薬について意識しますか。どのようなことを意識しますか。

ステップ2　講義中に

Q2．食品添加物の使用理由，種類，リスク評価などについてわかったことを書いてみましょう。

Q3．残留農薬についてわかったことを書いてみましょう。

ステップ3　グループワーク（　　　　班）

Q4. 多くの消費者は，リスクは大きくないにも関わらず，食品添加物や残留農薬に高い関心を示します。それはなぜだと思いますか。私たちは，これらとどのように付き合っていけばよいか，グループで話し合いましょう。話し合った内容を書いてください。

ステップ4　本授業のふりかえり

Q5. あなたは，これから食品添加物や残留農薬と，どのように付き合っていきますか。

3節　食品の安全性を確保するための制度

　食品の安全性を確保するためには，食料の一次生産から消費までのフードチェーンにおける連続した衛生管理が必要である。
　本節では，各段階の安全管理システムと，供給者と消費者を結ぶ食品表示について解説する。特に2015年4月に施行された食品表示法と新表示制度に注目する。

1. 生産・加工工程における安全管理システム

　生産者，企業レベルの安全管理システムとして，GAP（適正農業規範）やGMP（適正製造規範），HACCP（危害要因分析重要管理点）方式，ISO 9000シリーズ，ISO 22000がある。これらは分析手法に基づく，生産工程でのリスク削減のシステムである。
　ここでは，HACCPとISO 22000を取り上げる。

(1) HACCP

　HACCP（ハサップ）とは，Hazard Analysis and Critical Control Pointの英語の頭文字を取った略称で「危害要因分析重要管理」と訳されている。
　事業者が食中毒汚染等の危害要因を把握したうえで，原材料の入荷から製品出荷までの全工程の中で，危害要因を除去低減させるために特に重要な工程を管理し，安全を確保する衛生管理手法である。コーデックス委員会に採用が推奨され，先進国を中心に義務化が進められている。
　わが国でも，1995年，食品衛生法（第13条）の中にHACCPの手法を用いた承認制度が取り入れられた。2018年6月，食品衛生法等の一部を改正する法律（改正食品衛生法）が可決され，HACCPによる衛生管理の義務化が決定した（2020年6月の施行，2021年6月完全制度化）。
　原則としてすべての食品等事業者に，一般衛生管理に加え，HACCPに沿った衛生管理の実施を求めている。ただし，規模や業種等を考慮した一定の営業者については，取り扱う食品の特性等に応じた衛生管理とする。HACCPに沿った衛生管理とは，コーデックス委員会の「7つの原則」と「12の手順」のガイドラインによるもので，これにより客観的で信頼性の高い衛生管理が可能となる（図2-9）。
　「7つの原則」とは，①危害要因を分析する，②重要管理点（CCP）を決める，③管理基準を決める，④測定（モニタリング）方法を決める，⑤管理基準逸脱時の改善措置を決める，⑥検証手順を決める，⑦記録の維持管理法を決めることである。これら7つの原則をHCCPに盛り込む前に，次の5つの手順（手順1. HACCPチームを編成する，手順2. 製品の特

＊GAP（適正農業規範）
Good Agricultural Practice
　農業生産工程管理ともいう。農業生産活動の各工程の正確な実施，記録，点検および評価を行うことによる持続的な改善活動のことである。その結果として食品の安全性向上，環境の保全，労働安全の確保，競争力の強化，品質の向上，農業経営の改善や効率化と，消費者や実需者の信頼の確保が期待される。

＊GMP（適正製造規範）
Good Manufacturing Practice
　1960年代から米国で採用された規則で，安全性でよりよい品質や健全性を有する医薬品・食品等を製造するための製造時の管理・遵守事項が定められている。米国のGMPは法的強制力をもつが，日本では，食品に関しては法律に基づいた策定はされていない。

手順1	HACCPチームの編成
手順2	製品説明書の作成（製品の特長の確認）
手順3	意図する用途及び対象となる消費者の確認
手順4	製造工程一覧図の作成
手順5	製造工程一覧図の現場確認
手順6	原則1　危害要因の分析（食中毒菌，化学物質，危険異物など）
手順7	原則2　重要管理点の決定 （つけない，増やさない，殺菌するなどの工程手順）
手順8	原則3　管理基準の設定（温度，時間，速度など）
手順9	原則4　モニタリング方法の設定（温度計，時計など）
手順10	原則5　改善措置の設定（廃棄，再加熱など）
手順11	原則6　検証方法の設定（記録，検査など）
手順12	原則7　記録と保存方法の設定

図2-9　HCCPの7つの原則と12の手順
出典：厚生労働省ホームページ「HACCP」

長を確認する，手順3.製品の使用方法を確認する，手順4.その製品の製造工程一覧図および製造施設内の見取り図を作成する，手順5.製造工程図などの現場確認をする）が必要である．7つの原則と5つの手順を合わせて，「12の手順」とよばれている．

(2) ISO 22000

ISO 22000（食品安全マネジメントシステムの国際規格）は，食品のおいしさや栄養，安全などの品質にかかわるISO 9001の要素と，HACCPの7つの原則と12の手順を含む国際標準規格である．HACCP適用の7原則12手順を計画（Plan），実行（Do），評価（Check），改善（Act）のサイクルを通じて継続的改善を図るマネジメントシステムの形にした．従来のHACCPの持つ食品安全確保のための技術的手法と，製品の品質管理に関わるISOマネジメントシステム規格がもつマネジメントの考え方をミックスした規格といえる．

ISO 22000では，農場などの生産から加工，製造，流通を含む「農場から食卓まで」のフードチェーンに直接関係する業種に加えて，加工機器など間接的に関係する業種も含めた，食品にかかわるすべての業種が対象となっている．

> ＊ISO9000シリーズ
> ISO9000 Family
> 国際標準化機構が定める品質管理及び品質保証に関する一連の国際規格のことをいう．1987年に制定

> ＊フードチェーン
> 食品の一次生産から販売に至るまでの食品供給の行程のことをいう．

3節　食品の安全性を確保するための制度

2. 生産後の安全管理システム
(1) 牛トレーサビリティ制度

トレーサビリティとは，生産・飼育，処理・加工，流通・販売の各段階で，問題が生じた時に速やかに対応できるようにしたシステムである。BSE問題や種々の食品偽装事件を契機として，2003年5月に食品安全基本法が成立し，わが国の食品安全行政は大きく転換した。消費者の信頼をいかに取り戻すかが重要課題となり，食品安全政策にリスク分析とともにトレーサビリティという手法も導入された。

「牛の個体識別のための情報の管理及び伝達に関する特別措置法」（牛トレーサビリティ法）が2003年6月に制定された。この法律は，国内で飼育されているすべての牛に10ケタの個体識別番号を付けた耳標を装着し，牛が生まれてから食肉になるまで（酪農家から加工，流通業者，小売店，外食店などへ）番号を伝達し管理することを義務づけている。

問題が生じたときには，この番号をたどって追跡して原因を究明し，また商品の回収を最小限の範囲で迅速に行う仕組みである。情報は，家畜改良センターで管理し，消費者も自宅のコンピュータからアクセスできる。これにより安全性向上への寄与，信頼性の向上，製品管理や生肉の品質管理の向上が期待される。

(2) 米トレーサビリティ制度

2008年9月に発覚した非食用事故米の不正流通事件を契機として，「米穀等の取引等に係る情報の記録及び産地情報の伝達に関する法律」（米トレーサビリティ法）が成立し，2011年7月1日以降に出荷される米穀から適用されるようになった。米や米加工品を生産者から卸売・小売業者，外食店までの段階で問題が発生した際に，流通ルートを特定するための記録を作成・保存するのを義務とするものである。対象食品は米穀，米粉，米飯類などである。消費者には，産地情報を商品の容器・包装に記載したり，店内掲示などで伝達したり，外食店であればメニューに記載するなど，情報提供が行われている。

3. 食品表示法の成立と食品表示
(1) 食品表示法の成立

フードチェーンが複雑化し，食品の表示は供給者と消費者をつなぐ役割がある。表示は，安全を確保するために重要な機能を果たしており，食品の品質を判断し選択する上でなくてはならない情報源である。しかし，わが国の食品表示制度は，食品衛生法とJAS法，健康増進法，景品表示法（不当景品類及び不当表示防止法），計量法など複数の個別法により規定され，複雑化する一方で用語の定義や解釈が整合しておらず，消

＊個体識別番号
BSE緊急対策として，全国のすべての牛に対して固有番号を付した識別耳標の装着を行って，各個体の生産・移動情報を管理する。公表される情報は，出生又は輸入の年月日，雌雄の別，母牛の個体識別番号，飼養施設の所在地，飼養の開始・終了の年月日，とさつ，死亡・輸出の年月日，牛の種別，輸入先の国名，と畜場の名称・所在地，輸出先の国名などである。

＊非食用事故米の不正流通事件
2008年9月に発覚した，一部の米穀業者等が非食用に限定された事故米穀（事故米）を，非食用であることを隠して転売していた事件

費者，事業者双方から分かりにくいものとなっていた。

　2009年9月の消費者庁発足に伴い，JAS法，食品衛生法，健康増進法の3法の表示部分の一元化が検討され，「食品表示法」（2013年6月公布）が，2020年4月より完全施行となった。

　ここでは，食品表示法の概要と新表示基準について，主に食品の安全性の面から解説する。

> ＊食品表示法 平成25年法律第70号
> 　所管府省は，消費者庁，農林水産省，財務省である。販売用の食品に関する表示について，基準を策定している。

(2) 食品表示法と改正3法との関係

　食品表示法の基本理念（第3条）は，消費者基本法の基本理念をふまえ，消費者が自主的かつ合理的に行動することができるよう消費者の自立を支援することである。

　本法の目的（第1条）では，①食品表示が食品を摂取する際の安全性確保，及び自主的・合理的な食品選択の機会確保に重要な役割を果たしていることに鑑み，表示基準を策定し，一般消費者の利益増進を図ること，②食品衛生法，JAS法及び健康増進法に定める措置と相まって，国民の健康の保護・増進，食品の生産・流通の円滑化，消費者の需要に即した食品の生産振興に寄与することが述べられている。

　また，本法は，食品表示基準の策定や不適正な表示を行った食品関連事業者に対する指示・命令，適正な表示の確保のための立入検査等についても規定している。

　食品表示法成立にともない，食品衛生法，JAS法及び健康増進法の3法は，規定から食品の表示部分が除かれて改正され，JAS法の正式名称は2017年6月より，「日本農林規格等に関する法律」に改称された。改正3法は食品を提供する側として必要な措置が規定されているのに対し，食品表示法は消費者が健全な食生活を実現するために必要で有効な情報を表示として伝えるための規定がなされている。

> ＊JAS法
> 　日本農林規格等に関する法律（JAS：Japanese Agricultural Standard）は，以前はJAS規格制度と品質表示基準制度の2つの制度から成り立っていたが，食品表示法施行により，食品表示基準は食品表示法に移管され，規格制度のみとなった。その目的は，農林物資の規格を制定・普及させることによって品質の改善，生産の合理化，取引の単純公正化，使用または消費の合理化を図ることなどである。

> ＊健康増進法
> 　国民の栄養改善と健康増進を図るための措置を講じ，国民保健の向上を図ることを目的としている。特別用途食品制度などが定められている。

(3) 食品表示基準の体系と適用対象

　新制度による食品表示基準は，前述した目的に沿って，①食品を摂取する際の安全性が確保されること，②自主的かつ合理的な食品の選択の機会が確保されること等の観点から制定されている。規制対象は食品全般で，「加工食品」，「生鮮食品」及び「食品添加物（販売の用に供される場合）」の3つに区分され，それぞれ，「一般消費者向けの製品を扱う事業者」，「業務用食品を扱う事業者」及び「食品関連事業者以外の販売者」の3つの対象に分けられている。表2-5は，一般消費者向けの製品を扱う事業者を対象とした一般用加工食品と一般用生鮮食品の表示基準を抜粋しまとめたものである。加工食品と生鮮食品の区分についてはJAS法と食品衛生法で異なっていたが，JAS法に基づく区分に統一・整理され

た。改正後の食品衛生法では，軽度の撒塩や生干しなど簡単な加工等を施したものについても「加工食品」として整理され，アレルゲンや製造所等の表示が義務化された。

販売形態ごとの義務表示の適用対象については，食品表示以外の手段による情報取得の可能性と，事業者の実行可能性を勘案して定められている。容器包装された加工食品は，表示が義務付けられている。ただし，製造場所で直接販売される場合は安全性に関する表示のみが義務付けられ，対面販売など販売時に容器に詰められる場合は対象外である。生鮮食品は，生産場所以外で販売される場合に表示義務がある。容器包装された生鮮食品は，生産場所で販売される場合も表示義務がある。

外食については，原則として表示義務は課されていない。ただし，生食用食肉の注意喚起表示や原料米の原産地情報提供は必要である。また，表示面積が概ね30 cm^2以下の場合は表示が免除されていたが，安全性に関する表示（名称，アレルゲン，消費期限・賞味期限，保存方法，表示責任者，L-フェニルアラニン化合物を含む旨）が省略不可となった。

> *L-フェニルアラニン化合物
> フェニルアラニンの摂取を控えねばならない人のため，表示が義務付けられた。フェニルケトン尿症は，フェニルアラニン水酸化酵素活性の事実上の欠損と血漿フェニルアラニンの上昇を特徴とする先天代謝異常である。

(4) 食品表示基準(表2-5)

一般的な加工食品については，名称，保存の方法，消費期限/賞味期限，原材料名，添加物，内容量または固形量及び内容総量，栄養成分の量及び熱量，食品関連事業者の氏名または名称及び住所，製造所又は加工所の所在地及び製造者又は加工者の氏名または名称は，すべての食品に表示義務がある。アレルゲン，L-フェニルアラニン化合物を含む旨，指定成分等含有食品に関する事項，特定保健用食品に関する事項，機能性表示食品に関する事項，遺伝子組換え食品に関する事項，乳児用規格適用食品である旨，原料原産地名，原産国名については，該当する場合に義務表示となる。飽和脂肪酸及び食物繊維の量は，推奨表示とされた。

一般用の生鮮食品については，名称，原産地は全ての食品に表示義務がある。放射線照射に関する事項，特定保健用食品に関する事項，機能性表示食品に関する事項，遺伝組換え農産物に関する事項，乳児用規格適用食品である旨，内容量，食品関連事業者の氏名または名称及び住所は，該当する場合に義務表示となる。

> *乳児用規格適用食品
> 乳児用食品に区分される食品は，健康増進法に基づく特別用途食品のうち「乳児用」に適する旨の表示許可を受けたもの，及び乳児の飲食に供することを目的として販売するものである。ベビーフードやベビー飲料，乳幼児用おやつなどが該当する。

表2-5 一般消費者向けの加工食品と生鮮食品の表示基準

	表示対象	一般用加工食品	一般用生鮮食品
義務表示	横断的義務表示（すべての食品に共通の表示）	名称	名称
		保存の方法	原産地（輸入品の場合，原産国名）
		消費期限／賞味期限	
		原材料名	
		添加物	
		内容量または固形量及び内容総量	
		栄養成分の量及び熱量	
		食品関連事業者の氏名または名称及び住所	
		製造所または加工所の所在地（輸入業者の営業所在地）	
		製造者または加工者の氏名または名称（輸入業者の氏名または名称）	
	一定の食品に共通の表示	アレルゲン（8種類の特定原材料を含む場合）	放射線照射に関する事項
		L-フェニルアラニン化合物を含む旨	特定保健用食品に関する事項
		指定成分等含有食品に関する事項	機能性表示食品に関する事項
		特定保健用食品に関する事項	遺伝子組換え農産物に関する事項
		機能性表示食品に関する事項	乳児用規格適用食品である旨
		遺伝子組換え食品に関する事項	内容量および食品関連事業者の氏名または名称及び住所
		乳児用規格適用食品である旨	
		原料原産地名（輸入品以外の加工食品）	
		原産国名（輸入品）	
	個別的義務表示	トマト加工品，ジャム類等の「使用上の注意」，食肉の「鳥獣の種類」等	玄米及び精米の「原料玄米」，しいたけの「栽培方法」等
任意表示	推奨表示	飽和脂肪酸及び食物繊維の量	
	任意表示	有機農産物等特色のある原材料 栄養機能食品に係る栄養成分の機能 栄養強調表示	栄養成分及び熱量 栄養機能食品に係る栄養成分の機能 栄養強調表示

(5) 表示内容の詳細

① 期限表示

消費期限は，一般に急速に劣化しやすい食品に必要で，この期間を過ぎたら飲食は避ける。賞味期限は，品質が劣化しにくい食品に表示し，「おいしく食べられる期限」であり，期限を過ぎても食べられる。いずれも未開封で記載された保存方法で保存された場合に有効である。

② 原材料名

原材料名は，重量割合の高いものから順に，最も一般的な名称で表示する。2種類以上の原材料からなる複合原材料を使用する場合は，その後ろに括弧を付けて重量割合の高い順に記載する。

③ 原料原産地表示

原料原産地表示は，国内で製造したすべての加工食品が対象で，重量割

合が一番多い原材料の原産地の表示が義務付けられている。輸入品の場合は原産国の表示が必要である。容器包装の原材料名欄に，括弧で「豚肉(国産)」などと表示され，「○○産」の部分には，国名，都道府県名，EUなどの地名が入る。あるいは，原料原産地名欄を設けて，例えば，「国産(豚肉)」と表示する。対象原材料が加工食品の場合は，国内で製造した旨を「国内製造」と，輸入の場合は外国で製造された旨を「○○製造」と表示する。

④ 加工食品における食品添加物の表示

食品添加物の表示については，包装・容器に入れられたすべての加工食品を対象として，原則的に，使用された食品添加物のすべてが物質名で表示される。添加物の表示は，用途名併記や一括名表示(図2-10)，表示の免除など，表記の仕方が細かく決められている。

- 表示の必要性の高い8種類の食品添加物は，物質名と用途名を併記
  甘味料，着色料，保存料，発色剤，増粘剤・安定剤・ゲル化剤または糊料，酸化防止剤，漂白剤，防カビ剤
  例：ゲル化剤(ペクチン)，例：防かび剤(OPP)
- 複数成分から構成される食品添加物(14種類)は，一括名で表示
  イーストフード，ガムベース，香料，酸味料，調味料，豆腐用凝固剤，乳化剤，かんすい，pH調整剤，酵素，膨張剤，苦味料，光沢剤，軟化剤

図2-10 食品添加物の表示

食品である原材料と食品添加物の間に記号(／スラッシュ)を用いたり，ラインを引いたり，添加物という事項名を明記する等の区分をつけて表示することが義務付けられている。

店頭でバラ売りする場合は，表示の義務はないが，かんきつ類やバナナなどに関しては，防かび剤(オルトフェニルフェノール，ジフェニル，チアベンダゾール，ピリメタニル，フルジオキソニル)として使用した場合や，加工食品に甘味料のサッカリンやサッカリンカルシウムなどを使用した場合は，例外として表示が必要とされる。

食品添加物の表示が免除されるのは，次の場合である。

a) 加工助剤：食品の製造・加工工程で使用される添加物で，製品になる前に中和や分解処理で除去されるもの。

b) キャリーオーバー(持込み)：製造するときに使用する食材に含まれる添加物で，混入しても効果が製品中では無視できるほど微量な場合である。ただし，添加物を含む原材料が原型のまま存在する場合や，着色料や甘味料，発色剤など最終製品にも効果が視覚，味覚等の五感に感知できる場合は，表示が必要である。

c) 栄養強化が目的で使用された食品添加物：栄養強化を目的とするビタミン，アミノ酸，ミネラルなどの表示は免除される。ただし，同じ添加物でも，栄養強化の目的以外で使用する場合は表示の必要がある。

⑤ 製造者，製造所等についての表示

　表示内容に責任を有する「製造者」あるいは「加工者」の氏名または名称，及び住所を表示する。輸入業者の場合は「輸入者」とする。これらに代わって「販売者」を表示することも可能である。製造所または加工所の所在地，製造者または加工者の氏名または名称等も表示する。輸入品は，輸入業者の営業所の所在地となる。ルール改正により，原則として同一製品を2つ以上の工場で製造する場合に限り，製造所固有記号の利用が可能となった。ただし，所在地を知らせるための連絡先，ウェブサイトアドレス等，すべての製造所所在地等，のいずれかの事項を表示する。

*製造所固有記号
　製品を製造した各製造所(工場)の所在を表すアラビア数字，ローマ字，かなによる記号である。

⑥ アレルギー表示

　食物アレルギー体質者に重篤な症状を引き起こす成分を含む食品については，原因物質の名称の表示を義務付けている（表2-6）。表示しなければならない「特定原材料」は，2023年3月より「くるみ」が追加され，「えび，かに，くるみ，小麦，そば，卵，乳，落花生（ピーナッツ）」の8品目となった。この変更により，可能な限り表示することが求められる推奨品は20品目となった。

表2-6　食物アレルギーに関する表示の義務付け

根拠規定	特定原材料等の名称	理　由	表示の義務
食品表示基準（特定原材料）	えび，かに，くるみ，小麦，そば，卵，乳，落花生（ピーナッツ）	特に発症数，重篤度から勘案して表示する必要性の高いもの	義務
消費者庁次長通知（特定原材料に準ずるもの）	アーモンド，あわび，いか，いくら，オレンジ，カシューナッツ，キウイフルーツ，牛肉，ごま，さけ，さば，大豆，鶏肉，バナナ，豚肉，まつたけ，もも，やまいも，りんご，ゼラチン	症例数や重篤な症状を呈する者の数が継続して相当数みられるが，特定原材料に比べると少ないもの　特定原材料とするか否かについては，今後，引き続き調査を行うことが必要	推奨（任意）

出典：消費者庁ホームページ「アレルギーについて」（2020年12月15日）参照
https://www.caa.go.jp/policies/policy/food_labeling/food_sanitation/allergy/assets/food_labeling_cms204_230309_01.pdf
（2023年7月31日）

　マヨネーズやからしマヨネーズ，オムレツなどは（卵を含む），パンやうどんなどは（小麦を含む）と表記される。また，アレルギー表示は原則として個別表示（原料ごとに表示）とし，一括表示（原材料名欄の最後にアレルギー物質をまとめて記載）は，例外的に可能となった。

　食物アレルギーとは，食物を摂取した際，身体が食物に含まれるタンパク質を異物として認識し，自分の身体を防御するために過敏な反応を起こすことである。アレルギーを起こす物質をアレルゲンという。症状は，かゆみ・じんましん，唇の腫れ，まぶたの腫れ，おう吐，咳・喘息などである。重篤な場合は，原因となる食物を食して数分から30分以内に口腔内違和感や悪心，おう吐，意識障害，血圧低下，発疹，心拍数増加などさまざまな症状が全身に現れ，ショック症状（アナフィラキ

*アナフィラキシー
　アレルギーは，特定の異物（抗原）の侵入に対して過敏な免疫学的反応を起こし，さまざまなアレルギー症状が引き起こされる。なかでも，最も重篤な症状（急激な血圧低下，呼吸困難または意識障害等）を伴う急性アレルギー反応をアナフィラキシーショックといい，適切な処置が行われないと死に至ることもある。

シーショック)が起こり死に至る場合がある。

⑦ 栄養成分表示

栄養成分表示は任意表示であったが，原則として全ての消費者向けの加工食品及び添加物で義務化された(図2-11)。義務表示項目は，熱量，たんぱく質，脂質，炭水化物，ナトリウムの5成分で，ナトリウムに関しては，消費者にとって分かり易い「食塩相当量」で表示される。ナトリウム塩を添加していない食品に関しては，任意でナトリウムの量(mg)を表示することができ，括弧等を付して食塩相当量(g)を表示する。飽和脂肪酸と食物繊維は推奨表示である。

主要栄養成分 1袋(81g)当たり	
エネルギー	483 kcal
タンパク質	3.8 g
脂質	35.3 g
炭水化物	37.6 g
食塩相当量	0.8 g

図2-11 栄養成分表示の例

栄養成分の表示義務の対象は，容器包装されたすべての加工食品で，外食や中食などの対面販売は対象外である。表示面積が30 cm^{2}以下のものや，小規模事業者などが販売するものも省略可能とされた。

⑧ 栄養強調表示

栄養強調表示は任意表示として規定されている。その欠乏や過剰な摂取が国民の健康の保持増進に影響を与えている栄養成分について，補給ができる旨や適切な摂取ができる旨の表示である。表示する際は食品表示基準に定められた基準に従う。強調する内容は，3分類される(栄養成分量が多い，栄養成分や熱量が少ない，無添加である)。表示法には，絶対量を強調する絶対表示(高〇〇，△△ゼロ，等)と他の食品と比べて強調する相対表示(〇〇2倍，△△30%カット，等)がある。

⑨ 保健機能食品

健康維持・増進への関心の高まりから，いわゆる「健康食品」とよばれる食品が出回り，副作用や過剰摂取などのさまざまな問題を起こしている。

食品には，医薬品のような身体の構造や機能に影響するという表示は原則として認められていない。ただし「保健機能食品」と「特別用途食品」については，例外的に限られた範囲で特定の保険機能や栄養機能の表示が認められている。保健機能食品には，「特定保健用食品」「栄養機能食品」「機能性表示食品」がある(図2-12，図2-13)

「特定保健用食品」は，健康の維持増進に役立つことが科学的根拠に基づいて認められ，「コレステロールの吸収を抑える」などの表示が許可されている食品である。効果や安全性については，国が審査を行い，食品ごとに消費者庁の許可が必要である。

「栄養機能食品」は，1日に必要な栄養成分が不足しがちな場合に，その補給・補完を目的とした食品である。現在，表示が認められている栄

保健機能食品	特定保健用食品（トクホ） （消費者庁許可 特定保健用食品マーク／消費者庁許可 条件付き特定保健用食品マーク）	特定保健用食品（条件付き特定保健用食品を含む）は，食品のもつ特定の保健の用途を表示して販売される食品である。特定保健用食品として販売するためには，健康増進法第43条第1項の規定に基づき，製品ごとに食品の有効性や安全性について審査を受け，表示について消費者庁の許可を受ける必要がある（個別許可型）。医薬品ではなく，疾病の治療に用いるなどの表示は許可されていない。 特定保健用食品の区分は，①特定保健用食品，②特定保健用食品（疾病リスク低減表示），③特定保健用食品（規格基準型），④条件付き特定保健用食品の4つに分類される。特定保健用食品と条件付き特定保健用食品には，許可マークが付されている。
	栄養機能食品 （マークはない）	栄養機能食品は，1日に必要な栄養成分が不足しがちな場合，その補給・補完のために利用できる食品である。栄養機能食品として機能表示を行うには，1日当たりの摂取目安量に含まれる栄養成分が，国が定めた下限・上限値の基準に適合していることが必要である（規格基準型）。国への許可申請や届け出は必要ない。表示する際，「1日当たりの摂取目安量」当たりの栄養成分量及び熱量と，摂取する上での注意事項を記載する。現在表示が認められている栄養成分は，n-3系脂肪酸，ミネラル6種類，ビタミン13種類である。
	機能性表示食品 （マークはない）	機能性表示食品とは，安全性及び機能性に関する一定の科学的根拠に基づいて，事業者の責任において，疾病に罹患していない者に対し，機能性関与成分によって特定の保健の目的が期待できる旨を表示する食品である。疾病の予防や治療を目的としたものではない。それらの安全性や機能性の科学的根拠等を販売日の60日前までに消費者庁長官に届けて受理されれば販売が可能となる（届出型）。ただし，機能性及び安全性について国による評価を受けたものではない旨，摂取するうえでの注意事項など様々な事項の表示義務がある。
特別用途食品 （消費者庁許可 区分マーク）		特別用途食品とは，乳児，幼児，妊産婦，病者などの発育・健康の保持・回復など特別の用途に適する旨について表示するもので，健康増進法43条1項に規定されている。特別用途食品として食品を販売するには，その表示について消費者庁の許可が必要である。表示の許可に当たっては，許可基準があるものはその適合性を審査し，ないものについては個別に評価を行う。どのような場合に適する食品か，また，医師や薬剤師などに相談して使用することが表示されている。健康増進法に基づく「特定の用途に適する旨の表示」の許可には特定保健用食品も含まれる。

図2-12　保健機能食品及び特別用途食品

出典：消費者庁ホームページ『早わかり食品表示ガイド～＜事業者向け＞食品表示基準に基づく表示～令和5年3月版』
　　　東京都保健医療局ホームページ『食品衛生の窓　保健機能食品制度及び特別用途食品制度』

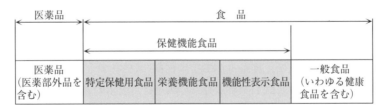

図2-13　保健機能食品の位置づけ

養素は，n-3系脂肪酸，ビタミン13種とミネラル6種である。
　「機能性表示食品」は，2015年の食品表示法施行に伴い新設された機能性表示食品制度によるもので，科学的根拠に基づいて特定の保健の目的が期待できる機能性を，事業者の責任において表示できる食品である。安全性や機能性に関する一定の科学的根拠を消費者庁長官に届け，受理されれば販売が可能となる。特定保健用食品とは異なり，個別の許可を受けたものではない。

⑩ 遺伝子組換え食品と表示

　遺伝子組換え技術は，生物に新しい性質を付与しようとするときに，目的とする機能をもつ遺伝子を外部から導入し発現させる技術で，農業分野では品種改良の一手法として用いられる。遺伝子組換えを行う目的は，害虫抵抗性や除草剤耐性，乾燥耐性などの機能の導入，ステアリドン酸やエイコサペンタエン酸(EPA)，ドコサヘキサエン酸(DHA)の産生，リシンやオレイン酸の増加などである。

　日本では9作物(とうもろこし，大豆，せいようなたね，パパイヤ，アルファルファ，てんさい，ばら，カーネーション，ファレノプシス)の栽培が承認されているが，実際に商用栽培されているのは，ばらとファレノプシスのみである。一方，日本に輸入されている遺伝子組換え農作物は，とうもろこし，大豆，なたね，わたなどが多い。とうもろこしは，飼料用途以外には飲料などの甘味料として用いられる異性化液糖や水飴の原料として，その他の作物は食用油の原料として使用されている。市場に出る遺伝子組換え食品はすべて，内閣府食品安全委員会のリスク評価を受け，安全性に問題がないと判断されたものである。

　具体的には，1)組み込まれた遺伝子がどのようにはたらくか，2)有害な，またはアレルギーを起こすたんぱく質が作られないか，3)組み込まれた遺伝子が間接的に有害物質を作らないか，4)食品中の栄養素が大きく変わらないか，などが評価される。

　現在までに承認された遺伝子組換え食品は，2022年2月に追加されたからしなを含めて9品目(33品種)である。

　表示に関しては，遺伝子組換え農産物，またはそれを原材料とする食品で加工後も導入された遺伝子またはその遺伝子から生じたたんぱく質が検出可能であるものについては，「遺伝子組換え」である旨または「遺伝子組換え不分別」である旨(遺伝子組換え農産物でないものを分別していない場合)を表示することが義務付けられている。ただし，遺伝子組換え農産物が主な原材料(原材料の全重量の5％以上で，かつ原材料の上位3位以内)でない場合は，表示の義務はない。

　任意表示については，23年4月1日より，情報が正確に伝わるように制度が改正された。分別生産流通管理をして，意図せざる混入を5％以下に抑えている大豆およびとうもろこし並びにそれらを原材料とする加工食品には，適切に分別生産流通管理された旨の表示(表示例：「大豆(分別生産流通管理済み)」)が可能となった。分別生産流通管理をして，遺伝子組換えの混入がないと認められる対象農産物を原料とする加工食品には，「遺伝子組換えでない」「非遺伝子組換え」等の表示が可能となった。

　大豆油，コーン油，しょうゆ，異性化液糖など，組換えられたDNA

およびこれによって生じたたんぱく質が加工後に最新の検出技術によっても検出できない加工食品については，遺伝子組換えに関する表示の義務はない。科学的に品質上の差異がないためである。任意で表示をすることは可能である。

また，従来のものと組成，栄養価等が著しく異なるものについては，表示が義務付けられている。すなわち，ステアリドン酸産生大豆，高リシンとうもろこし，EPA産生なたね，DHA産生なたねといった遺伝子組換え農産物及びこれを使用した加工食品(大豆油等)については，「大豆(ステアリドン酸産生遺伝子組換え)」，「大豆(ステアリドン酸産生遺伝子組換えのものを混合)」等の表示が必要である。

参考文献

一色賢司編：「食品衛生学　第2版(新スタンダード栄養・食物シリーズ)」，東京化学同人(2019)
厚生労働省ホームページ　http://www.mhlw.go.jp (2024年3月現在)
国立健康・栄養研究所ホームページ　http://www.nibiohn.go.jp/eiken/ (2024年3月現在)
消費者庁ホームページ　http://www.caa.go.jp (2024年3月現在)
食品安全委員会ホームページ　http://www.fsc.go.jp (2024年3月現在)
農林水産省ホームページ　http://www.maff.go.jp (2024年3月現在)
東京都保健医療局のホームページ　https://www.hokeniryo.metro.tokyo.lg.jp/ (2024年3月現在)

実習 食品の表示を読もう。

≪グループワーク＆個人ワーク≫

(1) 個人のワーク

用意するもの
＊ワークシート（個人用） 食品の容器・包装（各自持ち寄る）

① 講義を始める前に，HCCPとトレーサビリティについて知っていること，食品の表示についてはどの部分を意識して見るかを考え，ワークシートに書き込む。

② 講義を聞きながらメモを取り，得た知識をワークシートにまとめる。

(2) グループワーク（3～4人の小グループ）

少人数のグループに分かれて，食品の容器・包装の表示を見て気づいたことを話し合う。その内容をワークシートの裏面にメモする。

(3) 個人のふりかえり

ふりかえり

各自，本授業をふりかえり，今後，食品の表示をどのように活用するかを考え，ワークシートに記述する。

食品の安全性確保のシステム

学籍番号	氏　名	所　属	学　年	班

ステップ1　講義の前に

Q1．HACCPやトレーサビリティというしくみを知っていますか。これらのしくみについて知っていることを自由に書いてみましょう。

Q2．あなたは，食品の表示を意識して見ますか。どのようなときに，どの部分を見ますか。

ステップ2　講義中に

Q3．HACCPとトレーサビリティについて，わかったことを書いてみましょう。

Q4．食品の表示について，わかったことを書いてみましょう。

3節　ワークシート

ステップ３　グループワーク「食品の表示を読もう」

Q5．食品の包装・パッケージを用意し，表示の役割を意識しながら，見て気づいたことをメモしましょう。

ステップ４　本授業のふりかえり

Q6．あなたは，今後食品表示をどのように活用していきますか。

3章　食生活と健康

学習の目標と概要

　生活様式の変容や高齢化の進行にともない，肥満や生活習慣病などの健康課題が指摘されている。青年期の女性では，過度の食事制限による痩せの問題が深刻化しており，人々の健康志向の高まりは，「いわゆる健康食品」による健康被害を増幅させている。

　私たちの健康は毎日の食事と密接に関わっており，栄養学の知識をもつことは，食事を評価し改善に結びつける手がかりとなる。また，健康の維持増進には，栄養バランスのよい食事のみならず，適度な運動も必要であり，これらによる体重管理も重要である。さらに，食に関するさまざまな問題に対処するためには，玉石混交の大量の食情報の中から必要な情報を選択し，適切に活用するリテラシーが求められている。

　本章では，食生活と健康との関わりについて学ぶとともに，「健康によい」という食品の情報を取り上げ，健康食品の問題点について考えていく。

Study Point（達成目標）

1節　食物と栄養
- 自分の食事を栄養面から評価し，栄養バランスのよい食べ方について理解する。
- 各栄養素について基礎知識を得る。

2節　食生活と健康
- 青年期の食生活と健康との関わりについて，実習を通じて理解する。

3節　食情報を読み解くリテラシー
- 食情報のリテラシーの重要性について理解する。
- 「健康食品」の表示の実態を知り，問題点について指摘できるようにする。

実習課題（ワークシート）
1．食事バランスガイドおよび栄養分析ソフトを用いて，食事の栄養バランスをチェックする。糖度計で飲料や果物の糖度を，塩分計でスープやみそ汁などの塩分濃度を測定する。
2．自分の基礎代謝量や身体活動量を調べる。青年期の身体像について話し合う。
3．「健康食品」表示を見て，健康によい根拠は何かを確認し，気づいた点を話し合う。

1節 食物と栄養

1. 栄養バランスよく食べる
(1) 昨日食べた食事・食べ物を思い出してみよう。

朝　食	昼　食	夕　食	その他
〔例〕 おにぎり ヨーグルト			

昨日の食事の栄養バランスはよいですか，わるいですか。
理由も含めて考えてみよう。

●食事を構成する要素

食事は一つまたはいくつかの「料理」から構成されている。料理は一つまたはいくつかの「食品」から構成されている。食品には，いくつもの「栄養素」が含まれている。栄養バランスよく食べているかを知るためには，「料理」または「食品」または「栄養素」の段階（レベル）でチェックすることができる。あなたが昨日食べた食事の，料理と食品（食材）を整理してみよう。

(2) 「料理」のレベルで食事の栄養バランスをチェックする。

料理で食事の栄養バランスをチェックする場合は「食事バランスガイ

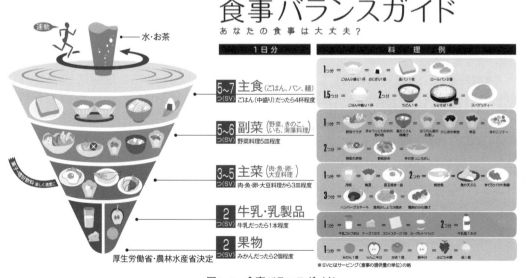

図3-1　食事バランスガイド

ド」を用いるとよい(図3-1)。食事バランスガイドは1日に、「何を」、「どれだけ」食べたらよいかを考える際の参考のために、食事の望ましい組合せと、おおよその量をイラストでわかりやすく示したものである。健康で豊かな食生活の実現を目的に策定された「食生活指針」(平成12年)を具体的に行動に結びつけるものとして、平成17年に厚生労働省と農林水産省が提唱した。

実習1 あなたの昨日の食事の栄養バランスを食事バランスガイドでチェックしよう。
　　　　≪個人ワーク≫　　　　　　　　　　　　　　　▶▶▶ワークシート節末 p.88

用意するもの

＊ワークシート
　主な料理食品の「つ(SV)」早見表 みんなの食育 農林水産省
　　　　　　　　　　　　http://www.maff.go.jp/j/syokuiku/minna_navi/about/chart.htm

① ワークシートの①、②の手順に沿って、1日の食事量を思い出し、料理区分ごとに分類し、摂取量「つ(SV)」を計算する。
② ワークシート③、④の手順に沿って、1日の食事の栄養バランスをチェックする。⑤の栄養バランスの評価結果について考察する。

(3) 「食品」のレベルで食事の栄養バランスをチェックする。

食品に含まれる栄養素の特徴によって食品群に分類する方法は、3色食品群、6つの基礎食品群、4つの食品群などがある(表3-1)。3色食品群は「主にエネルギーのもとになる食品」、「主にからだをつくるもとに

表3-1　栄養素の特徴による食品群の分類

	分　類					
3色食品群	赤　群		緑　群		黄　群	
	魚、肉、豆類、乳、卵		緑黄色野菜、その他野菜、果実、海藻、きのこ		穀類、砂糖、いも類、油脂	
	血や肉をつくる		からだの調子をよくする		力や体温となる	
4つの食品群	1　群	2　群	3　群		4　群	
	乳、乳製品、卵	魚介、肉、豆、豆製品	野菜、いも類、果実		穀類、砂糖、油脂	
	栄養素を完全にする	血や肉をつくる	からだの調子をよくする		エネルギー源となる	
6つの基礎食品群	1　群	2　群	3　群	4　群	5　群	6　群
	魚、肉、卵、大豆	牛乳、乳製品、小魚、海藻	緑黄色野菜	その他野菜、果実	穀類、いも類、砂糖	油脂
	血や肉をつくる	骨・歯をつくる、からだの各機能を調節する	皮膚や粘膜の保護をする、からだの各機能を調節する	からだの各機能を調節する	エネルギー源となる	エネルギー源となる

＊3色食品群
　含有栄養素のはたらきの特徴から、食品を赤、黄、緑の3つの群に分けたもの。簡単でわかりやすいことから、幅広い層の人々によびかけができる。

＊4つの食品群
　日本人の食生活に普遍的に不足している栄養素を補充して完全な食事にするという考えに基づいたもの。

＊6つの基礎食品群
　バランスのとれた栄養ということに重点をおき、含まれる栄養素の種類によって6つの群に分けたもの。

なる食品」，「主にからだの調子を整えるもとになる食品」に分類しており，6つの基礎食品群や4つの食品群はこれをさらに細分類しているといえる。6つの基礎食品群および4つの食品群には，1日に摂取することが望ましい摂取量も提示されており，これを用いて栄養バランスをチェックすることができる。

(4)「栄養素」のレベルで食事の栄養バランスをチェックする。

食品の摂取量と，食品に含まれる栄養素の量（食品成分表を参照する）から，食事に含まれる栄養素量を算出することができる。近年は，パソコンを用いて簡単に入力・計算できるソフトも市販されている。

食事に含まれる栄養素レベルでバランスをチェックするには，1日にどの栄養素をどれくらい摂取すればよいかを示した「日本人の食事摂取基準」と比較する。

日本人の食事摂取基準は，健康な個人および集団を対象として，国民の健康の保持・増進，生活習慣病予防のために参照するエネルギーおよび栄養素の摂取量の基準を示すものである。日本人の食事摂取基準（2020年版）は，健康の保持・増進，生活習慣病の発症予防および重症化予防に加え，高齢者の低栄養予防やフレイル予防も目的としている。

食事摂取基準の対象は，健康な個人並びに健康な人を中心として構成されている集団とし，高血圧，脂質異常，高血糖，腎機能低下に関するリスクを有していても自立した日常生活を営んでいる者を含む。具体的には，歩行や家事などの身体活動を行っている者であり，体格（Body Mass Index；BMI）が標準より著しく外れていない者とする。なお，高血圧，脂質異常，高血糖，腎機能低下に関するリスクを有する者とは，保健指導レベルにある者までを含むものとする。健康な個人または集団を対象として，健康の保持・増進，生活習慣病の予防のための食事改善に食事摂取基準を活用する場合は，PDCAサイクルに基づく活用を基本とする。

栄養素の指標は「推定平均必要量」，「推奨量」，「目安量」，「耐容上限量」「目標量」が設定されている（図3-2）。

＊推定平均必要量（EAR）
栄養素の指標は摂取不足の回避を目的として，推定平均必要量を設定した。推定平均必要量は，半数の人が必要量を満たす量である。

＊推奨量（RDA）
推定平均必要量を補助する目的で推奨量を設定した。ほとんどの人が充足している量である。

＊目安量（AI）
十分な科学的根拠が得られず，推定平均必要量と推奨量が設定できない場合は，目安量を設定した。一定の栄養状態を維持するのに十分であり，目安量以上を摂取している場合は，不足のリスクはほとんどない。

＊耐容上限量（UL）
過剰摂取による健康障害の回避を目的として耐容上限量を設定した。

＊目標量（DG）
生活習慣病の予防を目的に，生活習慣病の予防のために現在の日本人が当面の目標とすべき摂取量として目標量を設定した。

＊食事摂取基準の活用とPDCAサイクル

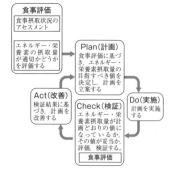

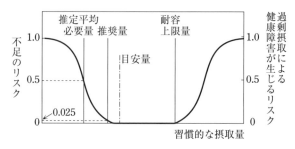

図3-2 食事摂取基準の各指標を理解するための概念図

実習2 市販弁当の栄養バランスを栄養計算ソフトを使ってチェックしよう。
≪グループワーク＆個人ワーク≫　　　　　　　　　　　　　　　▶▶▶ワークシート節末 p.89

用意するもの

＊ワークシート
＊購入した弁当　＊はかり　＊取り皿，箸　＊栄養計算ソフト(例えば「健康モリモリ3」山崎教育システム(株)などが市販されている)

(1) グループで実習し，各自ワークシートに記入する。
- 弁当の中身を食材(食品)ごとに計量し，ワークシートの表①の食事の内訳に記入する。
- 栄養計算ソフトのマニュアルをみながら，この弁当を食べる人の性別，年齢区分，身体活動レベルなどを入力し，日本人の食事摂取基準に基づいたエネルギー・栄養素の摂取基準を表②に記入する。
- ①の食事の内容に記入された食品の種類・量を入力する。
- 集計結果のエネルギー・栄養素の摂取量を②に記入し，摂取基準に対する比率を計算する。
- ②の結果を③のグラフに記入し，またエネルギー産生栄養素バランスを計算して④に数値とグラフを記入する。

(2) 各自で，ワークシート⑤の栄養素摂取量の比率，エネルギー産生栄養素バランスからわかる弁当の特徴，不足している栄養素を補うにはどうしたらよいかを考えて記入し，グループで意見交換する。

(3) 各グループの結果を発表し，ほかのグループの発表も参考にして，市販弁当の栄養バランスについてまとめる。

2. 栄養素の基礎知識

栄養素は，たんぱく質，脂質，炭水化物，ミネラル(無機質)，ビタミンの五大栄養素に大きく分類される。たんぱく質，脂質，炭水化物は体内で燃焼してエネルギーを産生する。食事中のたんぱく質(Protein)，脂質(Fat)，炭水化物(Carbohydrate)から供給されるエネルギー量の総エネルギー量に対する割合をエネルギー産生栄養素バランス(図3-3)といい，食事のエネルギーの栄養バランスを示す指標として用いられている。

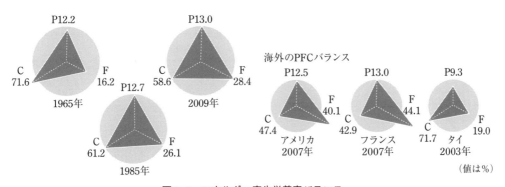

図3-3　エネルギー産生栄養素バランス

注〕農林水産省「食料需給表」，FAO「Food Balance Sheets」などを基に農林水産省で試算
出典：厚生労働省「国民健康・栄養調査」(2008)

また，たんぱく質，ミネラル，脂質は主要な体構成成分となっており，ビタミンやミネラルはからだの調子を整えるはたらきをしている。

$$たんぱく質：P（\%）=\frac{たんぱく質摂取量（g/日）\times 4（kcal/g）}{総エネルギー摂取量（kcal/日）}\times 100$$

$$脂\ \ 質：F（\%）=\frac{脂質摂取量（g/日）\times 9（kcal/g）}{総エネルギー摂取量（kcal/日）}\times 100$$

$$炭水化物：C（\%）=100-（P+F）$$

(1) たんぱく質 (Protein)

たんぱく質は，生体の構成成分（筋肉，コラーゲン，ケラチンなど），酵素，ヘモグロビンやリポタンパク質，ホルモン，免疫グロブリンなどとして存在している。たんぱく質は，20種類のアミノ酸がペプチド結合化合物で，独特の立体構造を形成している。そのうち体内で合成されない9種類を必須アミノ酸という。

食品に含まれるたんぱく質は，消化管内で胃液，膵液，腸液などによってアミノ酸に分解され，小腸上皮細胞から吸収される。

一般成人男性が食事から1日に70gのたんぱく質を摂取したとき，70gのたんぱく質を排泄している。体内へ吸収されたアミノ酸は，体内のアミノ酸の貯蔵庫であるアミノ酸プールに一旦，貯蔵される。同時に体たんぱく質も180g分解され，アミノ酸プールに貯蔵される。食事からのたんぱく質と分解されたアミノ酸から180gの体たんぱく質が合成されている。このように，体内で分解と合成を繰り返しながら，安定を保っている状態を動的平衡とよぶ。

食品のたんぱく質は，構成する必須アミノ酸の種類と量によって，人体内での利用率が異なる。動物性たんぱく質や大豆のたんぱく質は，利用率が高い（栄養価が高い）ので，良質たんぱく質とよばれる。たんぱく質の栄養価を評価する指標としてよく使われている「アミノ酸価」は以下のようにもとめられる（表3-2）。表3-3に，食品のアミノ酸価と第一制限アミノ酸の例を示した。

> *エネルギー産生栄養素バランス
> これまでPFC比率として表してきたものが，「日本人の食事摂取基準(2015年版)」より，生活習慣病やその重症化を予防する目的で名称が変更された。

> *たんぱく質の消化
> たんぱく質の消化は胃から始まる。胃液中のペプシン，膵液中のトリプシン，キモトリプシン，カルボキシペプチダーゼなどのたんぱく質分解酵素によって行われ，タンパク質はアミノ酸が数個結合したオリゴペプチドにまで分解される。

> *たんぱく質の吸収
> オリゴペプチドは，小腸の微絨毛膜に存在するアミノペプチダーゼ，カルボキシペプチダーゼ，ジペプチダーゼによってアミノ酸に分解され，同時に吸収される。

> *アミノ酸評点パターン
> 特定の食事たんぱく質や，対象となる食事全体のたんぱく質の栄養価を判定するための判断基準となるべきたんぱく質中のアミノ酸含量

表3-2 アミノ酸価の求め方

	アミノ酸価	第一制限アミノ酸	イソロイシン	ロイシン	リシン	含硫アミノ酸	芳香族アミノ酸	スレオニン	トリプトファン	バリン	ヒスチジン
アミノ酸評点パタン(A) mg/gたんぱく質			30	59	45	22	38	23	6.0	39	15
こめ水稲めし(B) mg/gたんぱく質			46	97	42	57	110	42	17	66	31
(B)÷(A)×100	93	リシン			61						

表3-3 食品のアミノ酸価と第一制限アミノ酸

動物性食品	アミノ酸価	植物性食品	アミノ酸価(第一制限アミノ酸)
鶏卵	100	たまねぎ	66(リシン)(ロイシン)
牛乳	100	大豆・大豆製品	100
ヨーグルト	100	オレンジ	92(ロイシン)
魚類	100	食パン	51(リシン)
肉類	100	ゆでうどん	51(リシン)

> アミノ酸価の低い食品はどのように食べたらよいか考えてみよう。

> 日本人の食事摂取基準(2020年版)をみて，わかることを男女差・年代差の観点からまとめよう。

(2) 脂　質(Lipids)

　脂質は，水に溶けず，有機溶媒(エーテル，クロロホルムなど)に溶ける。中性脂肪，リン脂質，脂肪酸などがあり(表3-4)，エネルギー源であることに加えて，細胞膜の構成成分，脂溶性ビタミン(A, D, E, K)やカロテノイドの吸収を助ける。

　脂質の消化吸収は，主に十二指腸で，胆汁酸塩により脂肪エマルジョンとなり，膵リパーゼの作用により遊離脂肪酸とモノグリセリドに分解されてミセルを形成，小腸上皮細胞から吸収される。小腸上皮細胞内でTGに再合成され，リン脂質，コレステロールとたんぱく質でキロミクロンが形成され，リンパ管に入る。

表3-4 脂質の種類

分類	種類	構造	性質と所在
単純脂質	中性脂肪, ろう	脂肪酸＋グリセリン 脂肪酸＋高級アルコール	エネルギー源として，生体組織中に存在する。食物中の脂肪の大部分を占める
複合脂質	リン脂質	単純脂質の一部にリン酸, 糖質などを含んでいる	細胞膜の構成成分 脳組織に広く分布
誘導脂質	脂肪酸 ステロイド 脂溶性ビタミン	コレステロール, 胆汁酸, カロテノイドなど	ホルモンやビタミンなどの機能性をもつ

＊調理による脂質摂取量
(材料に対する油の量(％))
和風炒め物 3〜5％，中華風炒め物 5〜10％，素揚げ 2〜15％，唐揚げ6〜13％，てんぷら12〜25％，フライ6〜20％

＊トランス脂肪酸
　トランス脂肪酸は不飽和脂肪酸であり，1つ以上の不飽和結合がトランス型である脂肪酸。工業的に水素添加を行い，不飽和脂肪酸を飽和脂肪酸に変えるときに副産物として生じる。日本人のトランス脂肪酸摂取の範囲で疾病罹患のリスクになるかどうかは明らかではないが，欧米の研究では，冠動脈疾患との関連が指摘されている。

＊必須脂肪酸
　リノール酸(n-6系)やα-リノレン酸(n-3系)など，体内で合成されず，食物から摂取しなければならない脂肪酸のこと。

> **＊不飽和脂肪酸と飽和脂肪酸**
> 脂肪酸には炭素間の二重結合がない飽和脂肪酸と，1個存在する一価不飽和脂肪酸，2個以上存在する多価不飽和脂肪酸がある。飽和脂肪酸は体内合成が可能であり，高LDLコレステロール血圧の主なリスク要因の一つである。

脂質を構成する脂肪酸には，飽和脂肪酸，一価不飽和脂肪酸，多価不飽和脂肪酸（n-6系およびn-3系）があり，食品の種類によりその構成割合が異なっている。表3-5に示した油脂の脂肪酸組成には，次のような特徴がある。

表3-5 油脂に含まれる主な脂肪酸組成（総脂肪酸100g当たりの量(g)）

	飽和脂肪酸	一価不飽和脂肪酸	n-6系多価不飽和脂肪酸	n-3系多価不飽和脂肪酸	
	パルミチン酸	オレイン酸	リノール酸	α-リノレン酸	ドコサヘキサエン酸
バター	31.8	22.2	2.4	0.4	0
マーガリン	17.8	39.8	29.1	1.4	0
とうもろこし油	11.3	29.8	54.9	0.8	0
オリーブ油	10.4	77.3	7.0	0.6	0
大豆油	10.6	23.5	53.5	6.6	0
ラード	25.1	43.2	9.6	0.5	0
まさば	24.0	27.0	1.1	0.6	7.9

脂質の食事摂取基準は，脂質エネルギー比率，飽和脂肪酸，n-6系多価不飽和脂肪酸，n-3系多価不飽和脂肪酸について策定されている。

・飽和脂肪酸を多く含む食品の特徴をまとめよう。
・脂質の摂取を控える調理法を考えてみよう。

(3) 炭水化物（糖質）

炭水化物は消化管で消化吸収される糖質と，消化吸収されない食物繊維に分けられる。炭水化物の種類を表3-6に示す。食事中の糖質は大部分が多糖類（でん粉）で，唾液，膵液のα-アミラーゼの作用により少糖類にまで分解され，小腸粘膜上皮細胞の微絨毛膜表面で単糖類に分解され吸収される。血中に吸収された単糖類は門脈を経て肝臓へ取り込まれ，一部は血糖（グルコース）として体内各組織へ送られる。脳や神経組織，赤血球などは，通常，グルコースしかエネルギー源として利用できない。血糖値が下がると肝臓のグリコーゲンが分解されて血中にグルコースが供給される。また，体たんぱく質や体脂肪が分解され，アミノ酸などからグルコースを合成して血中にグルコースが供給される（糖新生）。1g当たり4kcalの熱量が産生される。

グルコース，スクロース（ショ糖）などは糖質や糖分とよばれ，甘味をもつ。甘味料の種類を表3-7に示す。

> **＊アルコール**
> アルコール飲料を飲むと，一部は胃から，大部分は腸から吸収されて血液に入る。分子量が小さく，水溶性かつ脂溶性なので，速い速度で吸収されて全身に行き渡る。アルコールは，肝臓で分解されて（アルコール脱水素酵素，アルデヒド脱水素酵素），酢酸となり最終的に水と二酸化炭素に分解される。一部は分解されずに尿や呼気から排出される。エネルギー量は7.1kcal/g

表3-6　炭水化物の種類

		所在	
単糖類	グルコース（ぶどう糖）	動植物界に広く含まれる。果実や根菜類に多い。血糖として血液中にも含まれる（約0.1%）	
	フルクトース（果糖）	果実やはちみつに多い。糖類のなかで最も甘い糖	
	ガラクトース	グルコースと結合してラクトース（乳糖）として乳に含まれる	
少糖類	スクロース（ショ糖）	グルコースとフルクトースが結合している。砂糖とよばれるもので、さとうきびの茎、てんさいの根に含まれる	
	マルトース（麦芽糖）	グルコースが2分子結合している 麦芽からつくる水あめに多く含まれる	
	ラクトース（乳糖）	母乳、牛乳に含まれる。乳糖分解酵素（ラクターゼ）が少ないと乳糖不耐性となる	
多糖類	デキストリン	でん粉を加水分解したときにできる	
	でん粉	グルコースが多数結合している、植物の重要なエネルギー貯蔵体。穀類、いも類、豆類に多く含まれる	
	グリコーゲン	動物のエネルギー貯蔵体の一つ。筋肉、肝臓に含まれる	
	食物繊維	不溶性　セルロース	植物の細胞壁の主成分であるため、植物性食品に多い
		水溶性　ペクチン	果皮に多く、果実、野菜に多く含まれる
		グルコマンナン	こんにゃくの主成分

＊難消化性オリゴ糖、難消化性でん粉（レジスタントスターチ）

大腸で腸内細菌により分解され（発酵），エネルギーを産生する（0～2kcal/g）。ビフィズス菌や乳酸菌（プロバイオテイクス）の増殖を促進し，腸内細菌叢改善による整腸作用がある（プレバイオテイクス）。

表3-7　甘味料の種類

種類	名称	甘味度	用途
糖類	スクロース	1	調理，菓子全般
	グルコース	0.6	菓子，医療用
	フルクトース	1.2～1.5	調理など
	ラクトース	0.2～0.4	乳飲料など
	マルトース	0.3	水あめなど
	ぶどう糖果糖液糖	0.9～1.1	調理加工全般
糖アルコール	パラチノース	1	虫歯予防食品など
	ソルビトール	0.6～0.7	虫歯予防食品など
	マルチトール	0.8	虫歯予防食品など
	ラクチトール	0.3～0.4	虫歯予防食品など
	エリスリトール	0.5～0.8	虫歯予防食品など
	キシリトール	0.8～1.2	虫歯予防食品など
非糖質系	ステビア	200～400	ダイエット食品など
	サッカリン	400～700	ダイエット食品など
	アスパルテーム	150～200	ダイエット食品など

＊砂糖の種類

砂糖は，原料のさとうきび，てんさいを圧搾・侵出させた液を，加熱・濃縮して結晶化させ，結晶と糖蜜に分離させる（分みつ糖）。結晶の大きさによりいろいろな種類や加工糖がある。

砂糖　：黒砂糖，上白糖，三盆糖，和三盆，ざらめ，グラニュー糖

加工糖：粉砂糖，角砂糖，氷砂糖

飲み物の糖度や甘さを調べてみよう。

近年，糖分の多い食物は肥満や虫歯の原因になると考えられ，甘味の代用となる甘味料が開発されている。

> 甘い味のする飲み物や菓子などのパッケージに記載されている表示をみて，どんな甘味料が使われているか調べてみよう。

食物繊維は，ヒトの消化酵素では消化されない食物中の難消化性成分の総体である。不溶性食物繊維は，腸を刺激して腸の蠕動運動を盛んにし，食物の通過時間を短縮する。便の量を増加し，排泄を促すので，便秘や大腸がん予防などに役立つ。水溶性食物繊維は，水分を吸収して膨張し，食物の胃での滞留時間を長くする。小腸における糖の吸収を遅らせ，血糖値の上昇を緩慢にしたり，コレステロールの吸収を妨げ，体外に排出されやすくするので，糖尿病や脂質異常症の予防・改善に役立つ。

実習3　糖度計（手持屈折計）を使って飲料や果物の糖度を測定しよう。

≪グループワーク＆個人ワーク≫　　　▶▶▶ワークシート節末 p.90

用意するもの

〈個人〉＊ワークシート　＊糖の入っている飲み物　＊果汁のでる果物
〈グループ〉＊糖度計（手持屈折計）　＊紙コップ　＊プラスチックスプーン　＊水
　　　　　　＊ティッシュペーパー

① 6名程度のグループに分かれる
- 各グループで測定の用具を用意する。
- 水で糖度計の校正を行う。
- 各自が持ってきた飲み物・果物などの糖度を測定し記録する。
- 各自が持ってきた飲み物などの甘さを全員で味わい記録する。

② 個人によるふりかえり

糖度と糖分について，甘さと糖度の関係について考え，日常生活における嗜好飲料の摂取のしかたについて考えをまとめる。

（4）ビタミン

ビタミンはからだの機能を調節したり維持したりするために不可欠な有機化合物で，水溶性ビタミンと脂溶性ビタミンに分けられる。日本人の食事摂取基準（2020年版）では13のビタミンについて基準値が策定されている。

① 水溶性ビタミン（ビタミンB群，ビタミンC）（表3-8）

一度にたくさん摂取しても，体内で必要な量以上は排泄されてしまうため，毎日適量を摂取することが望ましい。

ビタミンB群の8種類のビタミンは，細胞内でエネルギー産生やたんぱく質代謝を進める補酵素として存在し，代謝反応を円滑に進める役割を果たしている。

　ビタミンCは，コラーゲンの生成やステロイドホルモンの合成などに関わっており，その抗酸化作用によりある種のがんを含む生活習慣病予防に関与すると考えられている。

表3-8　水溶性ビタミンの種類とはたらき

種類	別名・化学名	主なはたらき	欠乏症
ビタミンB_1	チアミン	補酵素として糖質の代謝に関与，神経機能を正常に保つ	脚気
ビタミンB_2	リボフラビン	補酵素として糖質，脂質，たんぱく質の代謝に関与，過酸化脂質の分解	成長停止，口角炎
ナイアシン	ニコチン酸，ニコチン酸アミド	補酵素として糖質，脂質，たんぱく質の代謝に関与	ペラグラ
パントテン酸	パントテン酸カルシウム	補酵素として糖質，脂質，たんぱく質の代謝に関与	頭痛，疲労，手足の知覚異常
ビタミンB_6	ピリドキシン	補酵素としてアミノ酸の代謝に関与，神経伝達物質の合成	皮膚炎
葉酸	プテロイルグルタミン酸	赤血球の産生，補酵素としてDNA合成に関与，胎児の先天異常の予防	巨赤血球性貧血　妊娠初期は胎児の神経管形成異常
ビオチン	ビタミンH	補酵素として糖質，脂質，たんぱく質の代謝に関与	皮膚炎
ビタミンB_{12}	コバラミン	補酵素としてさまざまな反応に関与，正常な赤血球の産生，神経機能の維持	悪性貧血
ビタミンC	アスコルビン酸	コラーゲン合成，筋肉・血管，皮膚，骨の強化，過酸化脂質の生成を抑制，抗がん作用	壊血病，歯茎や皮下の出欠

② 脂溶性ビタミン(ビタミンA，D，E，K)　(表3-9)

　水に溶けにくく，アルコールや油脂に溶ける性質をもつ。脂溶性ビタミンは肝臓に蓄積されるため，大量にとると過剰症を起こすことがある。

表3-9　脂溶性ビタミンの種類とはたらき

種類	別名・化学名	主なはたらき	欠乏症
ビタミンA	レチノール	目の網膜色素の成分，皮膚・粘膜を健康に保つ，抗がん作用	夜盲症，成長障害
ビタミンD	カルシフェロール	カルシウムの吸収促進，骨の成長促進，血中カルシウム濃度の調節	成人の骨軟化症，子どものくる病
ビタミンE	トコフェロール	細胞膜の参加を防ぐ，過酸化脂質の生成防止，老化予防，赤血球の溶血予防	赤血球の溶血，神経障害
ビタミンK	フィロキノン	血液凝固の生成，カルシウム結合，たんぱく質の生成	新生児メレナ，新生児の頭蓋内出欠

通常の食生活では摂り過ぎる心配はないが，サプリメントなどで大量に摂る場合は注意が必要である。油脂と一緒に食べると吸収率が高まり，効率よく摂取することができる。

> 次のビタミンは，どんな食べ物に多く含まれているか調べてみよう。
> ビタミン B_1 ：
> ビタミン C ：
> ビタミン A ：
> ビタミン D ：

(5) ミネラル(無機質)

　人体を元素レベルでみると，炭素，水素，酸素，窒素が95％を占めており，それ以外の5％にあたる元素がミネラル(無機質)である。

　ミネラルの主なはたらきは，骨，歯など体の構成成分になる。体液に溶けてpH・浸透圧を調整する。酵素や補酵素の構成成分になる。神経・筋肉の興奮性の調節をするなどがある(表3-10)。体内では合成できないため，食品から摂取する必要がある。不足すると，さまざまな不調が現れ，摂り過ぎると過剰症を引き起こす。日本人の場合は，カルシウム，鉄や亜鉛は不足しやすく，ナトリウム，リンは摂り過ぎる傾向がある。生活習慣病の原因にもなるので，過不足なく摂るようにすること

表3-10　必須ミネラルの種類とはたらき

分類	種類(元素記号)	主なはたらき
多量元素	カルシウム(Ca)	骨，歯の主成分，神経伝達や筋肉の収縮を正常に保つ
	リン(P)	骨や歯の主成分，エネルギー代謝に関わる。細胞膜の構成成分
	カリウム(K)	細胞内液の浸透圧の維持，心臓や筋肉の機能を調節
	イオウ(S)	皮膚，毛髪，爪を形成する
	ナトリウム(Na)	細胞外液の浸透圧の維持，筋肉の興奮を抑える
	塩素(Cl)	胃液の成分，殺菌
	マグネシウム(Mg)	骨，歯の主成分，神経伝達や筋肉の収縮を正常に保つ
微量元素	鉄(Fe)	赤血球のヘモグロビンの成分
	亜鉛(Zn)	遺伝子やたんぱく質の合成といった体内での代謝を促す
	銅(Cu)	ヘモグロビンの成分
	ヨウ素(I)	甲状腺ホルモンの構成成分，発育を促進
	セレン(Se)	抗酸化作用
	マンガン(Mg)	糖質，脂質の代謝に関与，骨形成に関与
	モリブデン(Mo)	尿酸の代謝に関わる酵素の構成成分
	クロム(Cr)	糖質や脂質の代謝に関与
	コバルト(Co)	ビタミン B_{12} の成分，造血作用に不可欠

が大切である。

ここでは，鉄およびナトリウムについて説明するが，カルシウムについては，前節に詳述したので参照してほしい。

① 鉄と貧血

体内に3〜4g存在している鉄は，ヘモグロビン，ミオグロビン，チトクロムなどの酵素の成分として，生体内で酸素の運搬や酸化還元反応に重要な役割を果たしており，鉄が不足すると鉄欠乏性貧血をきたす。

食品中の鉄は肉類などに含まれるヘム鉄とそれ以外の非ヘム鉄とがあり，消化管からの吸収率が異なる。非ヘム鉄の吸収率はヘム鉄に比べて低いが，同時に摂取する食べ物によって変化し，ビタミンC，肉，魚などは吸収を促進する一方，穀物に含まれるフィチン酸，お茶のタンニン，野菜のシュウ酸などは吸収を阻害する。

> 鉄は，どんな食べ物に，どのくらい含まれているか調べてみよう。

② ナトリウムと高血圧

ナトリウムは細胞外液に含まれ，体液（血液）の浸透圧維持やpHの調節に大切な役割を果たしている。摂取したナトリウムは，ほとんどが吸収され，腎臓を経て尿中に排泄されたり，発汗により排泄される。

ナトリウムの目標量は，食塩（塩化ナトリウム）相当量として，15歳以上の男性7.5g/日未満，女性6.5g/日未満である。世界保健機関（WHO）（2012年）は成人男女に対して5g未満を強く推奨している。食塩の摂取量は，加齢による血圧の上昇に強く関連していることからも，日本人にとって減塩を心掛ける生活習慣を身につけることが大切である。

> **＊機能鉄と貯蔵鉄**
> 体内に存在する鉄のうち，約80％は機能鉄と呼ばれ，赤血球中のヘモグロビンやミオグロビンの構成成分であり，酵素の運搬や保持に関与する。残りの20％は貯蔵鉄で，肝臓，脾臓，骨髄などで，鉄タンパク質のフェリチンやヘモジデリンとして蓄えられる。

実習4 塩分計を使ってスープ，みそ汁などの塩分濃度を測定しよう。

≪グループワーク&個人ワーク≫　　　　　　　　　▶▶▶ワークシート節末 p.91

用意するもの

〈個人〉＊ワークシート　＊塩分の含まれるスープ，みそ汁，飲み物など
〈グループ〉＊塩分計　＊紙コップ　＊ティッシュペーパー

① 6名程度のグループに分かれる。
- 各グループで測定の用具を用意する。
- 各自が持ってきた飲み物などの塩分濃度（％）を測定し記録する。
- 各自が持ってきた飲み物などの塩味を全員で味わい記録する。
- 塩分濃度（％）をナトリウム量に換算してみる。

> 食塩相当量（塩化ナトリウム）（g）＝ナトリウム（g）×2.54
> ＊2.54 = 58.5 ÷ 23.0（原子量　Na：23.0，Cl：35.5）

1節　食物と栄養

② 塩分はどんな食品に多く含まれているか調べ，塩分摂取量を少なくするにはどうしたらよいか話し合う。

(6) 水分補給

① 人体の水分はどのくらいか

体重の約60％が水分である。水分のうちの約40％は細胞内液，約20％は細胞外液であり，細胞外液は組織間15％と血漿5％に分けられる。

> あなたの体重から，体水分量を計算してみよう。
> 体重（　　　）kg ⇒ 体水分約（　　　）kg
> 体水分の内訳は，細胞内液（　　　）kg，細胞外液（　　　）kg，
> （組織間（　　　）kg，血漿（　　　）kg）

運動や暑熱による脱水状態は体重の減少量(kg)で知ることができる。体重の2％の水分が失われると運動のパフォーマンスは明らかに低下し，5％の脱水でパフォーマンスは約30％低下する。脱水により異常な体温上昇(40℃以上)が起きると中枢神経系の障害(頭痛，めまい，意識障害，昏睡，けいれんなど)を起こす。

> あなたの体重から，脱水状態の体重減少を計算してみよう。
> 体重（　　）kg　2％脱水状態（　　）kg，5％脱水状態（　　）kg

*水分補給
　浸透圧の低い低張液(ハイポトニック)または等張液(アイソトニック)がよい。血漿の浸透圧＝280mOsm(ミリオスモル)であり，等張液は，0.9％生理食塩水，5％ぶどう糖液などがある。運動中の水分補給には，飲料の温度が5～15℃程度で，0.1～0.2％の食塩水，3～5％程度の糖分を含むスポーツ飲料などが適している。

② 水分の出納

ⓐ水は主に食物中水分や飲料水として体内に入り，その量はそれぞれ1,100mL前後である。さらに，摂取した栄養素が体内で代謝されるときに生ずる代謝水約300mLが加算され，1日に成人で約2,500mLが体内に入る。

ⓑ体外へ出る水分は，尿として1,500mL，このうちの約500mLは，体内で不要になった代謝産物を溶解して尿中へ排泄するために必要な不可避尿であり，水分を摂取しなくても排泄される。可避尿は水分摂取量に応じてその量が増減する。

さらに，体表面から放出される水分は不感蒸泄といわれ，皮膚から500mL，呼気から300mLが蒸発する。糞便中には約100mLの水分が出ていく。合計の排泄量は2,400mLとなり，摂取水分と，ほぼ同程度になり，水分の平衡が保たれている。

ⓒ消化管内に分泌される消化液は，1日合計8,000mLを越える。内訳は，唾液1,500mL，胃液2,500mL，膵液700mL，胆汁500mL，腸液3,000mLであり，糞便中に含まれる100mLを残してすべて腸管から再吸収される。

ⓓ運動などで体温が上昇すると皮膚の汗腺から蒸発して，その水分が

蒸散することで体温が下がり，体温は一定に保たれる。発汗によって血液中の水分が減少するので，発汗による水分損失を補給する必要がある。

③　水分のはたらき

　ⓐ水には多くの成分が容易に溶けるので，全身の細胞へ必要な成分を運搬している。

　ⓑ発汗により体温の上昇を防ぐ。

④　水分補給

　運動開始前に脱水状態になっていないこと。前日から適切な食事と水分の摂取を心がける。摂取した水分が体細胞の脱水を解消するためには最低40分，心拍数の減少や深部体温の上昇を下げるには40〜60分かかる。

　補給量は，汗で失った量と同程度の水分を補給する必要がある。しかし，1時間に1L以上の発汗では，胃の容積や吸収の速度から考えると同量の水を摂取することは不可能なので，運動の約2時間前に250〜500mLの水分を摂取し，その後200mL程度ずつこまめに補給するのがよい。

　摂取する飲料の浸透圧が低いと胃の通過速度が速いことから，運動中の水分補給には浸透圧の低い低張液（ハイポトニック）または等張液（アイソトニック）がよい。

＊水分損失率（対水分）と脱水諸症状

1%	大量の汗，のどの渇き
2%	強い渇き，めまい，吐き気，ぼんやりする，重苦しい，食欲減退，血液濃縮，尿量減少，血液濃度上昇（3%を超えると汗が出なくなる）
4%	全身脱力感，動きの鈍り，皮膚の紅潮化，イライラする，疲労，感情鈍麻，吐き気，感情の不安定（精神不安定），無関心
6%	手足の震え，ふらつき，熱性抑うつ症，混迷，頭痛，熱性困ぱい，体温上昇，脈拍・呼吸の上昇
8%	幻覚，呼吸困難，めまい，チアノーゼ，言語不明瞭，疲労増加，精神錯乱

参考文献

上西一弘：「食品成分最新ガイド　栄養素の通になる」，女子栄養大学出版部(2012)
奥恒行・柴田克巳編：「基礎栄養学」，南江堂(2012)
厚生労働省：「国民・健康栄養調査」
厚生労働省ホームページ　http://www.mhlw.go.jp/
(独)国立健康・栄養研究所監修：田中平三・坂本元子編，「食生活指針」，第一出版(2002)
鈴木志保子：「基礎から学ぶ！スポーツ栄養学」，ベースボールマガジン社(2008)
中村丁次監修：「栄養の基本がわかる図解辞典」，成美堂出版(2015)
(社)日本栄養士会監修：武見ゆかり・吉池信男編，「食事バランスガイドを活用した栄養教育・食事実践マニュアル」，第一出版(2006)
「日本人の食事摂取基準(2020年版)」，第一出版(2020)
農林水産省ホームページ　http://www.maff.go.jp/

1 あなたの昨日の食事の栄養バランスを食事バランスガイドでチェックしよう。

学籍番号	氏　名	所属	学年	班

① 〔例〕メニュー参考にしてあなたが昨日食べた食事の料理名，主食，副菜，主菜，牛乳・乳製品，果物のメニューを探し，その数「つ(SV)」を記入しましょう。

② 料理区分ごとに「つ(SV)」合計を計算しましょう。

料理区分＼料理名	主食つ(SV)	副菜つ(SV)	主菜つ(SV)	牛乳・乳製品つ(SV)	果物つ(SV)	菓子・嗜好飲料
例：カレーライス	2	2	2			
メロンパン						1
朝　食						
昼　食						
夕　食						
間　食（おやつ）						
1日の合計						

③ 下の表を参考にして，自分の適量を把握しましょう。

18～69歳

活動量	エネルギー(kcal)	主食つ(SV)	副菜つ(SV)	主菜つ(SV)	牛乳・乳製品つ(SV)	果物つ(SV)
女性・低い	1400～2000	4～5	5～6	3～4	2	2
男性・低い 女性・普通以上	2200±200	5～7	5～6	3～5	2	2
男性・普通以上	2400～3000	6～8	6～7	4～6	2～3	2～3

④ 適量の最大値でコマを区切り，1日の合計分をぬりつぶしましょう。

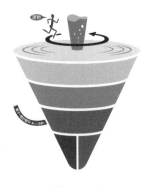

⑤ コマのイラスト，食事内容をみて気づいたことを記入しましょう。

- 足りない料理区分
- 摂り過ぎている料理区分
- 食事の栄養バランスをよくするにはどうしたらよいか。

2 市販弁当の栄養バランスを栄養計算ソフトを使ってチェックしよう。

学籍番号	氏　　名	所属	学　年	班

① 食事の内容

料理名	食品	重さ(g)
例		
おにぎり	白飯	90
	昆布の佃煮	5
	のり	1

② 栄養摂取量

	摂取量	摂取基準	比率(%)
エネルギー　（kcal）			
たんぱく質　（ g ）			
脂　質　　　（ g ）			
炭水化物　　（ g ）			
カルシウム　（mg）			
鉄　　　　　（mg）			
ビタミン A　（μg）			
ビタミン B_1　（mg）			
ビタミン B_2　（mg）			
ビタミン C　（mg）			
食物繊維　　（ g ）			

比率(%)＝摂取量／摂取基準×100

③ 比率(%)のグラフ

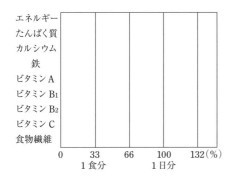

④ エネルギー産生栄養素バランス

たんぱく質エネルギー比　（P比）％
脂質エネルギー比　　　　（F比）％
炭水化物エネルギー　　　（C比）％

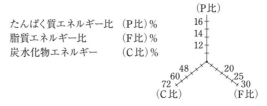

たんぱく質エネルギー比(%)＝たんぱく質摂取量(g)×4(kcal)
　　　　　　　　　　　　　÷エネルギー摂取量(kcal)×100

脂質エネルギー比(%)＝脂質摂取量(g)×9(kcal)
　　　　　　　　　　÷エネルギー摂取量(kcal)×100

炭水化物エネルギー比(%)＝100－たんぱく質％－脂質％

注〕それぞれのエネルギー産生栄養素バランスの計算については，p.78の公式を参照

⑤ 栄養摂取量の比率，エネルギー産生栄養素バランスからわかる弁当の特徴をまとめましょう。不足している栄養素を補うには，どんな料理や食品を追加したらよいか考えましょう。

3 糖度計(手持屈折計)を使って飲料や果物の糖度を測定しよう。

学籍番号	氏　　名	所　属	学　年	班

① 配布された用具を確認しましょう。　② 糖度計の校正をしましょう。
③ 各自が持ってきた飲料, 果汁を測定し, 飲んだときの甘さを味わってみましょう。
④ 全員の測定結果を表に記入しましょう。

飲料・果実名	糖　度(%)	1本飲んだときの糖分(g)	飲んだときの甘さ 5(最も甘い)〜1
〔例〕オレンジジュース	15%	200 mL・30 g(1本の量・糖分) (0.15 × 200 = 30)	2
1		mL　　g	
2		mL　　g	
3		mL　　g	
4		mL　　g	
5		mL　　g	
6		mL　　g	

⑤ 測定結果を数の多い順にグラフに書き直しましょう。

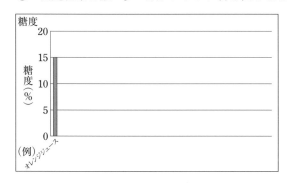
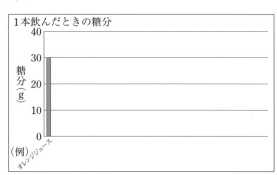

⑥ 糖度と糖分について気づいたことを記入しましょう。

⑦ 甘さと糖度の関係について気づいたことを記入しましょう。

4 塩分計を使ってスープ，みそ汁などの塩分濃度を測定しよう。

学籍番号	氏　名	所　属	学　年	班

① 塩分計の使い方を確認しましょう。
② 各自が持ってきたスープ，みそ汁などの塩分濃度を測定し，1人分摂取したときの塩分摂取量を計算しましょう。
③ スープ，みそ汁などを味わい，塩味の強さ（濃さ）を5段階で評価し結果を表に記入しましょう。

資料名	塩分濃度(%)	1人分摂取したときの 塩分摂取量(g)		塩味の強さ 5(最も強い)〜1
〔例〕わが家のみそ汁	2%	150 mL	3 g	3
1		mL	g	
2		mL	g	
3		mL	g	
4		mL	g	
5		mL	g	
6		mL	g	

④ 塩分濃度と味の好みについて気づいたことを記入しましょう。

⑤ 塩分の多い食品にはどんなものがあるかあげてみましょう。

⑧ 塩分摂取量を減らす工夫について話し合いましょう。

2節　食生活と健康

私たちが毎日をはつらつと過ごし，健康を保持増進するためには適切な食事が欠かせない。適切な食事内容は，年齢や性別，体格や運動強度により異なる。加えて，その発達段階（ライフステージ）特有の身体状況（発育や加齢など）や心理状況，生活スタイルを配慮することが重要となる（表3-11）。

本節では，青年期に焦点をあて，この時期の食生活と健康の関わりについて学ぶ。

表3-11　各ライフステージにおける食に関わる主な課題

ライフステージ	食に関する主な課題
妊娠・授乳期	悪阻（つわり），妊娠高血圧症候群，貧血，母体の体重管理，授乳，出産後の母体の回復など
乳幼児期	哺乳，離乳（卒乳），食具の使用，むら食い，遊び食べ，食物アレルギーなど
学童期	偏食（好き嫌い），間食の摂り方，う歯，肥満，食物アレルギー，マナー，成長期の栄養，スポーツ栄養，孤食など
思春期	欠食等の不規則な食生活，無理な減量，摂食障害，スポーツ栄養，マナー，自炊（一人暮らし）など
成人期	欠食等の不規則な食生活，外食の利用，メタボリックシンドローム，生活習慣病，過度の飲酒など
高齢期	骨粗鬆症，咀しゃく・嚥下障害，食欲不振，感覚器・消化器などの機能低下，認知症など

（思春期・成人期にまたがり「青年期」）

1. 現代の日本における健康課題
(1) 現　状

青年期には，生活が不規則になり，外食や夜食を利用することが多くなる半面，運動の機会が減る者も多い。消費エネルギー量に比して摂取エネルギー量が過多になると，肥満を引き起こし，糖尿病や高血圧など生活習慣病の罹患率が高まる。生活習慣病とは，食習慣，運動習慣，休養，喫煙，飲酒等の生活習慣が，その発症・進行に関与する疾患群のことを指し，肥満，糖尿病，脂質異常症，循環器病，高血圧症，がん，歯周病などが含まれる。従来「成人病」といわれていたが，子どもにも同様の症状がみられるようになり，生活習慣が誘因となる疾患であるということを広く知ってもらうために，1996年に名称が変更された。

国民健康・栄養調査によれば，男性の肥満者の割合は平成25年から令和元年の間に有意に増加しており，平成28年以降，3割を超えている。令和4年人口動態統計によれば，日本人の死因の第1位は悪性新生物（がん等），第2位は心疾患となっており，生活習慣病は依然として国民の大きな健康課題となっている。

＊妊娠高血圧症候群
妊娠20週以降，分娩後12週までに高血圧がみられる場合，または，高血圧にたんぱく尿を伴う場合に妊娠高血圧症候群と診断される。母体には子癇（痙攣や意識喪失）や胎盤の早期剥離など，胎児には発育不全などの危険性が高まる。

＊う歯（むし歯）
歯垢中の細菌が砂糖を酸に変化させ，その酸が歯を溶かすことにより，う歯となる。う歯の予防には，歯磨きの徹底のほか，規則的な食事や間食を心がけ，いつも食べ物を口にしているような状態を避ける。

＊糖尿病
膵臓の病変によるインスリンの絶対的不足で発症する1型と，インスリン分泌の低下とインスリン感受性の低下が発症に関与する2型がある。2型が糖尿病患者の95％以上を占めるといわれている。

＊脂質異常症
血液中のLDLコレステロール，トリグリセリド，HDLコレステロールの3つの濃度が各基準値を超えた場合，脂質異常症と診断される。脂質異常症は動脈硬化を引き起こし，心筋梗塞や脳梗塞の原因となる。

＊動脈硬化
動脈硬化は加齢に伴って進行するが，生活習慣も大きく影響し，動脈の層が厚く硬くなり，内腔が狭くなる。血液中の脂質からなる粥状物質（アテローム）が太い血管の内壁に沈着した状態は，粥状動脈硬化症とよばれる。

(2) わが国の健康政策

戦後，日本の疾病構造は大きく変わり，肺炎や結核などの感染症の罹患率は減り，生活習慣病の増加が顕著となった。生活習慣病対策は次の3段階で考えられている。未病者を対象とし，健康を保持増進して疾病の発症を防止する「一次予防」，有病者を対象に，疾病の早期発見・早期治療を行って合併症を予防する「二次予防」，重症期や回復期の者を対象に，さらなる悪化を防ぎ，リハビリテーションや再発の防止を行う「三次予防」である。

メタボリックシンドロームとは，内臓肥満に高血圧・高血糖・脂質代謝異常が組み合わさり，心臓病や脳卒中などの動脈硬化性疾患を招きやすい病態であり，その診断基準は表3-12の通りである。生活習慣病の一次予防をめざし，2008年4月より，40～74歳までの公的医療保険加入者全員を対象に「特定健康診査・特定保健指導」制度が始まった。いわゆるメタボ検診とよばれ，検査項目に腹囲等が新たに加わり，健診結果から生活習慣病の発症リスクが高いと判断された人に保健指導が行われる。

表3-12 メタボリックシンドロームの診断基準

必須項目	（内臓脂肪蓄積）ウエスト周囲径		男性 ≧ 85 cm 女性 ≧ 90 cm
選択項目 右の3項目のうち2項目以上	1	高トリグリセリド血症 かつ／または 低HDLコレステロール血症	≧ 150 mg/dL < 40 mg/dL
	2	収縮期(最大)血圧 かつ／または 拡張期(最小)血圧	≧ 130 mmHg ≧ 85 mmHg
	3	空腹時高血糖	≧ 110 mg/dL

日本では，「健康づくり元年」といわれる1978年から第一次国民健康づくり運動が開始され，1988年からは第二次国民健康づくり運動（アクティブ80ヘルスプラン）が展開された。健康づくりのための食生活指針（1985）および対象特性（女性や高齢者など）別の食生活指針（1990）も策定された。さらに10年後には，当時の文部省・厚生省・農林水産省の合同で新しい食生活指針（2000）が発表され，2016年には一部改定がなされている（表3-13）。2002年には「健康増進法」が制定され，「21世紀における国民健康づくり運動（健康日本21）」が発表された。健康日本21は，「目標志向型」の健康政策である点が大きな特徴であり，9領域について，向こう10年間の目標が具体的な数値で示された。2023年には，2024～2035年度までの12年間の基本方針を示す「健康日本21（第三次）」が公表された（表3-14）。第三次では特に，「誰一人取り残さない健康づくりを展開する（Inclusion）」「より実効性をもつ取組を推進する（Implementation）」の2点が重視されている。

表3-13 食生活指針
（2016年6月一部改定）

- 食事を楽しみましょう
- 1日の食事のリズムから，健やかな生活リズムを
- 適度な運動とバランスのよい食事で，適正体重の維持を
- 主食，主菜，副菜を基本に，食事のバランスを
- ごはんなどの穀類をしっかりと
- 野菜・果物，牛乳・乳製品，豆類，魚なども組み合わせて
- 食塩は控えめに，脂肪は質と量を考えて
- 日本の食文化や地域の産物を生かし，郷土の味の継承を
- 食料資源を大切に，無駄や廃棄の少ない食生活を
- 「食」に関する理解を深め，食生活を見直してみましょう

各項目の詳細は，農林水産省のHP(http://www.maff.go.jp/j/syokuiku/shishinn.html)等で見ることができる。

＊健康寿命の延伸

平均寿命とは，0歳の平均余命であり，年齢別の推計人口と死亡率のデータから算出される。

一方健康寿命とは，「健康上の問題で日常生活が制限されることなく生活できる期間」と定義されている。平均寿命と健康寿命の差は，介護を必要としたり寝たきりで過ごすなど，日常生活に制限のある期間を意味する。この期間を短縮することは，本人のQOLの低下を防ぐだけでなく，社会保障負担の軽減にもつながる。令和元年のデータでは，男性8.73年，女性12.06年となっており，男女ともに過去の数値に比べて漸減している。

＊健康格差

地域や社会経済状況の違いによる健康状態の差を指す。令和元年において，健康寿命が最長の県と最短の県には，男性で2.33年，女性で3.90年の差がある。

表3-14 健康日本21(第三次)の目標

目標	指標	現状値(令和元年度)	目標値(令和14年度)
健康寿命の延伸	日常生活に制限のない期間の平均	健康寿命： 男性72.68年，女性75.38年 平均寿命： 男性81.41年，女性87.45年	平均寿命の増加分を上回る健康寿命の増加 (令和13年の健康寿命を用いて評価予定)
適正体重を維持している者の増加	BMI 18.5以上25未満(65歳以上はBMI 20を超え25未満)の者の割合(年齢調整値)	60.3%	66%
バランスの良い食事を摂っている者の増加	主食・主菜・副菜を組み合わせた食事が1日2回以上の日がほぼ毎日の者の割合	なし	50%
食塩摂取量の減少	食塩摂取量の平均値	10.1 g	7 g
日常生活における歩数の増加	1日の歩数の平均値(年齢調整値)	6,278歩 20～64歳： 男性7,864歩，女性6,685歩 65歳以上： 男性5,396歩，女性4,656歩 ※現状値は年齢調整していない値	7,100歩 20～64歳： 男性8,000歩，女性8,000歩 65歳以上： 男性6,000歩，女性6,000歩 ※現状値は年齢調整していない値

出典：厚生労働省ホームページより一部抜粋

2. 身体活動とエネルギー消費，エネルギーバランス

(1) 身体活動の現状

　高校生まで体育や部活などで運動を行っていた人も，青年期になると運動の機会が減少するケースが多い。令和元年国民健康・栄養調査によると，運動習慣のある者(1回30分以上の運動を週2回以上実施し，1年以上継続している者)の割合は，男性では40歳代，女性では30歳代で最も低く，それぞれ18.5%，9.4%となっている。大学を卒業して就職すると，余暇の時間を確保することが一層難しくなって運動の機会が減る一方，多忙により外食や夜食が続くなど，食生活が一層不規則になる者も多い。食事からの摂取エネルギー量が，運動等による消費エネルギー量を日常的に上回るような生活スタイルは，肥満を招き，将来生活習慣病にかかるリスクが高まる。メタボリックシンドローム予備群にならないよう，青年期から適切な運動習慣と食習慣を身につけ，エネルギー出納，すなわち，消費エネルギー量と摂取エネルギー量のバランスをとることがきわめて重要である。

(2) 身体活動とエネルギーバランス

　身体活動(physical activity)とは，安静にしている状態よりも多くのエネルギーを消費するすべての動作を指し，「生活活動」と「運動」の2つに分けられる。日常の身体活動量を増やすことにより，生活習慣病の

＊エネルギー消費量

　私たちの1日のエネルギー消費量は，次の3要素で構成されている。
① 基礎代謝量
　呼吸・体温の維持，心臓の運動等，生命を維持するために必要なエネルギー量である。通常の生活の場合，1日のエネルギー消費量の6～7割を占める最大の構成要素である。
② 活動代謝量
　各種身体活動によって消費するエネルギー量であり，ある活動時の代謝量を測定すると，基礎代謝量も含めた値となる。
③ 食事誘発性体熱産生
　摂取した食物の消化・吸収や同化に使われるエネルギーで，食後の体温を上昇させる。1日のエネルギー消費量の1割程度とみなされている。

発症や，ロコモティブシンドローム等の加齢に伴う生活機能低下のリスクを低減できることが科学的に明らかになってきている。

厚生労働省は，策定から10年が経過した「健康づくりのための身体活動基準2013」を，最新の科学的知見に基づいて見直し，「健康づくりのための身体活動・運動ガイド2023」を策定した。本ガイドは，図3-4に示した通り，「歩行またはそれと同等以上の強度の身体活動を1日60分以上行う」などの定量的な推奨事項だけでなく，「個人差を踏まえ，強度や量を調整し，可能なものから取り組む」といった定性的な推奨事項も含めたものとなっている。

> 節末の(実習)およびワークシート(p.101参照)を使い，自分の基礎代謝量や身体活動量を調べ，日常生活において身体活動量を増やす工夫をしよう。

*ロコモティブシンドローム
　筋肉，骨，関節などの運動器の障害により「立つ」「歩く」などの移動機能が低下した状態を「ロコモティブシンドローム(運動器症候群)」という。進行すると日常生活に支障が生じ，介護が必要になるリスクが高まる。

*メッツ(MET：metabolic equivalent)
　身体活動におけるエネルギー消費量を，座位安静時代謝量を1とした場合の比で表したものである。メッツ・時とは，運動強度の指数であるメッツに運動時間(hr)を乗じたもの。

全体の方向性	個人差等を踏まえ，強度や量を調整し，可能なものから取り組む　今よりも少しでも多く身体を動かす		
対象者※1	身体活動		座位行動
高齢者	歩行又はそれと同等以上の（3メッツ以上の強度の）身体活動を**1日40分以上**（1日約**6,000歩以上**）（＝週15メッツ・時以上）	**運動**　有酸素運動・筋力トレーニング・バランス運動・柔軟運動など多要素な運動を週3日以上【筋力トレーニング※2を週2〜3日】	座りっぱなしの時間が長くなりすぎないように注意する（立位困難な人も，じっとしている時間が長くなりすぎないように少しでも身体を動かす）
成人	歩行又はそれと同等以上の（3メッツ以上の強度の）身体活動を**1日60分以上**（1日約**8,000歩以上**）（＝週23メッツ・時以上）	**運動**　息が弾み汗をかく程度以上の（3メッツ以上の強度の）運動を**週60分以上**（＝週4メッツ・時以上）【筋力トレーニングを週2〜3日】	
こども（※身体を動かす時間が少ないこどもが対象）	（参考）・中強度以上（3メッツ以上）の身体活動（主に有酸素性身体活動）を1日60分以上行う・高強度の有酸素性身体活動や筋肉・骨を強化する身体活動を週3日以上行う・身体を動かす時間の長短にかかわらず，座りっぱなしの時間を減らす。特に余暇のスクリーンタイム※3を減らす。		

※1　生活習慣，生活様式，環境要因等の影響により，身体の状況等の個人差が大きいことから，「高齢者」「成人」「こども」について特定の年齢で区切ることは適当でなく，個人の状況に応じて取組を行うことが重要であると考えられる。
※2　負荷をかけて筋力を向上させるための運動。筋トレマシンやダンベルなどを使用するウエイトトレーニングだけでなく，自重で行う腕立て伏せやスクワットなどの運動も含まれる。
※3　テレビやDVDを観ることや，テレビゲーム，スマートフォンの利用など，スクリーンの前で過ごす時間のこと。

図3-4　身体活動・運動の推奨事項一覧

出典：厚生労働省「健康づくりのための身体活動・運動ガイド2023」p.7

3．体組成と体重管理
(1)　青年期における体型認識

思春期以降，身長や体重が増え(思春期スパート)，第二次性徴の発現により男性・女性らしいからだつきとなる。異性への関心も高くなり，自分の外見を気にするようになる者が多い。また，社会やマスメディア

においては，スリムな体型を称賛し，肥満体型をからかう風潮が根強くある。

このようなことから，特に思春期や青年期には，歪んだボディイメージ（身体像）を抱き，無理な食事制限により体重を減らそうとする者が多い。国民健康・栄養調査によれば，平成27年以降，20歳代女性のやせの者の割合は20％前後を推移している。過度の減量は，貧血や月経不順，体力の低下などを引き起こすだけでなく，摂食障害に陥る危険性もある。摂食障害は，神経性やせ症（anorexia nervosa）と神経性過食症（bulimia nervosa）の2つに大別される。両者ともに，発症には，遺伝的要因や心理的要因，社会的要因が複雑に関わっており，家族関係の影響も大きいといわれている。ふとしたきっかけから始めたダイエットが，本人および周囲のさまざまな要因と重なり合って深刻な摂食障害に陥ることがないよう，予防教育が重要であり，「健康的な美しさ」について，男女ともにあらためて考える必要がある。

(2) 体重管理

人体を構成している主な成分は，水，たんぱく質，脂質，無機質（ミネラル）であり，組織別にみると，筋肉（骨格筋），骨，体脂肪が主なものである。体脂肪はエネルギー供給の他，細胞膜の形成，衝撃から内臓を守る，断熱といった機能も有している。

体脂肪には，エネルギー源として皮下や腸間膜等に蓄えられる貯蔵脂肪の他に，骨髄や脳，脊髄，内臓器官内に存在して飢餓状態になっても減少しない必須脂肪がある。体重から貯蔵脂肪を除いたものを除脂肪体重（lean body weight）という。

身体組成（body composition）には性差があり，一般に男性は筋肉と骨の割合が多く，妊娠・出産の機能を有する女性は必須脂肪が男性よりも多い。また，貯蔵脂肪量は個人差が大きく，体重変動の大部分は貯蔵脂肪の変動によるものである。肥満とは，体内に脂肪が過剰に蓄積した状態を指すが，貯蔵脂肪の体内での分布の違いにより，内臓脂肪型肥満，皮下脂肪型肥満に分類される。前者はりんご型肥満ともよばれ，腹部や上半身が太く，比較的男性に多く見られるタイプで，生活習慣病の誘因となりやすい肥満である。後者は洋なし型肥満ともよばれ，下半身が太く，女性に多くみられるタイプといわれている。

BMI（body mass index）は，成人の肥満ややせの程度を評価する指標として国際的に用いられており，

$$体重(kg) \div (身長(m))^2$$

で求めることができる。最も疾病の少ないBMI＝22が標準とされ，日本肥満学会の肥満症診断基準では，18.5未満を「やせ」，25以上を「肥

＊思春期スパート
　身長の増加は新生児期および乳児期に最も著しく，その後も穏やかに増加し，10歳前後から再び急増する。これを思春期成長促進現象（思春期スパート）といい，一般的に，身長のスパートの後に体重のスパートがみられる。またスパートは，男子よりも女子に早く現れる。

＊第二次性徴
　卵巣や精巣，外性器等，出生時から備わっている男女の特徴を第一次性徴という。それ以外に，思春期になって見られる生殖器に関わる発達を第二次性徴と言う。陰毛や腋毛が発生し，女性は初潮の発来や乳房の発達，男性は精通や声変りなどが起こる。

＊神経性やせ症
　極端な食事制限と正常下限を下回るやせがあり，無月経，便秘，体温や血圧の低下などが出現する。体重や体型に関して歪んだ認識や過度の恐怖がみられ，やせているのに活発に活動することが多い。思春期に発症すると，身体の発育や第二次性徴の遅延等が懸念される。社会生活や家族関係上のストレスが誘因の場合も多い。

＊神経性過食症
　コントロール不能な過食行動に加え，体重増加を防ぐために，嘔吐や下剤の服用，絶食などの代償行為をする。嘔吐が続くと，唾液腺の腫れや歯の溶解などがみられる。神経性やせ症の経過中に始まるケースや，ストレスに対するやけ食いが習慣化して発症する場合もある。摂食障害は身体的な健康リスクも高く，心身両面からの専門的な治療が肝要となる。

満」としている。2015年版日本人の食事摂取基準から、エネルギー出納が適切に維持されているかを判断する指標としてBMIが用いられることになった。目標とするBMIの範囲は、18～49歳男女においては18.5～24.9となっている。BMIが増えてきた場合は、食事量を減らすよりも、運動量を増やす対策をとることが望ましい。

> BMIや体脂肪率を計測し、肥満度を確認しよう。
> 1) 現在の自分のBMIを計算する。
>   体重(kg) ÷ 身長(m) ÷ 身長(m) = (現在のあなたのBMI　　　)
> 2) 自分の身長における標準体重を確認する。
>   22 × 身長(m) × 身長(m) = (標準体重　　　kg)
> 3) BMIを1増やす(減らす)ために必要な体重の変動量を計算してみる。
>   1 × 身長(m) × 身長(m) = (必要な体重変動量　　　kg)
> 4) 体脂肪計による計測値から体脂肪量や除脂肪体重を推定する。
>   あなたの体重(kg) × (体脂肪率　　%) ÷ 100 = 体脂肪量(　　kg)
>   あなたの体重(kg) − 体脂肪量(kg) = 除脂肪体重(　　kg)
> 5) 1kgの体重変動を実感してみる。
>   水を入れたペットボトル(1L)や砂糖袋(1kg)を持って、歩いたり、走ったり、階段の上り下りをしてみよう。

体組成の計測には、X線や超音波をあてる方法のほか、微少な高周波電流を人体に流す生体インピーダンス(BI)法がよく用いられる。体脂肪については、水中体重秤量法や、皮脂厚計を用いて腕や脚、腹部の厚みや周径を計測する方法もある。

> 節末の(実習)およびワークシート(p.103参照)を使って、青年期の体型認識について話し合ってみよう。

4. 骨の健康
(1) 骨の機能と健康課題

骨には、身体を支える、臓器を守る、血液をつくる、カルシウムを体内に蓄えるなど、複数の重要なはたらきがある。独立行政法人日本スポーツ振興センター「学校管理下の災害(令和4年版)」によると、負傷・疾病の種類別発生割合において骨折は、中学生で31.7%、高校生で26.2%と頻度が最も高い。また、高齢期になると骨粗鬆症のリスクが高まる。図3-5の通り、青年期周辺で骨量は生涯での最大値(ピークボーンマス)に達することから、この時期までにできるだけ高い骨量を獲得

---

*生体インピーダンス(BI)法
　脂肪組織は絶縁体であり、それ以外の組織は水分が多く伝導性がよいことを応用し、伝導度(インピーダンス)を測定することにより体水分量を計算し、体脂肪量を推定する。よって測定は、発汗などによって体水分が失われているときや多量に水分を摂取したときなどを避け、一定の時間帯に行うのが望ましい。

*骨量
　骨量(骨密度)の測定には、X線フィルムの濃度を測定する方法(MD法)や2種類のX線を透過させて測定する方法(DXA法)のほか、より簡便で被爆しない方法として超音波の骨への伝播を測定する方法(QUS法)などがある。

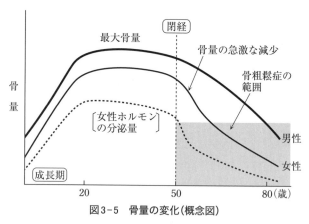

図3-5　骨量の変化(概念図)

しておくことと，青年期以降の骨量減少をできるだけ防ぐことが肝要になる。

(2) 骨の構造と成長のしくみ

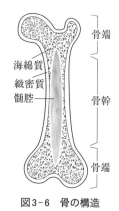

図3-6　骨の構造

骨の構造は，図3-6に示した通りである。骨は，関節面を除いて骨膜に覆われており，緻密質と海綿質からなる固い骨質がある。緻密質は固い殻を形成して骨の表層を占めており，網目状に多数の空洞がある海綿質は骨の中心部や骨端に存在している。柔らかな骨髄は骨幹の中心部（髄腔）や海綿質中に存在する。成長期には，骨端部分に成長軟骨ができて長軸方向に伸びる軟骨内骨化と，表面を覆う骨膜が年輪のように骨を形成して太くなる膜内骨化が起こり，骨が増大する。

また，一生を通じて骨は常につくり替えられており，骨の再構築（リモデリング）とよばれる。破骨細胞が古くなった骨を壊し，骨芽細胞が新しい骨をつくる。骨はカルシウムの貯蔵庫として機能しており，カルシウム摂取が不足すると，血中カルシウム濃度を一定に保つために骨吸収が進行し，結果として骨量の減少を招く。女性の場合，閉経後数年間に最も骨量減少速度が亢進する。

骨は，たんぱく質（コラーゲン）でできた弾力のある骨基質の網目の部分に，リン酸カルシウムや炭酸カルシウムなどの骨塩が沈着して形成される。このことから，十分なカルシウムの摂取に加え，たんぱく質やリン，マグネシウムなどのミネラルの補給も重要となる。なお，マグネシウムはカルシウムと同様に骨の重要な成分であるが，リンと同様に，カルシウムとの摂取バランスが重要といわれている。

日本人の食事摂取基準（2020年版）におけるカルシウムの推奨量（mg／日）は，18〜29歳の男性で800，女性で650となっている。一方，令和元年国民健康・栄養調査によると，カルシウムの摂取量（mg／日）は20〜29歳の男性で462，女性で408と報告されており，いずれも不足傾向にある。カルシウムの吸収を助けるビタミンDは食事から摂取するだ

＊コラーゲン
　コラーゲンは，人体の構成において，骨や軟骨のほか，真皮や靱帯，腱等にも含まれるたんぱく質の一種である。水に不溶のコラーゲンが網目状の頑強な土台を形成し，骨の柔軟性を高め，衝撃による骨折を防ぐはたらきをしている。

けでなく，太陽の紫外線を浴びることによって皮下でコレステロールから生成される点にも留意する。また，骨の土台となるたんぱく質もしっかり摂る必要がある。さらに，負荷や刺激を与えることによって骨は増強することから，運動をすることも重要である。

> 骨量アップのために日常生活で実践できる工夫（食習慣や運動習慣など）を考え，紹介し合ってみよう。

> *ビタミンD
> ビタミンD_2とD_3の総称。しろさけ，いくら，にしん，しらす干し，あんこうの肝などに多く含まれる。また，紫外線の照射により，きのこ類に多く含まれるエルゴステロールからビタミンD_2が生成される。不足すると，子どもではくる病，成人では骨軟化症等を起こしやすくなる。

参考文献

厚生労働省ホームページ　http://www.mhlw.go.jp/stf/seisakunitsuite/bunya/kenkou_iryou/kenkou/kenkounippon21_00006.html（2024年3月現在）

厚生労働省ホームページ　http://www.mhlw.go.jp/stf/houdou/2r9852000002xple-att/2r9852000002xprl.pdf（2024年3月現在）

国立大学法人保健管理施設協議会監修：「新版学生と健康」，南江堂（2011）

下田妙子編著：「栄養教育論演習・実習」，化学同人（2009）

関口紀子・蕨迫栄美子編：「栄養教育論―栄養の指導―」，学健書院（2012）

佐藤昭夫・佐伯由香・原田玲子編：「人体の構造と機能」，第3版，医歯薬出版（2012）

武見ゆかり・赤松利恵編：「栄養教育論」，医歯薬出版（2013）

中間美砂子編著：「家庭科への参加型アクション志向学習の導入」，大修館書店（2006）

西原力編：「新ウェルネス栄養学」，大阪大学出版会（2003）

「骨の健康つくり」，財団法人日本学校保健会（1997）

厚生労働省ホームページ　https://www.mhlw.go.jp/stf/seisakunitsuite/bunya/kenkou_iryou/kenkou/eiyou/r1-houkoku_00002.html（2024年3月現在）

厚生労働省ホームページ　https://www.mhlw.go.jp/content/10904750/000872952.pdf（2024年3月現在）

厚生労働省ホームページ　https://www.mhlw.go.jp/content/001194020.pdf（2024年3月現在）

独立法人日本スポーツ振興センター　https://www.jpnsport.go.jp/anzen/kankobutuichiran/tabid/3020/Default.aspx（2024年3月現在）

厚生労働省ホームページ　https://www.mhlw.go.jp/stf/seisakunitsuite/bunya/kenkou_iryou/kenkou/eiyou/syokuji_kijyun.html

国立健康・栄養研究所ホームページ　https://www.nibiohn.go.jp/files/2015mets.pdf（2024年3月現在）

摂食障害情報ポータルサイト　https://www.edportal.jp/about/about_what.html（2024年5月現在）

厚生労働省ホームページ　https://www.e-healthnet.mhlw.go.jp/information/heart/k-04-005.html（2024年5月現在）

自分の基礎代謝量や身体活動量を調べ，日常生活において身体活動量を増やす工夫を考えてみよう。

≪個人ワーク≫

(1) 個人のワーク

① 基礎代謝基準値と自分の体重から基礎代謝量を算出する。

② 起床から就寝まで，1日の活動を時系列に記録し，自分の日常的な過ごし方を振り返る。可能ならば，歩数計や活動量計（これらの機能が組み込まれた携帯端末も開発されている）を装着し，1日の身体活動量を計測してみるとよい。なお，特別な機器を使わずに，体重をこまめに測ることでおおよそのエネルギー出納をセルフチェックすることもできる。

③ 各種活動時のメッツ値をもとに，自分の体重で30分間，その活動を行った場合のエネルギー消費量を計算する。

(2) 発表する

日常生活において適切な身体活動量を維持するためにできる工夫を考え，発表し合う。

(3) 個人によるふりかえり

発表内容を参考に，自分の目標を決め，日常生活において実践する。

用意するもの
*ワークシート
*計算機

発表

目標の設定，実践

自分の基礎代謝量，身体活動量を算出し，日常生活における適切な身体活動量を考えよう。

学籍番号	氏　名	所　属	学　年	班

ステップ1　個人で考えよう

Q1. 基礎代謝量を計算してみましょう。

自分の体重(kg) 　×　基礎代謝基準値(kcal/kg体重/日)　＝　あなたの基礎代謝量(kcal/日)
　　　　　　　　　　18〜29(歳)　男性23.7
　　　　　　　　　　　　　　　　女性22.1
　　　　　　　　　日本人の食事摂取基準(2020年版)より

Q2. 1日の生活(休日)を振り返ってみましょう。

午前0　2:00　4:00　6:00　8:00　10:00　12:00　14:00　16:00　18:00　20:00　22:00　午前0

休日

計測器の表示　　1日の歩数　　　　(歩)　　エネルギー消費量　　　　(kcal)

Q3. 各種活動時の総エネルギー消費量(自分の体重で30分間行った場合)を計算してみましょう。

3メッツ以上の生活活動および運動の例	メッツ	エネルギー消費量(kcal) ＝メッツ×0.5(h)×体重(kg)
犬の散歩，庭仕事	3.0	
掃除機をかける，台所での活動(調理，皿洗い等)	3.3	
歩行(4.5〜5.1km/時，ほどほどの速さ，平らで固い地面)	3.5	
ボウリング，健康体操(腕立て伏せ，腹筋運動等)	3.8	
自転車に乗る(レジャー，通勤)，バレーボール，卓球	4.0	
歩行(5.6km/時，速い，平らで固い地面，運動目的で歩く)	4.3	
野球，ソフトボール，スケートボード	5.0	
バドミントン(試合以外でのシングルとダブルス)	5.5	

その他の活動のメッツ値は，国立健康・栄養研究所作成「改訂版『身体活動のメッツ(METs)表』」
(https://www.nibiohn.go.jp/eiken/programs/2011mets.pdf)で調べることができる。

ステップ2　本授業のふりかえり

Q4. 日常生活において適切な身体活動量を維持するためにできる工夫を考え，発表し合ってみましょう。

- 自分の考えた工夫
- 参考にしたい他の人の工夫
- 私の行動宣言！

実習2 青年期の体型認識について話し合ってみよう。

≪グループワーク≫

(1) グループワーク

① グループをつくり，各グループで司会と書記を決める。

分担
＊司会〔　　　　　〕
＊書記〔　　　　　〕

② 話し合いⅠを行う。
テーマⅠ：青年期に無理な減量(ダイエット)をする者が多いのはなぜか。

③ 各グループで話し合った内容を発表し，クラス全体で共有する。

用意するもの
＊ワークシート
＊さまざまな体型の人物画像

④ 話し合いⅡを行う。
テーマⅡ：人間の美しさ・魅力とは何か。

- イメージをふくらませるために，いくつかの画像をあらかじめ用意したり，参加者各自が魅力的だと思う人物の画像を持参したりするとよい。例：痩せたからだでステージを闊歩するスーパーモデル，コンテストでポーズをとるボディービルダー，オリンピック・パラリンピックで選手が活躍する姿，ふくよかなからだを描いた西洋婦人画，特有の衣装や化粧をした部族など。

ポイント
＊多様な立場からの意見や本音が聞けるよう，グループ内の男女等の編成や授業の雰囲気作りに留意する。

- 「女性(男性)らしさ」など，これまで特定の性別や人種等に固定化されたり無意識に思い込んでいた美しさ・魅力はないだろうか。グループ内で話し合ってみましょう。
- 「ジグソー学習＊」の手法を用いると，より主体的な話し合い活動になる。

　＊ ①1グループ5人程度のジグソーグループをつくる。このジグソーグループから一人ずつ集まり，新たに5人程度からなるカウンターパートグループを作り，1つの画像(人物)を選び，その人物の魅力は何かを話し合う(カウンターパートセッション)。②各メンバーはもとのジグソーグループに戻り，持ち帰った画像を見せ合いながら，自分が話し合ってきたことを代理教師となってメンバーに伝える(ジグソーセッション)。③各種画像を通して重要な点(共通点)は何か，各ジグソーグループ内で統括を行う。④発表者を決め，各ジグソーグループで話し合ったことをクラス全体で共有する。

発表

⑤ 各グループで話し合った内容を発表し，クラス全体で共有する。
⑥ 各グループ内で，自分の魅力および相手の魅力を伝え合う。
⑦ グループワークを終えた感想をワークシートに記入し，授業のふりかえりを行う。

青年期の無理な減量，人間の魅力などを話し合おう。

学籍番号	氏　名	所　属	学　年	班

ステップ1　グループで話し合う

Q1. 青年期に無理な減量(ダイエット)をする者が多いのはなぜか考えましょう。

- 多くの青年が無理なダイエットに取り組む背景や実態

- 無理なダイエットの危険性や問題点

- 事態を改善するためには

Q2. 人間の美しさ・魅力とは何か考えてみましょう。

- 外見以外で，その人に魅力を感じる要素は何か。

- 自分の魅力，相手(〇〇さん)の魅力をみつけて伝え合いましょう。
  私の魅力は……

  (　　　)さんの魅力は……

  (　　　)さんの魅力は……

ステップ2　本授業のふりかえり

Q3. ワークを終えての感想を書きましょう。

2節　ワークシート

3節　食の情報を読み解くリテラシー

　消費者が食情報を的確に受けとめ，活用するために必要な能力とはどのようなものだろうか。

　本節では，特に健康食品の表示情報を取り上げ，「栄養表示(Nutrition labels)」と「健康強調表示(ヘルス・クレーム；health claims)」に関するわが国の現状と国際的潮流について概観し，消費者として，もつべき食情報のリテラシーについて考えていこう。

1. 食情報のリテラシー

　食教育における重要な目標の一つは，自分が食べる食品を的確に選択する能力を身につけることである。高度情報化した消費社会では，生活者は消費者であらざるを得ず，情報力や交渉力といった点で，事業者との格差が大きい。それゆえ，消費者個人が自立した主体として，食品選択に関わる基本的な知識とインターネットなどを使いこなす技能，たくさんの食情報のなかから質の高い情報を選びとる能力をもつことが必須となっている。

　食生活に関する情報には，表3-15に示すさまざまな情報がある。これらの情報は，国や地方自治体，研究所や大学，事業者団体や各企業，消費者団体，個人などから，テレビや新聞，雑誌などのマスメディアや，インターネット，商品のチラシやパンフレット，食品パッケージやラベルなどの媒体を通じて発信されている。そのほかにも，書籍や学術雑誌，専門誌，業界誌，白書などの政府刊行物などを通じて得られる情報もある。インターネットの普及により，情報を手軽に入手できる環境が整い，

> *健康強調表示
> 　Codex食品規格における定義によると，健康強調表示とは，食品またはその成分と健康状態との関わりについて，述べ，示唆し，暗示するすべての表現である。
> 　次の3つに分類される。①栄養機能強調表示(Nutrient Function Claims)：身体の成長，発達および正常な機能における栄養成分の生理的な役割に関する表示
> ②その他の機能強調表示(Other Function Claims)：食生活において，食品あるいはその成分の摂取が，身体の正常な機能あるいは生物学的な活動に与える特定の有益な効果に関する表示であり，健康への有用な貢献，機能の改善，健康の調整維持に関する表示
> ③疾病リスク低減表示(Reduction of Disease Risk Claims)：食生活において，食品あるいはその成分の摂取と，疾病あるいは健康に関連する状態の進行のリスクの低減の関わりを示す表示
> 出典：栄養強調表示の使用ガイドライン，GAC/GL23-1997
> 付録：栄養および健康強調表示の使用に関するガイドライン草稿

表3-15　食生活に関係する情報

①食生活に関する統計	食料需給表，国民健康・栄養調査，家計調査，食中毒，生活習慣病など
②食品の成分や安全	栄養素，機能成分，有害成分，食中毒など
③食品に関係する法規・規格	食品衛生，食品表示，トレーサビリティなど
④食生活のサポート	料理レシピ，外食サービスなど
⑤食料生産の技術	バイオテクノロジー，新品種など
⑥食品産業の動向	商品開発，輸入食品，企業情報など
⑦食文化	食習慣，食嗜好，食育，郷土料理など
⑧食品の流通	トレーサビリティ，卸売市場，食品価格など
⑨消費者問題，教育	国民生活センター，消費生活センター，消費者団体など
⑩食品関連資材	調理器具，大規模調理機器など

出典：「四訂フードスペシャリスト論」，p.174, 175，建帛社(2016)の記述を参考に作成

消費者は必要な情報を幅広く集めることが可能となった。

　一般に情報は，収集，伝達，および蓄積の3つの基本的な要素で構成され，伝達された情報は，受信者に影響を与え，何らかの行動を起こさせる。そのため，発信者は正確でわかりやすい情報を提供することが前提である。しかし，情報には必ず発信者の立場や意図が込められており，受信者は得た情報を鵜呑みにしないクリティカルシンキング（批判的思考）の態度を身につけることが重要である。

　したがって，食品を的確に選択するためには，インターネットなどを自在に使いこなす技能と，質の高い情報を選ぶ選択眼をもち，得た情報に対し批判的に思考して価値判断をし，行動するという能力を身につける必要がある。本節ではこうした能力を「情報リテラシー」とよぶこととする。

> ＊クリティカルシンキング
> 　批判的思考とは，広範な思考を含む概念であり，さまざまな定義がある。
> ①「論理的・合理的思考であり，規準に従う思考である」
> ②「自分の推論プロセスを意識的に吟味する内省的熟慮的思考である」
> ③「よりよい思考を行うために，目標や文脈に応じて実行される目標志向的思考である」（楠見2011）
> など。

2. 消費者の食情報の受けとめ方

(1) 買い占めや風評被害

　フードシステムのグローバル化・複雑化により，食中毒や食品偽装，「いわゆる健康食品」による健康障害など，消費者の健康を脅かす事件が頻発している。そのなかで，消費者に対する食情報の提供の仕方や消費者の受け止め方が，問題をより大きくした事件も少なくない。

　たとえば，2011年，東京電力福島第一原子力発電所の事故で大量の放射性物質が東日本から北関東一円に放出され，住環境のみならず空気や水，食材までも汚染された。水や食材の汚染は，消費者の不安を駆り立て，缶詰などの食品や飲料水の買い占めや，食材の風評被害を発生させた。風評被害とは，災害や事故，事件，環境汚染などが大きく報道されることによって，人々が安全な食物や自然などに対して危険と判断し，消費や観光などの行動を控えて引き起こされる経済的な被害である。

> ＊飲料水の買い占め
> 　福島第1原子力発電所の事故を受け，東京都の調査で2011年3月23日，浄水場の水道水から乳児向け基準を上回る放射性物質が検出された。都内の2浄水場から配水されている地域では，乳児の水道水の摂取を控えるよう呼びかけられた。都は，防災用に備蓄している飲料水550mL入りのペットボトル24万本を都内の乳児約8万人の家庭に提供した。厚生労働相は，スーパーマーケットなどでミネラルウォーターが買い占められていることについて「乳児に優先的にわたるようお願いしたい」と要請した。（日本経済新聞2011年3月23日）

(2) 食品のリスク認知

　食品安全委員会の調査（平成26年8月実施）によると，「食品の安全性の観点から不安に感じる食品」として回答した人の割合が最も高かったのは，「食中毒」（2章1節参照）で，続いて，「放射性物質」「汚染物質（カドミウム，メチル水銀等）」「いわゆる健康食品」が高かった。平成16年度の調査では，「食品添加物」の回答率が約8割，「農薬」が約9割だったが，今回の調査ではそれぞれ5割，6割と低下した。以前よりも不安に思う人の割合は低下したものの，いまでも半数以上が「食品添加物」と「農薬」に不安を感じていることが明らかになった。

　わが国では，食品添加物や農薬の使用については，科学的データを用いてリスク評価され，厚生労働相の許可を得たものだけが使用可能とな

る。食品添加物の使用基準値および農薬の残留基準値は，ヒトが毎日一生食べ続けても健康に影響が出ない ADI（一日摂取許容量）をさらに下回る低量に決められ，使用できる食品なども厳しく制限されている（第2章2節参照）。したがって，専門家の間では，化学合成した食品添加物や農薬はきわめて安全なものと位置づけられており，消費者の認識と専門家の認識との間に大きな開きがある。それは，消費者のリスク認知が科学的根拠よりも，事業者の法令遵守に対する不信感や，過去の事件に対する行政機関の対応，メディア報道などさまざまな要因に左右されるためである。消費者の信頼を得るためには，事業者や行政機関，メディアなどの誠実な取り組みが一層求められる。

アメリカの心理学者 Slovic（1987）によると，一般消費者のリスク認知について，「恐ろしさ」，「未知性」，「制御不能」が主な共通要因としてあげられている。一般消費者のリスク認知は，科学的知見を根拠とする専門家とは異なるパターンをもつといえる。さらに，「わるいニュースのほうが信頼される」という消費者の心理傾向（Slovic 1993）や，特に，関心や知識がない層では比較的情報をそのまま受け止め，リスクを負うに足りるベネフィットがあると判断されると比較的素直にそのリスクを受け入れるという傾向がある（蒲生2005）。

大学生を対象とした食品添加物のリスク認知形成に関する研究によると，食品添加物に関する不安情報の主な入手源は「メディア」，「先生」，および「家族」だった。「食品添加物はよくないもの」というリスク認知の形成過程でみると，小学校低学年までの幼少期は「親」，特に「母親」で，高校生では「先生」，大学生では「メディア」から情報を得ている者が圧倒的に多かった（臼井2014）。個人の食事観や健康観というものは，離乳を始める乳幼児期から形成されていくのであり，幼少時の食環境の影響はきわめて大きい。したがって，子どものみならず，保護者や教員が新しい知識を取得する食教育が重要だろう。また，大学生以降は，メディアからの情報を活用するための情報リテラシーが必須である。

(3) フードファディズム

情報化の進行により，メディアやインターネットから，食品の安全性や健康に関する玉石混交の大量の情報が発信されている。そのなかには，「良い食品，わるい食品」といったステレオタイプの情報が多い。「化学合成した食品よりも，天然由来の食品がからだによい」，「輸入品よりも，国産の食品が安全である」など二項対立的に食品を捉え，科学的根拠に乏しい「神話」ともいえる情報が飛び交っている。

2000年代初頭，テレビの健康情報番組が発端となって，納豆や白いんげん豆，寒天などのブームが起こり，白いんげん豆については健康被

---

*風評被害
災害や事故，事件，環境汚染などが大きく報道されることによって，人々の行動に影響を与え，引き起こされる経済的な被害である。風評被害の背景には，正しい情報がないと不安に陥り忌避行動をとるという人間本来の姿がある。防止するためには速く正確な情報を提供する必要がある。
（『フードスペシャリスト論』p.171（2014））

*フードファディズム
健康や病気に対する栄養素の影響を過大に信じること（『栄養と行動：Nutrition and Behavior』1991）と定義される。

害も発生した。これは，ダイエットブームに乗じて発信された「この食品を食べれば，健康的に痩せられる」といった甘言を信じて，食品に過剰な期待を寄せたものであり，フードファディズムの顕在化による現象といえるだろう。フードファディズムとは，食物や栄養素が健康や病気に与える影響を過大に信奉し，評価することであり，①食物の健康効果への過大な評価，②食品成分への過剰な期待，③食品に対する過度な不安の煽動という3つのタイプに分類される。

どのような食品でも，毎日同じものばかりを摂ったり，量を摂りすぎたり，適切な温度管理や衛生管理ができなかったりすれば，健康へのリスクは大きくなる。すべての食品にはリスクがあることを忘れてはならない。健康的な食生活とは，多様な食品をバランスよく，適量ずつ食べることであり，これを食べれば絶対健康になるという食品はない。また，体重は，食物から摂取するエネルギー量と，身体活動・代謝によるエネルギー消費量とのバランスによって変動するのであり，「ダイエット」（体重の減量）のためには，エネルギー摂取量を控えめにしつつ，身体活動量を運動などで増加させることが好ましい。

> *ダイエット
> 日本では，体重の減量という限定された食事法の意味として使われているが，本来，状況に応じた理想的な食事および食事を摂取することである。食事療法，病院の規則的な食事（一般治療食，特別治療食）を意味する。より健康な状態を維持する，健康な状態に近づくための食事のことをいう。

3. 健康食品
(1) 健康食品市場の拡大

わが国では，健康食品という言葉に法的な定義はないが，図3-7のように，国が制度を創設して機能表示を許可した保健機能食品（2章3節参照）のほかに，機能性食品，サプリメント，栄養補助食品，健康補助食品，自然食品といった「いわゆる健康食品」とよばれるものが存在する。

本節では，これらすべてを「健康食品」とよぶこととする。健康食品のなかで，健康や栄養に関する表示が公的に認められているのは，特定

> *「いわゆる健康食品」
> 法的な定義はないが，「健康によいと売られている食品」はすべて「健康食品」，そのうち，保健機能食品を除いたものが，「いわゆる健康食品」とよばれる。法律に明確な定義がなく使用されているため，さまざまな問題の原因となっている。問題点は次の3つに分類される。
> ①安全性：医薬品に近い成分を含んでいるなど，健康食品にかかわる健康被害がこの「いわゆる健康食品」から起こっている。製造法や品質の不安定さなど，安全性に疑問のあるものがある。
> ②有効性：健康食品の効果の根拠が，ヒトを対象としていない場合は，注意が必要である。ヒトを対象とした研究でも，綿密にデザインされた研究に基づいた結果でなければ科学的な信頼性は乏しい。
> ③販売方法：医薬品的な効果を期待させ，かつ食品であるから安全であるとの消費者心理を利用していると思われるような販売実態がある。マルチ商法や訪問販売等の巧妙な手口で販売されているものもあり，トラブルも多く発生している。

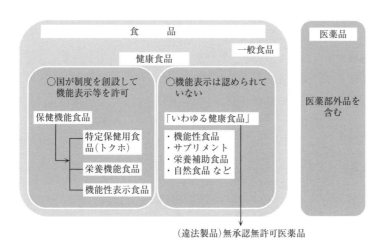

図3-7 健康食品の分類
出典：国民生活 2013.6，図1を参考にして作成

保健用食品（トクホ）と栄養機能食品，特定用途食品である。2015年4月からは，機能性表示食品も加わった。これらは，法で決められた範囲で健康への効果を表示することができる。それら以外の「いわゆる健康食品」は，効果について十分な科学的根拠が確認されておらず，表示や広告で健康への効果を謳うことは禁じられている。

わが国の特定保健用食品の2019年度の市場規模は6493億円（日本健康・栄養食品協会調べ）（図3-8），特定保健用食品を除く「いわゆる健康食品」の市場は1兆2,455億円と推定されている。

> **＊保健機能食品**
> 栄養成分の補給や特定の保健の用途に資するものであることについての表示が認められている食品である。「栄養機能食品」「特定保健用食品」「機能性表示食品」がある。

> **＊機能性食品**
> 食品の三次機能（体調調節作用）に着目し，その機能性を謳った食品全般が該当する。「いわゆる健康食品」では，一般に試験管内実験や動物実験から得られた効果から機能性をうたった食品が多く，機能性を発現する量に関する考え方が欠如した製品である。ヒトへの有効性・安全性が製品全体として審査され，国の許可を受けたものだけが特定保健用食品となる。

> **＊サプリメント**
> 「いわゆる健康食品」のうち，米国のDietary Supplementのように特定成分が濃縮された錠剤やカプセル形態のものが該当すると考えられている。スナック菓子や飲料までサプリメントとよばれることもある。ビタミンやミネラルが栄養機能食品の規格基準を満たしているものは，「栄養機能食品」と表示される。

> **＊無承認無許可医薬品**
> 「いわゆる健康食品」として流通している製品のなかで，違法に医薬品成分を含有していたり，医薬品のような病気の治療・治癒を謳った製品であることが行政のチェックによって判明したもの。

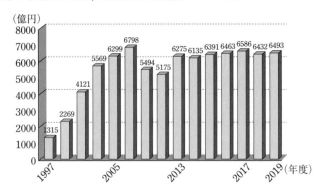

図3-8 特定保健用食品の市場規模の推移

出典：日本健康・栄養食品協会

東京都の調査（2014）で，健康食品を利用する目的について尋ねると，「栄養成分の補給」（38.5％）の回答率が最も高く，続いて，「健康の維持」（31.7％），「疲労・体力の回復」（30.0％），「病気の治療や予防」（14.6％），「美容，ダイエット」（13.3％）が高かった。この結果から，健康食品への人気の高さは，フードファディズムによる現象であるととらえることができる。健康食品の情報を正確に捉える情報リテラシーが必要である。

(2) 健康食品に関する情報

健康食品を購入するとき，消費者がどのような情報を参考にしているかを東京都の調査結果よりみてみよう（図3-9）。健康食品を購入するときに主に参考にする情報は，「テレビ・新聞・雑誌などの情報」（26.7％）の回答率が最も高く，続いて，「インターネットの情報」（22.2％），「商品のパッケージ，ラベル」（22.0％），「商品のチラシ，パンフレット」（21.7％）が上位にあげられた。医療関係者や行政機関の情報はあまり参考とされていなかった。

しかし，図表3-10をみると，マスメディアや商品のチラシ・パンフレットからの情報は，「信用できない表現が多い」という人が5〜6割にのぼり，主な参考情報でありながら信頼されていないという矛盾が浮き彫りになった。一方，「商品のパッケージ・ラベル」表示については，

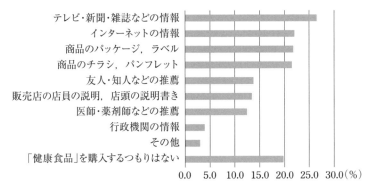

図3-9 「健康食品」を購入するときに,主に参考とする情報(2MA, n = 460)

＊このアンケートの「健康食品」とは,国の許可または一定の規格規準に合致した食品である「保健機能食品」とそれ以外の「いわゆる健康食品」が含まれる。

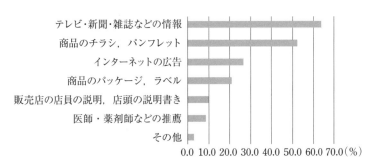

図3-10 「健康食品」を購入するときに信用できない表現が多いと思う情報
(2MA, n = 460)信用できない表現が多いと思うと回答した者62.2%のみ

比較的信頼できる情報として活用されていた。

　商品のパッケージ・ラベルの表示は,食品選択において直接役に立つ情報である。表示から,原材料や産地・原産地,食品添加物,内容量,賞味期限・消費期限,品質表示,製造者,単位当たりの価格,栄養成分量,食物アレルギー,遺伝子組換え農産物の使用などを読みとることができる(p.63参照)。また,保存法,調理法,リサイクル法など購入後に必要となる情報も記載されている。このように,食品の表示はたくさんの情報を消費者に伝えており,それらの情報を読み解くためには,自然科学のみならず法律・経済など社会科学の基礎知識もなくてはならない。

4.「栄養表示」と「健康強調表示」

　健康食品へのニーズが拡大するとともに,食品の表示に「栄養表示」と「健康強調表示」の充実を求める声が強くなっている。その一方で,健康食品にかかわる表示や宣伝で虚偽・誇大な表現が使われたり,健康障害を引き起こす商品が出回ったりする深刻な問題も噴出している。

＊加工食品の表示例	
名称	焼菓子
原材料名	小麦粉,砂糖,マーガリン,チョコレートチップ(乳成分を含む),卵,食塩/乳化剤,香料,カラメル色素,膨張剤
内容量	20枚
賞味期限	20××年4月30日
保存方法	直射日光・高温多湿を避けて保存してください。
原産国名	アメリカ合衆国
輸入者	㈱○○○ 東京都△△区○○○

(1) 「栄養表示」に対する消費者の理解

栄養表示に関する消費者庁の調査（平成25年度，対象は全国20歳以上の男女6,000人）によると，栄養表示の「意味がわからない」「どのように活用したらいいのかわからない」という意見があるものの，目安として栄養成分表示は必要であるという意見が多数だった。食品購入の際，裏面の栄養成分表示を参考にするという人は64.7％いたが，チョコレート表示などにみられるような栄養素等表示基準値に対する割合を正しく理解していた人は全体の39.4％，ゼロ表示については13.5％，食塩相当量表示については50.3％だった。ナトリウム量から食塩相当量の算出を正しくできた人は，全体のわずか3.9％だった。

以上の結果より，回答者は，栄養表示に関する理解度は高くないが，健康のために栄養成分表示が必要であることは十分に認識しており，活用意向も低くはないことが明らかとなった。

しかして，平成27年4月より，食品表示法の施行により栄養表示が任意表示から義務表示となり，ナトリウムの表示は食塩相当量(g)に変更となった。また，食物繊維や飽和脂肪酸が推奨表示として追加された。しかし，栄養に関する知識や栄養表示の理解が不足していることから，栄養表示を見てもわからないという理由で，栄養表示を見ていない人が相当数いると推測される。表示が活用されるためには情報リテラシーが不可欠であり，今後の食教育の必要性がより明白になったといえよう。

(2) 食品の機能性と「健康強調表示」へのニーズ

「健康強調表示」とは，食品あるいはその成分の健康への影響を強調する表示のことである。例えば，特定保健用食品における「おなかの調子を整える」「血圧が高めの方に適する」といった表示である。

食品は医薬品と異なり，健康効果の表示は認められていないが，食品やその成分の健康影響に関する情報が求められるようになった。その背景には，健康志向の高まりとともに，機能性食品の台頭がある。近年，食品の栄養機能以外の生理機能に焦点をしぼった食品中の機能成分に関する研究が進んできた。食品にも人の健康に関する有効性表示（健康強調表示）をすることが，消費者の疾病発症リスクを低減させるという考え方が推進されるようになり，機能性食品という分野が構築されてきた。本来，食品の役割は，第1に栄養素の供給，第2に嗜好性を満足させることだが，第3の役割として食品の機能性が位置づけられた。

わが国では，世界に先駆けて，1991年，特定保健用食品制度を発足し，食品の健康効果の表示が可能となった（図3-11）。2001年には，栄養機能食品制度が加わり，保健機能食品制度として分類され，2005年には新保健機能食品制度として，「規格基準型」「条件付き」「疾病リスク低減」

＊栄養成分表示の例

エネルギー	475 kcal
たんぱく質	5.1 g
脂　質	23.0 g
炭水化物	62.0 g
食塩相当量	0.2 g

（栄養成分表示（100gあたり））

＊特定保健用食品（規格基準型）

特定保健用食品としての許可実績が十分であるなど科学的根拠が蓄積されている関与成分について規格基準を定め，消費者委員会の個別審査なく，事務局において規格基準に適合するか否かの審査を行い許可する特定保健用食品

＊条件付き保健機能食品

特定保健用食品の審査で要求している有効性の科学的根拠のレベルには届かないものの，一定の有効性が確認される食品を，限定的な科学的根拠である旨の表示をすることを条件として，許可対象と認める。許可表示：「○○を含んでおり，根拠は必ずしも確立されていませんが，△△に適している可能性がある食品です。」

表示が許可条件下で認められるようになった。2015年4月より，機能性表示食品も保健機能食品の一つに加えられた。

年代	医薬品	食品					
昭和27年 (1952)	医薬品	特殊栄養食品	(一般／通常食品) 後に1980年代後半以降，いわゆる'機能性食品'の時代				
平成3年 (1991)	医薬品	特殊栄養食品	特定保健用食品	(いわゆる健康食品)		(一般／通常食品)	
平成8年 (1996)	医薬品	栄養表示基準制度(栄養成分表示，比較強調表示) 特殊栄養食品(強化食品＋特別用途食品) ⇒ 特別用途食品					
平成9～13年 (97-01)	医薬品	ビタミン，ミネラル，ハーブ類の形状規制，上限摂取量の撤廃 医薬品の範囲に関する基準の改正					
平成13年 (2001)	医薬品	特別用途食品 (特保を除く)	保健機能食品		いわゆる健康食品／サプリメント		一般通常食品
			特定保健用食品	栄養機能食品			
平成17年 (2005)	医薬品	特別用途食品 (特保を除く)	保健機能食品			いわゆる健康食品／サプリメント	一般通常食品
			特定保健用食品			栄養機能食品	
			(旧)特定保健用食品	規格基準型	条件付き	疾病リスク低減	

図3-11　栄養／健康にかかわる表示制度と健康食品の位置づけ

特定保健用食品(トクホ)で表示が可能な保健用途は
① おなかの調子を整える食品
② コレステロールが高めの方に適する食品
③ 血圧が高めの方に適する食品
④ ミネラルの吸収を助ける食品
⑤ 虫歯の原因になりにくい食品
⑥ 歯の健康維持に役立つ食品
⑦ 血糖値が気になり始めた人に適する食品
⑧ 食後の血中中性脂肪が上昇しにくい食品
⑨ 体脂肪が付きにくい食品
⑩ 骨の健康が気になる人に適する食品，などである。

制度設立当初は，整腸に関する①が圧倒的に多かったが，最近では，中性脂肪⑧や体脂肪⑨に関係するものが増加している。

> ＊特定保健用食品(疾病リスク低減表示)
> 関与成分の疾病リスク低減効果が医学的・栄養学的に確立されている場合，疾病リスク低減表示を認める特定保健用食品

(3)「健康強調表示」の問題点

　健康食品は食品の一類型であり，疾病の治療を目的として利用する製品ではない。「健康強調表示」の推進にあたり，特定保健用食品の許可手続きや科学的評価方法における不明瞭な点の透明化が求められている。

　また，前述した特定保健用食品の表示内容(①～⑩)は，あいまいかつ暗示的な表現が多く，消費者に誤解を与え，混乱させる原因となっている。また，食品の機能性の程度は，通常一定の条件下(摂取対象者，期間等)で行われた試験データに基づいて判断されるが，それが伝わるように表示方法を改善すべきである。テレビCMや新聞広告，折り込み

表3-16　健康食品の謳い文句で注視したい例

1	「即効性」「万能」「最高のダイエット食品」	過度の期待を抱かせる表現はまず疑う。「健康食品」は万人に効くものではない
2	「がんが治った」などの治療・治癒に関する言及	「健康食品」は医薬品ではないので，こうした効果を信じてはいけない。病気になったら，手遅れにならないよう，まずは，かかりつけの医師の診察を受ける。また仮に治った方がいたとしても，全ての人に同じように効くという保証はない
3	「天然」，「食品だから安全」「全く副作用がない」	「天然」由来のものならば，化学的合成でないから安心と思う方がいるかもしれない。しかし，天然のもの，自然のものにも毒素を含むものがある。「天然だからといって全て安全ではない」ことに注意すべき。また，健康食品には特定の成分を過剰に濃縮して含有しているものがあり，一般に食経験がある成分であっても，こうしたものが必ずしも安全であるとはいえない
4	「新しい科学的進歩」「奇跡的な治療法」「他にない」「秘密の成分」「伝統医療」	未承認医薬品を含有しているものがあり，思わぬ健康被害が発生する場合がある
5	驚くべき体験談，医師などの専門家によるお墨付き	体験談において驚くべき効果が記載されていたとしても，その効果が万人に現れるとはいえない。また，体験談で症状等が改善されたのはこの健康食品のおかげと体験者が断定していたとしても，同時に行われた医師の治療や生活習慣の改善等によって改善された可能性がある。その断定は客観的な根拠ではないことに注意が必要。また，体験談が販売業者等による作り話だったとしても，広告の受け手であるあなたは，その真実性を検証することができない。さらに，医師などの専門家によるお墨付きがなされていたとしても，業者からの依頼を受けて，お墨付きを与える営利的な専門家がいる可能性にも留意すべきである
6	「厚生労働省許可」「厚生労働省承認済み」	特定保健用食品を除き，厚生労働省が事前の許可，確認を行っている健康食品はない。輸入品の場合，これまで健康被害が多く報告されている医薬品成分が含まれていないことの証明書を求めているが，製品全体の安全性を保証するものではない
7	「○○に効くと言われています」	伝聞調により表示し，世間の噂・評判・伝承・口コミ・学説などがあることなどで，健康の保持増進の効果があることを強調・暗示するものは，当該食品によって当該疾病を治癒することができると誤認をしやすいため注意が必要である
8	「ダイエットに効く○○茶(特許番号××番)」	特許を受けているからといって，必ずしもその効果が認められているわけではないことに注意が必要である
9	「○○を食べると，3日目位に湿疹が見られる場合がありますが，これは体内の古い毒素などが分解され，一時的に現れるものです。これは体質改善の効果の現れです。そのままお召し上がりください」	不快症状を記載することにより，強い効果や即効性などがあると誤認をしやすいため注意が必要。このような表現は，適切な診療機会を失う可能性もある

出典：国立健康・栄養研究所「健康食品」の安全性・有効性情報「よくある質問」を参照して作成

ちらし等の広告は表示の許可対象ではないにもかかわらず，許可された表示内容を超える表現方法で機能性をアピールする例もあり，消費者に誤認を与える原因となっている。事業者に対して，広告のガイドラインを示し，虚偽・誇大な表示・広告規制の対象として対処すべきである。「いわゆる健康食品」に関しては，表示はもとより，テレビCMや新聞広告等においても，虚偽・誇大な表示等は健康増進法および景品表示法に基づく勧告・命令等の措置の対象となる。消費者に誤解を与えるような表示や広告が数多く見受けられ（表3-16），国民の健康の保持増進に悪影響を及ぼし，正しい商品選択を不可能にし，消費者トラブルの原因にもなる。表示や広告のガイドラインを提供するとともに，事業者への厳正な対処が必要である。

*健康食品の宣伝・広告についての注意（厚生労働省）
・「天然・自然由来のものなら安心？」…アレルギーの可能性や品質レベルが一定しない傾向がある。
・「病気の治療に使える？」…適切な治療機会を失う，飲んでいる薬との相互作用などのリスクがある。健康食品は病気の人に向けたものではない。
・「専門家や有名人が推薦」…一人の専門家のいうことは有効性の証明にならない。
・「体験談がたくさん」…根拠があいまいで，ねつ造の可能性もある。科学的実験結果とは違う。

5．「栄養表示」と「健康強調表示」に関する国際的な潮流

食品の健康効果の表示については，世界的にも消費者の関心が高く，各国で，そのルール作りなどの検討が行われてきた。

(1) コーデックス委員会の考え方

コーデックス委員会（Codex Alimentarius Commission）では，食品は医薬品と異なるため，食品に健康強調表示を認めるべきか否かについて，1990年代より議論がされてきた。最終的には，①国の健康栄養政策との一致とその支持，②適切で十分な科学的根拠の裏付け，③消費者に対する正しい情報の提供，および④消費者に対する科学的な教育の支援がなされることを前提として，2004（平成16）年5月，長年の懸案であった「栄養および健康強調表示の使用に関するガイドライン」（CAC/GL23-1997，2004年採択）が設けられた。そのなかで，健康強調表示を「食品或いはその成分と健康のかかわりを述べ，示唆し，暗示するすべての表現」と定義している。

健康強調表示の満たすべき条件についても，以下のように規定している。「健康強調表示は，関連する最新の科学的実証に基づく必要があり，強調される効果の種類と健康との関係は，一般に受け入れられているデータの科学的検証によって認められた十分な裏付けを持たねばならず，また科学的実証は，新たな知識が入手可能となった時点で見直されるべきである」。このように，健康強調表示は，それを裏付ける科学的根拠の強さを評価し，その結果に基づき判断されるべきであることと明記された。

*コーデックス委員会
消費者の健康の保護と食品の公正な貿易の確保を目的として，1963年に第1回総会が開催された。国際食品規格を作成しており，188か国1機関（EU）が加盟，29の部会からなる。その他，執行委員会（CCEXEC）がある（2020年12月時点）。

注］コーデックス委員会の考え方と欧米諸国における検討については，消費者庁『第11回健康食品の表示に関する検討会　論点整理』22年7月28日の資料を参考にした。（消費者庁ホームページ　http://www.caa.go.jp/foods/pdf/syokuhin364.pdf）
（現在，国立国会図書館が保存：2020年12月16日参照）

(2) 欧米諸国における検討

欧米諸国では，栄養成分表示を含むさまざまな健康栄養政策が進められており，その一環として食品への健康強調表示制度も検討されてきた。

米国では，1990年に栄養表示教育法（Nutrition Labeling and Education Act: NLEA），1994年に栄養補助食品健康教育法（Dietary Supplement Health and Education Act: DSHEA）が成立し，消費者に科学的に検証された機能性情報を提供する目的で健康栄養政策が進められている。その一環として，食品の健康強調表示制度も検討されてきた。国民が必要とするさらなる情報提供のため，2003年には「限定的ヘルス・クレーム」（Qualified Health Claims: QHC）が導入され，2009年に健康強調表示の科学的評価のための業界向けガイダンスが公表された。これは，科学的根拠に基づくこれまでの評価の考え方やあり方を統合したものであり，現在までの集大成といえるものである。

EUにおいては，1996年のFUFOSE（Functional Food Science in Europe）プロジェクトから機能性に関する検討がはじまり，2001年にはPASSCLAIM（Process for Assessment of Scientific Support for Claims on Foods）プロジェクトが立ち上げられ，食品の強調表示の科学的根拠に関する評価法がまとめられた。この評価法は，米国のTotality of Evidenceの考え方の影響を受け，コーデックス委員会の「栄養および健康強調表示の使用に関するガイドライン」（CAC/GL23-1997）の付属文書「健康強調表示の科学的根拠に関する推奨」（2009年採択）に反映された。

以上のように，欧米諸国では機能性評価制度が整えられ，科学的根拠レベルの評価に基づく健康強調表示制度が敷かれるようになってきた。各国・地域は食品の機能性表示制度を有し，それぞれ特有の運用を行っている。

6. 今後の課題

現在，食品の表示にかかわる国際的な潮流は大きな転換点にあり，「取り締まりのための規則としての表示基準から，国民のための，栄養・健康政策・戦略としての表示制度へ」と移行しつつある（浜野2010）。すなわち，食品の機能性をより積極的に訴える方向に舵を切ったといえる。

わが国においても，機能性表示食品の誕生（2015年4月）は，そうした国際的な流れに沿ったものであり，今後は食品の機能性をアピールする表示が増えていくだろう。機能性表示食品として申請されたものには，特定保健用食品として許可されなかったものも含まれており，表示許可手続きの透明化や不明瞭な表示表現の改善が差し迫った課題となっている。また，健康食品全般においては，虚偽・誇大な表示・広告に対する規制を強化し，違反した事業者に対し厳正に対処すべきである。

＊消費者への注意喚起

健康食品が原因で体調を崩す事例などもあり，厚生労働省は，健康食品について消費者の正しい理解を求めてパンフレット「健康食品の正しい利用法」を作成している。健康の基本は「栄養・運動・休養」であり，多種類の食品をまんべんなく食べるということが最も重要であることを訴えつつ，健康食品は有効性も安全性も十分に解明されていない，健康食品を薬のように使わない，アレルギーに注意する，薬と併用しない，いくつもの製品を同時摂取しない，体調に異常が出たら摂取中止し保健所へ行くなどの注意喚起を行っている。

一方,消費者においては,食品選択のために必要な栄養や食品,食の安全などの知識を積極的に増やすとともに,情報リテラシーの向上が不可欠である。こうした内容で,食育が取り組まれることが望まれる。

　今後は,食品選択のさらなる視点として,安全,栄養,品質・おいしさ,価格といった個人的利益だけでなく,環境への配慮や地域社会の活性化,社会貢献活動に熱心な企業の育成,フェアトレードなどの発展途上国への支援といった公共の利益にも関心をもつべきである。こうした多角的な視点から,食の情報を読み解く高次のリテラシーが求められる。

参考文献

臼井宗一:「食品添加物に関するリスク認知の形成に関する検討」岐阜女子大学食文化研究(1), p.1-6(2014)

梅垣敬三:「健康食品を正しく理解しよう！」, 国立健康・栄養研究所(2013年6月)

金子佳代子・朴松哲, 西島基弘:「食品の安全性に関する大学生の意識の変化─教養教育科目─食生活論の授業を通して」横浜国立大学教育人間科学部紀要. I, 教育科学, p.13-26(2010)

蒲生恵美・林俊郎:「一般消費者と専門家のリスク認知方法の違いについての分析に基づいたリスクコミュニケーションの必要性について」目白大学　総合科学研究1号, p.57-65(2005)

楠見孝・子安益生・道田泰司:「批判的思考力を育む」, 有斐閣(2011)

厚生労働省医薬・生活衛生局生活衛生・食品安全部:「正しい健康食品の利用法」

Codex ホームページ　http://www.fao.org/fao-who-codexalimentarius/home/en/(2020年12月現在)

国立健康・栄養研究所ホームページ　https://www.nibiohn.go.jp/eiken/(2020年12月現在)

消費者庁:「栄養表示に関する消費者読み取り等調査事業-調査結果報告書-」(25年度調査)
　消費者庁ホームページ　http://www.caa.go.jp(2020年12月現在)

食品安全委員会:「平成26年度食品安全モニター課題報告「食品の安全性に関する意識等について」の結果 報告書」(平成26年8月実施)

鈴木眞理・永井建夫・梨本雄太郎:「生涯学習の基礎」, 学文社(2011)

高橋久仁子:「フードファディズム」, 中央法規.(2007)

東京都生活文化局:「都政モニターアンケート調査　健康食品」(2014年11月調査)

東京都福祉保健局:「食品表示を見てみよう」

奈良由美子編著:「生活とリスク」, p.216, 217, 放送大学教育振興会(2007)

日本栄養士会ホームページ　http://www.dietitian.or.jp(2020年12月現在)

(財)日本健康栄養食品協会・世界保健機構:「栄養表示と健康強調表示─世界的な制度の現状─」(2004)

浜野　弘昭:「健康食品の表示に関する検討会　論点整理とヘルス・クレームの国際動向」(2010)

林淳三他:「四訂フードスペシャリスト論」, 建帛社(2014)

堀川翔ほか:「小学校の教員を対象とした食の安全教育の現状と課題の質的検討」栄養学雑誌 Vol.169(2), p.67-74(2011)

Slovic, P.:Perception of risk, Science, Vol.236, p.280-285(1987)

Slovic, P.:Perceived risk, trust, and democracy. Risk Analysis, 13, p.675-682(1993)

実習　「健康によい」食品の表示を読もう。

≪グループワーク＆個人ワーク≫

用意するもの
＊ワークシート（個人用） おのおの「健康によい」食品のパッケージを持ち寄る。

(1) 個人のワーク

　「健康によい」食品の表示を読んで，どのように健康によいのか，その効果はどんな根拠で示されているかを確認する。わかったこと，気が付いたこと，わかりにくいことなどをワークシートに書く。表示を読み解く情報リテラシーは十分に身に付いているかを確認する。

担　当
＊司会者 〔　　　　　　　〕 ＊発表者 〔　　　　　　　〕

(2) 意見交換（グループによるディスカッション，あるいは発表）

① グループに分かれて，初めに司会者と発表者を決める。

② 健康食品の表示を読んで理解したこと，気が付いたこと，わかりにくいことを，グループで話し合う。

③ グループワークをする時間がない場合は，クラスで数人発表してもらい，意見交換する。いろいろな考え方があることを皆で共有する。

(3) 個人のふりかえり

ふりかえり

　各自，本授業をふりかえり，食品の表示を読み解くリテラシーを十分に身に付けているか，今後健康食品とどのように付き合っていけばよいかについて考え，ワークシートに記述する。

「健康によい」食品の表示を読もう。

学籍番号	氏　　名	所　属	学　年	班

ステップ1　食品の表示を読もう

　身の回りにある「健康によい」食品の包装・パッケージを持ち寄り，表示を見てみましょう。どのように健康によいのか，その効果はどんな根拠で示されているかを確認してみましょう。

3節　ワークシート

ステップ2　意見交換（ディスカッション，あるいは発表）
　表示を読んで気が付いたことなどについて，グループやクラスで意見交換しましょう。

ステップ3　本授業のふりかえり
　あなたは，食品表示を読み解くリテラシーを十分に身に付けていると思いますか。
今後，健康食品とどのように付き合っていけばよいと思いますか。

4章　食生活と文化

学習の目標と概要

　食事を食べるということは，生きるため健康を維持するための行為にとどまらず，食欲や嗜好を満たし，生活に潤いを与えるものである。「おいしさ」は，食物とそれを食べておいしさを感じる人がいることで成立する。食べる人の心身の状態や知識，過去の記憶，食べる空間，一緒に食べる人などの要因も組み合わされて，おいしさが感じられるのである。

　また，食事を共にすることは，人とのコミュニケーションを促進し友好的な人間関係を形成・維持する潤滑油になっている。食事を提供することは，人に気持ちを伝えるコミュニケーションツールにもなる。さらに，歴史的に受け継がれてきた食事内容や食習慣などは，過去の人々の暮らしや考え方を推測する重要な手掛かりになり，次世代にむけて何を伝えていけばよいかを考えるきっかけにもなる。

　本章では，以上のような食事の社会的・文化的側面に注目して，おいしさの要因や表現法，「共食」の意義や活用，日本食文化の形成過程や特徴などについて学んでいく。

Study Point（達成目標）

1節　食物のおいしさ
- おいしさの要因や味わい教育，おいしさの表現法などについて知る。

2節　共食の現代的課題
- 共食の意義と，家族や地域における共食の歴史的変遷を知り，有効的な活用について考えることができるようにする。

3節　日本の食文化
- 自然環境と歴史のなかで，日本食文化がどのように形成されてきたかを理解する。

実習課題（ワークシート）
1．①味わいの表現，②五基本味の認知，③味覚の生理的意義，④うま味の自覚，⑤感じ方の訓練，⑥おいしさの表現力向上，⑦表現力向上「五感スケッチ」法
2．社会的孤立を防ぐための，共食を活用した食企画を考える。
3．自分の出身地などの郷土料理や特産品を使った料理について調べ，これらをどのように継承していくかを考える。

1節　食物のおいしさ

食べるもの，それはそれ自身が生命であり，また生命を支え繋げる大切なものである。また，自然美（芸術）を表現している。食べること，それは人類をはじめ動物共通の営みであり，生命維持の基本であり，科学でもある。食べ方，その側面には現代社会が抱えるさまざまな問題が顕在している。

食育は，食の知識や情報を提供するとともに，食そのものや食周辺のみえない部分を意識するフードコンシャスネス教育（味わい教育）であり，食と人，食と自然，食と生き物など多くのつながりを意識する。人が自然に身につけていた能力を呼び起こし，心で味わう姿勢や態度を育む。感性を磨き，食は命なり，社会なり，地球なりを意識できる豊かな感性と知性の喜びをもたらす人間教育である。また，正解を求めず，概念を提供することなく，自ら探求し，概念を引き出す教育が必要である。そのためにはまず，食を感じる教育が重要である。私たちは食をほとんど知らないのに，当たり前過ぎて知ろうとしないのではないだろうか。食の本質とは何か。食に関する疑問や不思議を見出すには，五感を呼び起こし，感性を研ぎ澄まし，沸き起こる想いを確かめることが大切である。

「味わう」とは五感や心で感じることであり，地球上の多くの繋がりがあってこそ成り立つことを意識してほしい。

1. 食物のおいしさとは
(1) 五感で感じるおいしさ

主に，口の中やその周辺で感じる感覚から，食べ物を判断する要素としてテクスチャー，におい，味があり，これら3要素（図4-1）が狭い意

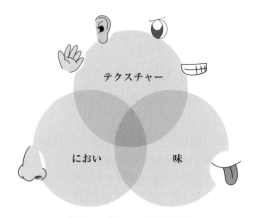

図4-1　おいしさの3要素
出典：山野喜正著：「おいしさの科学がよ〜くわかる本」，p.125，秀和システム（2009）の図を一部改変

＊フードコンシャスネス教育
食に対する感謝の念や自然観，味わいや香りに対する五感を耕しながら，生きる力，考える力，文化や未来を創造する力を育成する日本発信の食教育の概念である。

＊味覚教育
フランスやイタリア，日本をはじめ，世界中で実施されている味覚を中心に，五感に着目した体験型の食育の一つである。

＊おいしさの意味
「食べる」は「賜（た）ぶ」に対する謙譲語で，本来は「いただく」の意味である。また，上位者や神仏などから，飲食物をいただく場合に用いられる。
「おいしい」は「いしい」①美（い）しい＝味がよい，②怡（い）しい＝よろこぶ，やわらぐ，楽しむなど，いろいろな意味がある。これらを総合すると食べる行為にともなって引き起こされる，和らいだ，楽しく，喜ばしい感情と理解される。

味でおいしさを規定する。おいしさは味(味覚)だけで判断することはできない。

テクスチャーとは食品が示す食べるときの感覚であり，食品の物理(化)学的性質の総合的食感と理解され，視覚，聴覚，触覚で感じとれる感覚である。たとえば，外観(色，明るさ，形)は視覚から感じとることができる。色は特定の波長の波で伝わる。また，噛むときの音(聴覚)も音波といわれるように波である。触覚は，温度や圧力，痛みのように物理的な刺激から感じる感覚で，体性感覚や皮膚感覚とよばれる。

におい(嗅覚)は，鼻腔内の嗅細胞(ヒトの場合は500万個)がにおい物質(例えば，β-フェニルエチルアルコールやメチルメルカプタンなどの揮発性の化学物質)をキャッチし，その化学的刺激を電気信号に変換して脳に伝わることでにおいを感知する。ヒトは約400種のにおいを嗅ぎ分けられる。

味(味覚)も主に水溶性の化学物質により感じる感覚である。味を感じる場所は舌，上顎や喉の入り口付近の乳頭中にある味蕾(図4-2)である。そのなかには味細胞があり，この細胞にある甘味，塩味，酸味，苦味，うま味を感じる味覚受容体(図4-3)に作用して味を感じる。

> *テクスチャー
> 一般に食感などの触覚を示す用語として用いられる。ここでは物理的感覚として，触覚以外に視覚と聴覚を加えた。

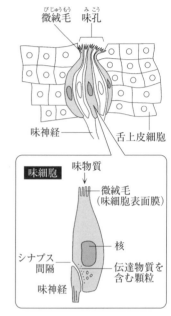

味蕾と味細胞

味蕾中には味覚を受容する味細胞がある。味細胞は味物質を受けとめ，味を感じる。

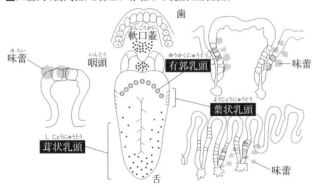

図4-2　各種乳頭と味蕾の位置
出典：日本うま味調味料協会編：「うま味の秘密」, p.22, 日本うま味調味料協会(2005)

■味細胞表面膜での味覚受容(模式図)

図4-3　味覚の受容体
出典：日本うま味調味料協会編：「うま味の秘密」, p.23, 日本うま味調味料協会(2005)の図を一部改変

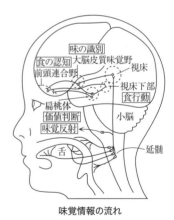

味覚情報の流れ

味覚の情報は味細胞から味神経を通り大脳の味覚野で処理される。

1節　食物のおいしさ

(2) おいしさの要因

どのような要因でおいしさが広がるのか？という問いかけに伏木(2011)は表4-1の①～④のように示している。

表4-1　おいしさの要因

①生理的要因	欠乏による生理的な欲求が強い場合，それを満たす食物はおいしい。
②文化的要因	民族や集団のなかで発達した食文化に合致するものはおいしい。
③情報要因	情報がおいしさを規定する場合がある。
④薬理的要因	欠乏していなくても本能的な報酬の快楽を強く刺激する特殊な食品がある。
⑤生態的要因	食(生き物)の生息環境や生活環など存在意義を知るとおいしい。
⑥繋がり要因	食(生き物)が生まれたときから食卓に上るまでの繋がりを感じるとおいしい。
⑦経験要因	多様な食経験による自覚した概念形成が膨らむとおいしい。

①～④は出典：伏木亨著：おいしさの構成要素「おいしさの科学事典」(山野善正編)，p.1表1.1，朝倉書店(2011)を一部改変

① 動物に共通した要因で，例として汗をかいて，塩が欠乏したときに塩を欲しがるようなこと。
② 郷土料理や伝統食品などが挙げられる。
③ 3つ星レストランで食べる料理はおいしいと感じる。
④ ビールの苦味は欠乏していなくても，苦味の刺激があるものはおいしいと感じる。

さらに上記以外の3つのおいしさの要因⑤～⑦が提唱されている(品川)。

⑤ 生態的要因である。食べ物はほとんどが生き物であり，命あるものである。それら生き物は生態的な役割を有している。
⑥ 繋がり要因である。生き物と生き物，自然環境と生き物，生産現場から流通，愛情込めて食卓にのぼる。食べ物を口にするまでには，いろいろな繋がりや感謝の気持ちがあるとおいしくなる。
⑦ 経験要因である。多様な食経験は多くの記憶として残り，広い概念形成に繋がる。

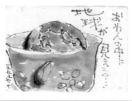

＊お椀のなかに地球が見えるの図
　図はいろいろな料理を食べているときに，食から地球や地域の景観や生産者や料理人がみえるような食べ方もある。その考えを表したものである。生態学や食事の基本，感じて食べ，意識して食べることの意味が含まれる。

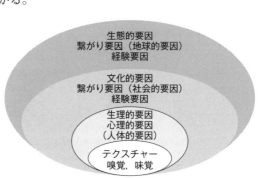

図4-4　広い意味でのおいしさ

広い意味でのおいしさは五感だけで感じるものではなく，多くの要素が統合された感覚である。図4-4は広い意味でのおいしさの概念を表す。一番小さな部分は五感で感じるおいしさである。おいしさはこのように，人体的要因(生理的・心理的要因)，文化的・社会的要因，生態的・繋がり要因，経験要因により拡大される。

2．味わい教育の実際

実習1　味わいの表現

≪グループワーク＆個人ワーク≫

　はじめの実習では，食物を食べたとき，五感で感じているか否かを確認しよう。味覚の表現だけでなく，嗅覚やテクスチャーで感じたことを表現しているか。自分の味わい表現を質と量で確認しよう。

用意するもの
＊アーモンド
＊原稿用紙

① アーモンドを1粒味わって，気づいたこと原稿用紙に記入する。
② アーモンドの他，旬の果物(生鮮やドライフルーツ)や他のナッツ類を用いてもよい。例えば，りんごやなし，落花生やカシューナッツなどである。

実　施

　この実習は味わい教育の授業を始める前と最後に個人ワークとして実施する。
　すなわち，味わい教育を実施する前後の表現力の差を自覚する。
① 食べるときに使う身体の部分はどこであるか？その感覚の名称は何であるか？を考えてみよう。
② 五感とは，みる・聴く・嗅ぐ・味わう・触れるを意味する。
　五官とは，五感を感じる身体の部位であり，それぞれ，目(みる)・耳(聴く)・鼻(嗅ぐ)・舌・喉など(味わう)・皮膚・歯など(触れる)が挙げられる。
③ 口は一言ではいい難い，複雑で素晴らしい感覚器官である。その構成は唇から始まり，歯や歯ぐき，舌，咽頭など多くの部位から構成されている。また，耳や鼻とつながり，手と同じ感覚をもち，味わうことを可能にしている唯一の感覚器官である。温感や冷感を皮膚等のほかの部位と比較してもその温度感知域は非常に広い(図4-5)。

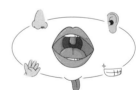

図4-5　口にある感覚と口と繋がっている感覚

ふりかえり

④ しかし，私たちはその大切な口を意識して使っているだろうか。
⑤ グループで表現についてディスカッションすることが望ましい。
⑥ グループでどのような表現が増えたか，ふりかえり，食べたときの感じ方を発見しよう。

実習2　五基本味の認知

≪グループワーク＆個人ワーク≫

五基本味（甘味，塩味，酸味，苦味，うま味）を認知するための代表的な呈味成分（表4-2）を使用して，どのような味なのかを認知しよう。

表4-2　五基本味の識別用の試料濃度（ISO基準）

味質の種類	甘味	塩味	酸味	苦味	うま味
溶質	ショ糖	食塩	クエン酸	カフェイン	MSG*
濃度(g/L)	10	2	0.3	0.3	0.6

*グルタミン酸ナトリウム

注］表の溶質濃度はISOのパネリスト選抜基準を参考にした。

この実習では，閾値を測定するのではなく，五基本味を識別するための実習である。閾値より高濃度で調製する。識別できなかった味質は再度挑戦することが望ましい。また，すぐに感じる味，後味が残る味など感じ方を議論すること。

用意するもの
*コップ3種，合計7個

① 5つの試験液が入ったア〜オの小さなコップ
　（甘味，塩味，酸味，苦味，うま味）
② 口を濯ぐための飲み水が入っているコップ
③ 液体を出すための大きなコップ

実　施

① ア〜オまで順番に味わう。
② 味が混ざらないように口を濯ぎながら味わう。
③ 液体は飲まずに，大きいコップに出す。
④ ア〜オまで，それぞれどの味か書く。
⑤ あまり悩み過ぎず，考え過ぎずに回答する。
⑥ 識別できなかった味の試験液を再度試飲する。

ふりかえり

どの味が感じやすく，または感じにくいか，グループで議論し個人の味覚の違いを確認しよう。

実習3　味覚の生理的意義（甘味と酸味）

≪グループワーク＆個人ワーク≫

味の生理的意義を自覚する実習である。実施する味は甘味と酸味の2種類である。

用意するもの
*コップAとB

2種類の味が入った2つのコップAとB
　A．甘味は砂糖10gを1Lに溶かしたもの
　B．酸味はクエン酸1gを砂糖と同様に1Lに溶かしたものである。砂糖とクエン酸の重量差は10倍である。

| 実　施 | ① それぞれの味質をまず応えてもらう。ほとんどの人がAは甘味，Bは酸味と応答する。
② 次に，どちらが強く感じたか？ほとんどの人はBの酸味が強く，Aの甘味が弱く感じる。
③ 今度は，甘味と酸味は，それぞれ何を水に入れたときに感じる味か？と問うと，Aは砂糖で，Bは考えた後にクエン酸と応える。
④ その後に，それぞれ1L中にどれくらい溶けていると問いかける。
　味の種類により，その味を感じる濃度が異なるのには，どのような理由が考えられるだろうか。 |

> AとBの味を感じる濃度が異なる理由

いろいろな応答があるが，多くの場合，クエン酸のほうが多いと回答する。応答が終了した段階で，実際の濃度を知らせる。すると"ヘェ～"と感嘆の言葉を発する。最後にAとBを混合し，感じる味をチェックする。

| ふりかえり | ① 甘味を感じるのは，甘味物質が生理的に必要である。
② 5つの基本味の生理的意義と閾値の関係を考え，感じる濃度が異なる理由を考えよう。 |

実習4　5つの液体を味わおう（うま味の自覚）　▶▶▶ワークシート節末 p.131

《グループワーク＆個人ワーク》

> うま味（Umami）は世界標準の言葉であり，日本発の専門用語である。うま味の味わいを自覚し，うま味素材の特徴を感知しよう。

① うま味は日本で発見された味であり，出し素材が醸し出すうま味はそれぞれ特有の味わいを呈する。昆布で代表されるグルタミン酸ナトリウムや鰹節や煮干し中のイノシン酸ナトリウム，干し椎茸のグアニル酸ナトリウム，しじみなどの貝類や日本酒のうま味としてのコハク酸ナトリウムが代表である。
② うま味の味わいの特徴は，グルタミン酸とイノシン酸やグアニル酸との相乗効果と塩味との相性が非常によい点にある。
③ この実習では5種類の液体を試飲し，相乗効果とうま味と塩味との相性を自覚するものである。

| 用意するもの
＊すべての1L中の溶質重量 | A　食塩（6g）
B　グルタミン酸ナトリウム（0.1g）＋食塩（6g）
C　イノシン酸ナトリウム（0.1g）＋食塩（6g）
D　グルタミン酸ナトリウム（0.2g）＋食塩（6g）
E　グルタミン酸ナトリウム（0.1g）＋イノシン酸ナトリウム（0.1g） |

1節　食物のおいしさ

| 実　施 | p.131参照 |

| ふりかえり | ① 相乗効果がある組み合わせをグループで確認しよう。
② うま味と塩味の相性をグループで確認しよう。 |

実習5　味わい力を探究する（感じ方の訓練）

▶▶▶ワークシート節末 p.132

≪グループワーク＆個人ワーク≫

> 味わうことは舌だけで感じることではない。食べる前や食べている最中，食べた後にどこの部位がどのように感じたかを体験することが重要である。

用意するもの
＊アーモンド ＊原稿用紙

| 実　施 |

まず，食べる前に食を判断するのは目である。目で色や形，大きさなどが感じられる。しかし，ワークシートにはアーモンドの色や形などを記載した例は少ないと思われる。これは，アーモンドの色や形は以前から周知であり，言葉に発するまでもないとする人が多いことを示す。

次に，手で触れて感じることや気づいたことを記述する。鼻は食べる前に直接食べ物から発する匂いと口の中に入れて，噛んだ後に感じる後方の香りがある。後方の匂いを感じる際に，歯ごたえや耳に伝わる音を感じる。最後に舌にのった食べ物の味を感じ，喉を通過しても残る余韻が味わいとして感じることを体験する。一番初めに実施した 実習① と比較するといろいろな気づきを感じる（表4-3）。

表4-3　味わいを感じる段階

食べる前
①視覚　②嗅覚　③聴覚　④触覚 ⑤その他の情報や経験　⑥新たな発見
食べている最中
①味覚　②嗅覚　③触覚　④聴覚 ⑤その他の情報や経験　⑥新たな発見
食べた後
①味覚(コク，持続性，余韻)　②その他の情報や経験 ③新たな発見 すべての段階での食の表現　喜び　食の権利

| ふりかえり | ① ワークシートで気づいたことを，原稿用紙に記入し，実習① のものと比較してみよう。
② アーモンドの直接の匂いを，後方の匂い(鼻をつまんで食べ，ひらいたときに感じる匂い)と比較し，グループで話し合う。
③ グループで五感で感じ，気づいた表現をまとめてクラスで発表しよう。 |

3. おいしさの表現
(1) 自然との関わりに気づく

　食を通じて感じられる要素として，いろいろなことが意識される。例えば，アーモンドの花を知っているだろうか？アーモンドはどのような植物なのだろうか？多くの疑問が浮かんでくる。

　しかし，目に見えるものだけを感じていないだろうか。植物が育つためには，太陽の光や空気や水，そして土壌が必要であり，受粉するためには，ミツバチや鳥など多くの関わりが繋がり合っている。加えて，食するまでには生産者や加工業者など多くの人や生き物や自然のお陰であることを感じたい。

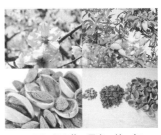

＊アーモンドの花・果実・核・仁
　図はアーモンドが食物になるまでの工程の一部である。バラ科の植物で桜の花に似ている。実は梅の実を細長くしたような形で，最終的に食する部分は仁である。

実習6　おいしさの表現力向上

≪グループワーク＆個人ワーク≫

> アーモンドを用いた4行詩の例を下記に示した。3行目は類推力をはたらかせる。4行目は自分のイメージや気持ち・考えを自由に書いてみよう。

実　施

1行目：たった一粒の小さいアーモンド！

2行目：ゆっくり，こころで味わってみたよ！

3行目：まるで○○のようだ！

4行目：自分の気持ちや考え！
　　　　あなたはアーモンドを食べたとき，どのような景色または人を思い浮かべましたか。

最後に，「ありがとう」の言葉を加えてもよい。

ふりかえり

3行目：

4行目：

① 　グループ内で4行詩を発表し合い，クラスで分かち合おう。
② 　五感や心で感じたり，自然観や繋がりを感じたりすると，4行詩の表現が広がる。

実習7 表現力向上「五感スケッチ」法

≪グループワーク&個人ワーク≫

> 五感と心に感じたまま,文字で表現してみよう。

用意するもの
* 食物
* 原稿用紙

実　施

① 見たものをそのまま書く。
　どのような色,どのような形,どのようなはたらき
② 触れたとき感じたこと。
　形,重さ,温度など
③ 匂い
　心地よい香り,不快な匂い,自然の香り,人工的な香りなど
④ 聴こえるもの(食べたときの耳に伝わる音や食が発する音)
　どのような音,心地よい音
⑤ 味を表現する。
　塩味,甘味,酸味,苦味,うま味,辛味,渋味,コク
⑥ 味わった時の気持ち
　どのようにおいしいのか,おいしさの原因を探る。
⑦ 心に響く感動
　不思議に思うことをそのまま書く。
　食に対する自分の気持ちを素直に表現してみる。

ふりかえり

グループで五感スケッチの内容を発表し,表現力を向上するためには何が必要か,議論しよう。

(2) 味わい力向上に向けて

　食事のとき,五感を使っていることを意識しよう。
　どのような色かな／どのような香りかな／どのような味かな／歯ごたえはよいかな
　食事のとき,一つの食を意識しましょう。
　どこで取れたかな／誰が育てたかな／どのような特徴があるかな／どのような繋がりがあるかな。

　食とは心を満たす存在である。ゆっくりと大切に味わい,おいしいと感じたとき,心から微笑みが私たちを幸せにしてくれる。
　表4-4に味わい力向上の五箇条を示す。おいしさを共有し,味を探求し,調理方法を想像し,使用している動植物や調味料に想いをめぐらせ,食の周辺を感じ,心に刻む食べ方もある。考えて食べるのではなく,感じて食べることが重要である。

＊地育知産
　地を育み,知を産む,地は郷土であり,土地であり人そのものである。地を育んでいる郷土の特徴や地の役割を捉えると,多くの気づきや発見,疑問が産まれる。この過程を経ることによって知が産まれる。

表4-4　味わい力向上のための五か条

1	「おいしい」気持ちを**共有する**	誰かと一緒に食べているときは，話しながら「味」や「おいしさ」を共有してみましょう。それが味を深く記憶する大切なきっかけになります。人によって，味の感じ方はさまざま。その内容をお互いに表現し合うことで味への洞察が深まります。
2	味を**見つける**	食べているものが，どんな味なのか，その味しかしないのか，じっくり味わい，見つけてみましょう。たとえば，甘さの奥に，ほのかに苦味があるかもしれません。
3	調理方法を**想像する**	目の前にある食べ物がどのようにして作られたものなのか，意識して食べてみましょう。火が通っているのか，焼いているのか煮ているのか。「この食材をこう調理するとこんな味になるのか」という気づきが，味の記憶に繋がります。
4	使われている材料や調味料を**探る**	目の前にある食べ物がどんな「材料」や「調味料」で作られているのか，種類や数などを探り，感じながら食べてみましょう。
5	食べ物の周辺情報を**知る・楽しむ**	食べ物がどの地域で作られたのか，材料の旬はいつ頃かなど，さまざまな「周辺情報」を楽しみながら思いを巡らせることは，味の記憶の領域を広げるために役立ちます。

> *味わい教育の原点
> 味わい教育は総合教育（複合領域の学問）である。その教育の範疇は自然科学，社会科学，人文科学を網羅している。食品学や食物学，栄養学などの自然科学の一部の学問領域では不十分である。しかし，すべての学問を習得しなければ達成できないことではない。原点は正解を求めず郷土を育み，価値観を押し付けず，自分の感性を信じ鍛えることである。郷土を意識し，郷土を食べ，郷土を育てる教育である。

4．味わい教育の目的と特徴

味わい教育（感覚・嗅覚・味覚・感動の教育）の目的は次の通りである。

① 食は有り難いものであり，感謝の対象である。
② 食を通した好奇心と探究心の養成（感情を養う）
③ 食は命（繋がりと役割）
④ 食を通した自覚力（自分の意見と自信）
⑤ 食を通したコミュニケーション（喜びと楽しみ）
⑥ 食を通した他者や異文化の理解（価値観の認識）
⑦ 食を通した表現力と発想力（4行詩）
⑧ 食の本質を探る（批判的精神と向上心）
⑨ 食を通した市民性と社会性の付与（視野の拡大と他者への思いやり）
⑩ 食を通した自然観と世界観の養成
（世界は一つ，光も一つ，空気も一つ，水も一つ，地球も一つ，全部一つで大切なもの）

参考文献

品川明：味わい教育インストラクター養成講習会テキスト，p.64，フードコンシャスネス研究所(2012)
品川明：「食を意識すること〜食教育の本質を探る」，ソフト・ドリンク技術資料，(3)，p.385-397(2012)
品川明：「フードコンシャスネスという食教育の新たな展開」，21世紀ひょうご特集食と農の未来〜消費者の目線で日本の食と農を考える，(15)，p.31-42(2013)
日本うま味調味料協会編：うま味のはたらき「うま味の秘密」，p.22-26，日本うま味調味料協会(2005)
日本うま味調味料協会編：「うま味の秘密」，p.23，日本うま味調味料協会(2005)
日本うま味調味料協会編：「うま味の秘密」，p.24，日本うま味調味料協会(2005)
伏木亨：おいしさの構成要素「おいしさの科学事典」(山野善正編)，p.1-5，朝倉書店(2011)
山野善正：テクスチャー「おいしさの科学がよくわかる本」，p.124-125，秀和システム(2009)
山本隆：味覚行動とおいしさ発見の脳機構「おいしさの科学事典」(山野善正編)，p.34-41，朝倉書店(2011)

| 5つの液体を味わおう（うま味の自覚）。

学籍番号	氏　　名	所　属	学　年	班

ステップ1　味わってみよう

（1）　液体A，B，Cを飲んでどのような味か味わってみよう。またそれぞれの味の種類を書いてみましょう。

- 試飲する前に水で口をゆすぐこと

液体A　味の種類：

液体B　味の種類：

液体C　味の種類：

ステップ2　味を比べてみよう

（2）　液体A，B，Cを飲んで味の濃さを比べてみましょう。

- 液体Aと比べて，B，Cの味がどのように感じられるか（液体Bの次にCを試飲する前に水で口をゆすぐこと）

（3）　2つのグループに分かれ混合液体をつくってみましょう。

- 1つのグループは，Cの半分をBにもう1つのグループは，Bの半分をCに加えて混合液をつくり，それぞれの味を感じてみよう（塩味以外の味を感じるか，舌に残る味はあるかなど）

（4）　液体D，Eを味わって，（3）の混合液体と比べてみましょう。

| 味の種類 | 液体D： | 液体E： |
| 混合液体と比べた感想 | 液体D： | 液体E： |

ステップ3　本授業のふりかえり

味わい力を探究する(感じ方の訓練)。
下の表の空欄に①〜⑥で感じたことを書いてみよう。

学籍番号	氏　　名	所　属	学　年	班

感覚 ＼ 食前〜食後	（食前）	（食中と食後）
①（視覚）		なし
②（触覚）		なし
③（嗅覚）	直接嗅いだときの匂い	食べている時の匂い 鼻をつまんで試してみる
④（触覚）	なし	
⑤（聴覚）	なし	
⑥（味覚）	なし	

感想：気づきや発見したこと

_____

_____

_____

2節　共食の現代的課題

　食事には，成長と健康を維持する機能や，食欲・嗜好を充足する機能，食事を通じて人と交流するコミュニケーションとしての機能などがある。
　本節では，食事の人間関係にかかわる社会的側面に注目し，人とともに食べることの意義やその活用について考える。

1. 共食の意義
(1) 共食とは

　「共食」とは，他者と食事を共有することであり，食行動の社会的側面である。人とともに食べるということは，性別や年代，民族や国を超えて人々の楽しみであり，友好的な人間関係を形成し維持するうえで重要な役割をもつ。このことは，文化人類学や民俗学，社会学，心理学などさまざまな学問分野で認められてきた。

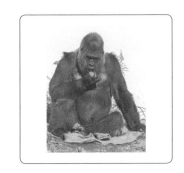

　石毛（1998）によると，食べるという行動は，狭義には摂取行動をさすが，広義には採餌行動から調理，摂取，体内過程までの一連の行動を含む。そのなかでも，調理を中心とする食品加工と，共食を中心とする食事行動はきわめて文化的な領域で，調理と共食は食文化の中核にある。食事を「共食」という言葉で表現する場合，食物を介して人とやりとりすることの意味が強い。

(2) 共食は人間独自のもの

　共食は，他の動物にはない人間独自のものであり，食の分配を通じた他者とのやりとりに特徴がある（山極2006）。人間以外の動物にとって食べるという行動は個人的・個体的なもので，子育ての時期を除き，食物を他者と共有することはない。類人猿は人間と非常によく似ているが，「食の分配」は人類だけの特殊技術である。また，人間は食をオープンにして他者と食卓を囲む「食の公開性」と，集団で食べることによって味覚を共有する「食の共同性」をも獲得している。これらの性質は人間に特有かつ共通の特性で，共食の成立条件となる。

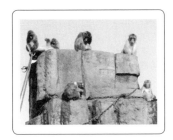

　人間にとって食事はコミュニケーションの手段であり，共食をすることで集団の連帯が強化され，人々は同じコミュニティを構成し，同じ食文化のメンバーとなる。

(3) 発達初期の共食　——他者とのやりとりの出現——

　食事場面における他者とのやりとりは，どのように形成されるのだろうか。乳幼児の食事場面を観察した発達心理学の研究成果によると，各

発達段階でパターン化した特徴が現れることが示されている(外山2008)。乳児は生後すぐに哺乳を始めるが、休みをはさみながら哺乳するというリズムがあり、授乳者とのやりとりの原型が認められる。1歳児の子どもに食事を食べさせる場面では、「あーん→(食べる)→おいしい？」のようなパターン化されたやりとりが繰り返される。2・3歳児では、おしゃべりが展開される。幼児になると、食事前の子ども同士の席取りや、食事中は「○○あーる人、手ーあげてー」というパターン化された行動がみられる。以上のように、食事場面における他者とのやりとりは、社会的な能力の発達と密接に関連しながら、親しい他者との関わりのなかで出現する。

換言すると、発達初期における食事の場は、人とのやりとりを覚え、社会性を育む大切な場となっている。

(4) 他者の存在の影響

食事に同席する他者の存在が摂食に与える影響について、心理学の実験より、次のような興味深い結果が得られている(今田1997)。共食には、一緒に食事をする他者の存在によって摂取量が増えるという社会的促進機能がある。また、食事の場では、相手を意識することにより、ジェンダー規範などの社会的規範が摂取量に影響を及ぼす。幼児の場合は、大人が食べてみせること(モデリング)によって、摂食経験のない食物に対する摂取拒否(新奇性恐怖)が緩和される。

2. 家族の共食

家族の食事はどのように行われてきたのだろうか。主に石毛(1989, 2005)の研究に依拠して、共食の歴史的変遷をたどってみよう。

(1) 家族の共食の変遷
① 江戸時代まで

わが国では食事は古くから個食型で、奈良時代には個人別の食卓である銘々膳の食事方式がすでに成立していた。個人所有・個人所属という意識は、食器のみならず、膳にまで及んでいた。その後さまざまな形式の銘々膳が作られ、使用する膳の種類によって社会階層が反映された。

江戸時代の食事は、町家でも農家でも、家族と奉公人が一か所に集まって、いわゆる一つ釜の飯を食べることを習慣とし、食事を通じて家庭の秩序と規律のしつけが行われていた。ただし、上流の武士や豪商の家庭では、主人だけが別間で食事をしていた事例もある。また、生業を共にしていた時代は「バラバラ食がふつう」で、「使用人は主人からの宛てがい扶持をかしこまっていただいていた」という記述もある(表2010)。

＊社会的促進
　作業や課題を遂行しているときに、そばに他者がいることで、その作業や課題の成績が高まる現象を指す。

＊モデリング
　モデルを観察することで、新たな行動が学習されたり既存の行動の修正が行われたりすることを指す。人間(主に子ども)の成長過程では、モデリングにより学習・成長するとされている。思春期から大人にかけての時期では、憧れの意識から、対象の人物に少しでも近づきたいという心理を発することがある。

＊新奇性恐怖
　ヒトは、多くの雑食性動物と同様に、新奇な食物に対し、その摂取を躊躇し、摂取を拒否する行動傾向と、それを摂取しようとする行動傾向をあわせもつ。前者を食物新奇性恐怖、後者を食物新奇性愛好とよぶ。

② 明治時代から高度経済成長期まで

　明治時代に入り，箱膳という銘々膳が全国的に使用されるようになった。銘々膳での食事は，男女の別，長幼の別の原理をもつ座順，使用される膳の種類，食事内容，給仕法や後片付けに至るまで，家長を頂点とする「イエの制度」が反映され，食事中は自由な会話が禁じられた。神仏に食事を捧げ，家族の不在者に陰膳を備えるなどの儀礼的共食も行われていた。

　明治以降，わが国の家庭の食卓は，「銘々膳」，「チャブ台」，「椅子式（ダイニング）テーブル」という3つの形態を経てきた。

　国立民族学博物館は，「銘々膳からチャブ台へ」の移行期を中心にした，日本の家庭の食卓風景の変遷を実証的に探るため，1983年から91年まで284人の高齢者を対象とした聞き取り調査を行った。その結果より，1920(大正9)年の時点では，箱膳の家庭が多かったが，1925(大正14)年頃よりチャブ台が優勢になり，1971(昭和46)年頃に「チャブ台」が「椅子式テーブル」に取って代わられたことが明らかとなった。チャブ台への切り替えの理由として，衛生的である，家族人数が少なくなった，使用人がいなくなったことなどがあげられている。チャブ台は，銘々膳と違って，家族メンバー全員が同じ食卓を囲むという形態であり，「一家団らん」の可能性が開かれた。しかし，食卓の形態が変わっても，「イエの制度」の下では銘々膳の時代の食事作法を受け継ぎ，寡黙で食事中のしつけは厳しく，自由に会話ができるようになったのは椅子式テーブルの時代になってからだった。

　椅子式テーブルへの移行は，日本住宅公団が1956(昭和31)年に2DKの間取りの集合住宅を供給するようになったことが影響している。DKとは，西洋諸国に近づくことを目的とし，「寝食分離」を実現させるため，苦肉の策として台所に小さなテーブルをもちこんだダイニングキッチンのことである。食卓が「椅子式テーブル」に変わったことにより，食事の作法も一変し，楽しい雰囲気で食事ができるようになった。

　しかし，その後の産業化により，食の外部化，家族の生活の個別化が進み，「孤食」・「個食」の現象が目立つようになった。

　明治以降120年間の「食卓での家族だんらん」について，雑誌および教科書を分析した表(2010)の研究によると，大正期に家族が集まって食事をしていたのは新中間層であり，農山村の一般庶民の間には貧困や時間的余裕がない等の理由で浸透していなかった。家族がそろって会話をしながらの食事を実現したのは，1960年代から1980年代までの30年ほどに限られていた。

　このように，日本人の普段の食事様式はもともと個食型で，食事中のおしゃべりを禁ずる，団らんを否定する思想があった(山口1999)。

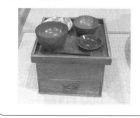

＊箱　膳
　箱膳とは，ひとり分の食器を入れておく箱で，食事のときは膳とする。奉公人や家族の普段用に用いた。箱の中に食器を収納し，食事のときには箱のふたを裏返して，その上に食器をのせて使用するものである。

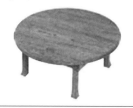

＊チャブ台
　チャブ台とは，畳や床に坐って使用する小型の食卓で，短い四脚を備え，脚部が折りたためるものが多い。

＊新中間層
　中間階級(所有と生産関係において中間的地位になる社会階級)のうち，小企業主や自営農民，商人などの小資産を持つ自営業者を旧中間層といい，管理的知的作業などに従うホワイトカラーを新中間層として区別する。

(2) 現代における家族の共食

次に、高度経済成長期を経た現代における共食の実態と機能についてみてみよう。

① 孤食・個食の出現と共食への注目

1980年代に入り、食事と家族の関係性が社会的に注目されるようになった。食事の実態調査より、子どもの「ひとり食べ」(＝孤食)、あるいは、食卓に大人が同席しないで子どもだけで食事を摂るという現象が全国的に広がっていることが報告された。「ひとり」の食事が日常化している場合、子どもの心身の健康にマイナスの影響があることが指摘された。この研究結果が1980年代初頭にテレビ放映されたことがきっかけとなり、「孤食」あるいは「個食」という言葉が一般的に使われるようになったのである(足立・NHK 1983)。

子どもだけでなく、さまざま年代において、共食することは楽しかった、おいしかったという精神的な満足感や充実感を与えるだけでなく、食事内容の良好さや健康状態にも関連することが指摘された。

2005年から始まった国の食育政策においても、孤食・個食が是正対象とされ、家族や友人との共食が推奨されてきた。第2次および第3次食育推進基本計画では、家族の共食頻度の向上が重点課題の一つとして位置づけられている。

② 家族のライフステージと共食

共食の状況は、家族のライフステージの変化にも影響される。児童・生徒は学年が進むにつれ、孤食の傾向がより強くみられるようになるが、これは、子どもが、塾通いや部活など個人としての生活領域を広げているためである。また、親の長時間労働や多様な勤務形態なども、家族の共食に影響を与えている。

高度経済成長期以降の産業化・都市化にともなう家族の個人化(目黒1987)の進行により、家族の生活時間にズレが生じるなど、生活が個別化してきた。家族の個人化とは、集団としての価値よりも、個人としての価値の方が相対的に重視される傾向のことである。個人化により、家族生活は個人の選択にゆだねられる余地が増大していくと考えられている。その現れのひとつが、孤食・個食の現象である。すなわち、孤食・個食は、「食の個人化」(石毛1999)の傾向により食事時間にズレが生じたためであり、社会変化によって必然的に起こった現象であるといえる。

一般に、「孤食」は家族がバラバラの時間にひとりで食事をすることで、「個食」は同じ食卓を囲んでも家族が違うものを食べることと定義される。「共食」は本来の意味と異なり、「孤食」・「個食」に対立する概念として広まっていったと考えられる。

＊食育政策
2005年に食育基本法が制定され、2006年から2011年までの第1次食育推進基本計画が決定され、その結果を受けて2011年度より2015年度までの5年間を対象として第2次食育推進基本計画が、2016年度からの5年間を対象として第3次食育推進基本計画が作成され、各地で多彩な食育推進活動が進められている。2021年度からは、第4次食育推進基本計画が開始される。

③ 家族関係に着目した共食のコミュニケーション機能

　家族関係に着目した共食の実証研究（黒川・小西1997など）も行われており，それらの知見から，共食をすることは家族の凝集性を高め，子どもの心の健康にプラスの影響を与えることが示されている。いずれの研究でも，食事中のコミュニケーションのあり方の重要性が指摘された。

　20歳以上の男女を対象にした「食育に関する調査」（内閣府）をみると，家族と同居している者1,658人のうち，朝食を家族と「ほとんど毎日」一緒に食べるという者は58.9％，夕食は65.0％だった。食事を家族と一緒に「ほとんど食べない」という者は朝食で20.6％，夕食では5.5％だった。また，家族と一緒に食事をすることを「楽しい」という者は90.0％，「どちらともいえない」が7.4％，「楽しくない」という者は2.3％であり，多くの者が楽しいと感じていた。

　次に，共食の頻度と意識の関係に注目すると，週1回以上家族と共食をする人は，「ほとんどしない」という人に比べて，共食を楽しいと感じている人の割合が高かった。しかし，図4-6より，家族との共食を「楽しい」という回答率は，「週2～3日」共食する人で最も高く，頻度が多いほど高いという傾向はみられなかった。この結果から，共食に対する意識は，頻度の多さだけでなく，食卓でどのようなコミュニケーションがとられているかに影響されると推察される。

　家族の共食には，戦前の「イエの制度」の秩序が反映されていたように差別的で団らんを否定する考え方が含まれていた。共食頻度をただ単に増やすのではなく，食卓での会話やサービスのやり取りを通じてどのような人間関係を作る場とするのか，共食の質が問われている。

④ 家族の共食と子どもの調理参加

　調理と家族の共食に着目した実証研究によると，子どもと父親の調理参加が，共食の雰囲気に影響を及ぼすことが明らかとなっている。4歳

> ＊食育に関する調査
> 　「食育に関する調査」は，内閣府食育推進室が平成27年3月に全国20歳以上の男女3000人を対象に実施した調査である。調査期間は平成26年11月28日～12月15日。

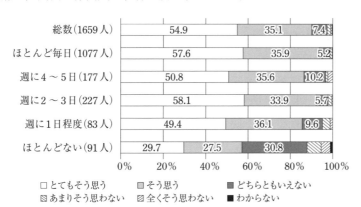

図4-6　夕食を家族と一緒に食事をする頻度と，家族と一緒に食事をすることは楽しいという意識
　　　　出典：内閣府「食育に関する調査」（平成27年3月）よりデータを抜粋し作成

から小学校4年生までの子どもの母親を対象にした調査では，子どもが調理をするようになって変化したことについて聞くと，「食事中の会話が増えた」「子どもの食事が進む」という回答率が高かった（大久保1998）。

また，中学生と高校生に調査をしたところ，45％の子どもが家で調理をしており，調理をする子どもは，しない子どもに比べて食事中に家族とよく会話をしていた。また，男子については，父親が調理をするほど調理に積極的だった（松島2001）。

中学生の調査では，母親と父親の調理態度が積極的なほど，家族の共食の雰囲気はよく，母親に調理役割が固定化しているほど，共食の雰囲気にマイナスの影響が認められた。さらに，親の調理態度が積極的なほど，子どもの調理態度も積極的で，特に父親の調理態度は男子に強く影響を与えていた（松島2007）。

以上より，子どもの調理参加は食事中の親子の会話を促進し，父親の調理態度の積極性は特に男子に影響を与えることが明らかとなった。普段の調理の役割を母親に固定化するのではなく，父親も積極的に担うことにより，調理は誰もがすることが当たり前であると認識され，それが子どもの調理参加を促すといえる。中高生の男子が父親の影響を受けるのは，調理をする父親の姿に共感し，自己同一性形成の過程で父親をモデルとして認めるためと考えられる。

わが国では，1997年以降，共働き世帯数は，妻が専業主婦の世帯数を上回り，2019年では雇用者世帯の約7割を占めるようになった。女性も男性と同等の働き方が求められている。「夫は外で働き，妻は家庭を守るべきである」という性別役割分業の考え方に反対する人は，男女とも長期的に増加傾向にあり，直近の2019年の調査（内閣府）では，女性で63.4％，男性で55.7％となった。しかし，実際は妻が「家庭を守る」役割を果たしている夫婦がほとんどであり，今でも多くの家庭で普段の食事づくりを担っているのは妻である。意識の変化に行動が追いついていない現状がある。

わが国の男性の家事時間は，先進諸国のなかでも著しく短いことが指摘されている。妻が専ら家事を行うのではなく，夫も子どもも共に担うことが求められる。ここまでみてきたように，普段の食事づくりを家族が協力して担うことは，妻（母親）の負担を軽減するだけでなく，コミュニケーションを促進し，食卓の雰囲気をよくするのである。

＊世帯類型
　世帯類型については，総務省統計局「国勢調査」の結果を参考とした。

＊性別役割分業意識
　性別役割分業意識については，内閣府「男女共同参画社会に関する調査」結果を参考とした。
　性別役割分業とは，性別により，役割や労働に相違があること。近代家族においては，夫婦間で一般に「男は仕事，女は家庭」という役割や労働の分業がある。このような男女間の分業，あるいはそれを前提とした社会制度のこと。

3. 地域における共食
(1) 共食の歴史的変遷

地域の人々の間で,共食はどのように行われ,どのような役割を果たしてきたのだろうか。歴史学者の原田(2008)の研究より,中世の在地領主や地域共同体における農民たちの事例からみてみよう。

① 支配,誓約などの象徴

貴族たちは天皇の近親者を正客に迎えて,大饗という華やかな饗宴を行っていたが,中世後期においては,在地領主なども同様な饗宴を行うようになった。本格的な本膳料理が供され,この饗宴を支える村人たちにも下ろし物として料理の一部が振舞われた。年中行事などの節目には,こうした共同飲食儀礼が行われて主従関係が確認され,維持されていた。正月の節会などのような年中行事の際の慰労や,用水工事のような臨時の労働力徴発時などの労働の節目,あるいは,土地丈量および年貢収納などの支配の節目に,支配者側から酒食が供された。

このような際に,共通のものを共同の場で食べる共食は,同一身分を意識させ連帯を深めたが,別なものを異なる場で食する別食は,身分の上下関係を意識させ,位階制的身分秩序を確認させるものだった。また,法的事項の確認や,一揆などの集団的な誓約のためにも共食が催された。

> *本膳料理
> 正式な日本料理の膳立て。室町時代に武家の礼法とともに確立し,江戸時代に内容・形式共に発達した。(第4章3節日本の食文化参照)

② 共同体の連帯の強化

農民たちもハレの日には宮座等で饗宴を楽しんでいた。宮座では,鎮守の神に供物を捧げたあと,神饌を下ろし物として直会の席で共食が行われた。神人共食することで,神からの恩恵に浴するとともに,自らも楽しむ。宮座は一定の家格をもつ村人で運営され,神事などの際に共食を通じて村の結束を図った。

神人共食については,民俗学でも研究が行われている。神崎(2005)によると,日本人は稲作を中心とした農耕民族であり,日本列島のいたるところに集住して暮らしていた。仏教の伝来や神道の成立以前から,日本には土着の自然神を崇める信仰や,祖先を祀る祖霊信仰があった。農耕を基盤とした共同体では,人びとは,農耕の折目,節目にはさまざまな行事を定期的に行なって,神との結びつきを強めるとともに,共同体の連帯を強めてきた。こうした慣習は,昭和30年代にいたるまで,日本人の基底文化として根づいていた。

> *神人共食
> 神と人間が同じものを食べることによって,親密になり,つながりを強くすることによって神のご加護を願うことを「神人共食」という。お祭りの時の終了時に神前に供えた食べ物(神饌)や御饌御酒(みけみき)を神職をはじめ参列者で食べることを「直会(なおらい)」という。

③ タテ社会におけるヨコのつながりの形成

民俗学者の桜井徳太郎(1988)は,村の共同体組織における横のつながりの形成に講集団が重要な役割をもっていたことを示している。講集団とは,「村内の家の家格や血縁関係など,いわゆるタテ社会の枠」とは別に,村人の自発的な参加と自治のもとにつくられたものである。たとえば,相互扶助のための無尽講や,信仰に由来する伊勢講や稲荷講など

である。講は同時に「部落の運営を協議するムラ寄合」の場でもあり，メンバーの基本行動が「つきあい」であり，「もてなし」や「宴会」，「社交」であった。集まった人々が車座になり，その中心には食べ物と飲み物，豊富な話題があった。狭く息苦しい，利害の衝突しがちな村共同体のなかに，そうした講の形をとるヨコ原理のあつまりを用意することで，互いに開放され，分裂を避け，共生の可能性を求めてきた（天野2005）。

講集団には，結婚を契機に嫁となった女性たちで構成される女人講がある。女人講は，安産や子どもの成長を願い，観音様や不動様を祀るという信仰の場であるとともに，イエやムラに束縛された女性たちにとって，公然と日常生活から解放されるレクリエーションの場であった。神仏との共食ののちの直会は，結果として講の仲間による宴となった。こうした共食を通じて，日常のストレス解消や存在感の表出，ひいては女性たちの連帯感の強化が生み出された（佐々木2004）。

これらの事例から，人々はさまざまな目的で共食を活用してきたといえる。農民たちは，村の共同体組織というタテ社会の秩序を強めるため，そして，インフォーマルなヨコのつながりを深めるために共食を行っていた。中世の在地領主は，主従関係や身分秩序の確認などのために共同飲食儀礼として行っており，これは，支配や差別の表現といった共食のネガティブな側面を示すものである。

(2) 現代における地域の人々との共食──社会的孤立の視点から──
① 地域社会におけるつながりの脆弱化

昭和30年ごろまでの日本人は，農耕の折り目節目にさまざまな行事を行って，神との結びつきを強め，共同体の連帯を強化するための共食を行ってきた。しかし，高度経済成長期以降の産業構造の転換，および都市化の進行により，共同体が崩壊し，人々の関係も希薄化していった。

1970年代以降，家族形態が多様化し，人々のライフスタイルや価値観が変化していった。未婚化，晩婚化，高齢化はますます進行しており，離婚率も漸増している。単独世帯数は夫婦と未婚の子の世帯数を上回り，高齢夫婦世帯やひとり親世帯の割合も上昇している。1990年代以降，非正規雇用者が増え続け，2012年には雇用者全体の約4割となった。地域や職場の人間関係の希薄化により，社会的孤立の問題は老若男女を問わず，だれの身にも起こりうる社会問題となった。

こうした社会変動により，日常的に孤食となる者も増え，家族以外の人びととの共食がより注目されるようになった。社会的孤立を防ぐひとつの手段として，共食の活用が期待される。

② 高齢期の共食

高齢者の心身の健康に関しては，首都圏の65歳以上の高齢者を対象

> ＊単独世帯
> 　単独世帯数については，総務省統計局「国勢調査」を用いた。

> ＊非正規雇用
> 　非正規雇用者数については，総務省統計局「就業構造基本調査」を用いた。

とした調査(2002年)によると，53.7%の人が1週間に1度も家族と食事をしておらず，こうした人々の食事内容は共食習慣のある人々に比べて問題が多かった。一方，共食を活発に行っている場合は食事内容もよく，QOLの状態が良好であった(足立ら2004)。とりわけ，独居高齢者の場合，別居子や親族，友人などとよく共食している人ほど，食事内容もよく，健康状態も良好で，食事づくりや食情報の交換など人と関わる行動を積極的に行っていた(武見・足立1997)。

③ 子育て期の共食

子育て期は，さまざまなサポートを必要とするが，行動制約が大きく，心理的，空間的に孤立しやすいライフステージである。乳幼児を育てる女性の多くが育児不安を抱えており，育児不安を高める要因として，育児の悩みよりも社会からの孤立感，「自分」喪失の不安，夫との関係への不満などが大きい。育児不安を軽減する要因として，夫との良好な関係のほか，ネットワークの広さや深さ，家庭外の活動機会や社会の接点，母や妻の役割を離れた自分の時間，自分を表現する機会があげられる(牧野1982など)。特に都市部では，頼れる親族がそばに居住しない場合が多いため，夫や友人からの支えが重要である(落合1989)。

乳幼児をもつ母親を対象とした調査によると，8割が友人と共食を行っており，共食の頻度が高いほど，共食する友人の数が多いほど，より多くのサポートや情報を得ていた。特に幼稚園入園前の子どもをもつ専業主婦層で友人との共食頻度が高く，その理由として，子ども同士で遊ばせるためだけでなく，ストレス発散をしたい，大人同士の会話をしたいという理由が強かった。このように，幼少の子どもをもつ専業主婦層で社会関係を求めている人が多く，共食へのニーズは高い(松島2011)。

④ 誰もが参加できる共食空間の確保

人間関係の希薄化がますます進む背景には，子どものみならずその親世代のコミュニケーション力の低下が指摘されている。汐見(2000)は，育児ストレスをうまく発散するすべをもつことは必要であり，その最も簡便な方法が，ざっくばらんな現代風の井戸端会議であると主張する。前述の母親たちの共食は，まさに，食べることを伴う井戸端会議の一つの形態であり，親子で参加できる交流の場であった。子ども同士で遊ばせている間，母親同士は会話を楽しむことができる。

近年，父親の育児参加は，子どもの社会性の発達や父親自身の人格的成長，QOLやワーク・ライフ・バランスなどとの関連で注目されている(石井クンツ2009)。父親も子育てするのは当たり前という考え方が一般的になりつつあり，父親の育児休業取得率もわずかずつではあるが増加している。父親も母親と同様，子育てを支え合う仲間が必要である。

育児者が交流する空間を確保するために，地域の児童館などに誰もが

---

*育児不安
　育児不安とは，子どもや子育てに対する蓄積された漠然とした怖れを含む情緒の状態(牧野1982)と定義されている。

*ワーク・ライフ・バランス
(Work-life balance)
　政府は，「仕事と生活の調和」と訳し，「国民一人ひとりがやりがいや充実感をもちながら働き，仕事上の責任を果たすとともに，家庭や地域生活などにおいても，子育て期，中高年期といった人生の各段階に応じて多様な生き方が選択・実現できる」こととしている。

*次世代育成支援対策推進法
　厚生労働省が認定した従業員子育て支援事業のことで，平成15年7月に公布された。次代の社会を担う子どもが健やかに生まれ，かつ，育成される社会の形成に資するため次世代育成支援対策を迅速かつ重点的に推進することを目的とし，地方公共団体及び事業主に対し，次世代育成支援のための行動計画の策定を義務づけた。10年間の集中的・計画的な取組を推進する時限立法である。

*ファミリー・サポート・センター事業
　本事業は，乳幼児や小学生等の児童を有する子育て中の労働者や主婦等を会員として，児童の預かりの援助を受けることを希望する者と当該援助を行うことを希望する者との相互援助活動に関する連絡，調整を行うものである。

立ち寄れる空間が数多く用意されるとよい。スウェーデンでは，「公開児童センター」という施設がある。育児ストレスの軽減と親教育が主な目的となっており，好きな時に無料で訪れることができる。カナダではファミリーリソースセンターが行うドロップイン活動(たまり場)がある。社会的に孤立した家族の子育てを支援するもので，そのような家庭の親子が集い，子どもを遊ばせながら情報交換ができる場となっている。

　わが国でも，2003年に成立した「次世代育成支援対策推進法」，および，「児童福祉法の1部を改正する法律」は，子育て支援の一環として，従来から推進されてきた仕事と子育ての両立支援に加え，「地域における子育て支援」が盛り込まれた。こうした流れを受けて，地域における育児ニーズの受け皿として，ファミリー・サポート・センターなどとならび，主に特定非営利法人(NPO)が中心となった地域三世代子育て支援の試みがなされつつある。地域の空き施設や商店街の一角など既存の空間を利用して，子育て中の親たちをはじめ地域住民が自由に集う場をつくっている。このような集いの場ではクリスマス会やうどん打ちなどの行事が行われ，キッチンが設置されている施設もある。2007年からは，「地域子育て支援拠点事業」が始まり，身近な場所で子育て親子が気軽に集まって相談や交流ができるような場づくりがさらに進んでいる。2019度時点で，集いの場の設置数は全国で7,578か所となった。

　各地域に，子ども連れや高齢者が歩いて行ける範囲に，このようなたまり場が設置されることが必要である。自由に立ち寄れるたまり場では，人々が初めて出会うケースが多いため，打ち解けて仲良くなるきっかけとして共食のはたらきは大きい。気軽にお茶や食事ができる雰囲気をつくることが求められる。

Column　大学の食堂を活用した共食の実践例

　山形大学地域教育文化学部では，栄養士や栄養教諭，家庭科教諭を目指す学生が，実習の一環として，高齢者向けの昼食の献立を考え，実際に調理して高齢者と一緒に食べる活動を行っている。今回，高齢者を大学の食堂に招待する「学食ツアー」を実施した。交流の相手は，地域で高齢者の居場所づくり等の活動をしているNPO法人が運営するインフォーマルな施設に通う比較的元気な高齢者の方々である。高齢者の方々は，学生に教えてもらいながら一緒に食堂の入り口でトレーを持って並び，陳列棚から好きな料理を選び，学生と並んで座り，昼食を楽しんだ。

　学生たちは，参加前は緊張と期待が混在し，高齢者との話題に対する不安や戸惑いもあったが，参加後の感想には，「楽しかった」「嬉しかった」「元気をもらえた」等など肯定的な意見や高齢者への思いやりもみられ，過半数の者が「また参加したい」という意思を示していた。
高齢者にとっても，学食ツアーは，普段とは異なる食事として高い期待感や好奇心を引き出し，実際に大学生よりも多くの品数を選んで共食を楽しむ様子等が見られた。これらのことから，学食ツアーは，大学生と高齢者双方にとって有意義な共食体験の一例と考えられる。

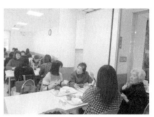

⑤ 共食の効果的な活用を

　共食は，友好的な人間関係をつくる手段の一つだが，その輪に入れない人をつくりだす排他的な側面や差別的な側面があることも否定できない。良好な人間関係をつくるための工夫が不可欠である。共食が有効に機能するためには，なによりも，同質な仲間で固まりすぎず，異質なものを排除しないという，共食の文化の構築が必要である。

　さらに，共食の場では，会話や，料理やサービスなどのやり取りが行なわれているが，互いの貢献は平等であることが重要である。対等で良好な人間関係を築くためには，調理のスキルを身につけるなど，食生活における個々人の自立と，周りの人々と協力・協働する力が求められる。当然ながら，感謝の気持ちを言葉や態度で伝えあうことも忘れてはならないことである。

参考文献

足立己幸・松下佳代・NHK：「65歳からの食卓」プロジェクト「65歳からの食卓」，日本放送出版協会(2004)
足立己幸・NHK：「おはよう広場」班：「なぜひとりで食べるの」，日本放送出版協会(1983)
天野正子：「つきあいの戦後史——サークル・ネットワークの拓く地平」，吉川弘文館(2005)
石井クンツ昌子：「父親の役割と子育て参加——その現状と規定要因，家族への影響について」「季刊家計経済研究」81，p.16-23(2009)
石毛直道：「なぜ食の文化なのか」石毛直道監修・吉田集而責任編集『講座食の文化　第1巻　人類の食文化』，p.31-52，味の素食の文化センター(1998)
石毛直道：「東アジアの家族と食卓」，山口昌伴・石毛直道編：『家庭の食事空間』，p.215-238，ドメス出版(1989)
石毛直道：「食卓文明論　チャブ台はどこへ消えた？」，中公叢書(2005)
石毛直道：「都市化と食事文化」石毛直道監修・井上忠司責任編集『講座食の文化第5巻　食の情報化』，p.31-47，味の素食の文化センター(1999)
井上忠司：「食事空間と団らん」，山口昌伴・石毛直道編『家庭の食事空間』，p.163-173，ドメス出版(1989)
今田純雄：「現代心理学シリーズ　16　食行動の心理学」，培風館(1997)
大久保窓香：「キッズクッキングの実態調査」，東京ガス都市生活研究所(1998)
落合恵美子：「近代家族とフェミニズム」，勁草書房(1989)
表真美：「食卓と家族——家族団らんの歴史的変遷」，世界思想社(2010)
柏木惠子：「子どもが育つ条件——家族心理学から考える」，岩波書店(2008)
神埼宣武：「「まつり」の食文化」，角川書店(2005)
熊倉功夫：「宴会の構造と献立」石毛直道監修・山口昌伴責任編集『講座食の文化　第4巻　家庭の食事空間』，p.338-349，味の素食の文化センター(1999)
黒川衣代・小西史子：「食事シーンから見た家族凝集性——中学生を対象として」，『家族関係学16』，p.51-63(1997)
厚生労働省：「地域子育て支援拠点事業」，厚生労働省ホームページ
桜井徳太郎：「桜井徳太郎著作集 1　講集団の研究」，吉川弘文館(1988)
佐々木美智子・加納尚美・島田智織・小松美穂子：「女人講における「聖」と「俗」——茨城県南地域の事例から」『茨城県立医療大学紀要』9，p.11-19(2004)

汐見稔幸：「親子ストレス—少子社会の「育ちと育て」を考える」，平凡社(2000)
汐見稔幸・大枝桂子：「世界に学ぼう！子育て支援」，フレーベル館(2003)
外山紀子：「発達としての〈共食〉」，新曜社(2008)
武見ゆかり・足立己幸：「独居高齢者の食事の共有状況と食行動・食態度の積極性との関連」『民族衛生』63(2)，p.90-110(1997)
内閣府：「食育に関する調査」(内閣府食育推進室平成27年3月)
農林水産省：「平成27年版 食育白書」(2016)
原田信男：「中世の村のかたちと暮らし」，角川学芸出版(2008)
樋口清之：「新版日本食物史——食生活の歴史」，柴田書店(1987)
牧野カツコ：「乳幼児をもつ母親の生活と〈育児不安〉」『家庭教育研究所紀要』3，p.34-56(1982)
松島悦子：「母親と父親の調理態度が，家族の共食と中学生の調理態度に与える影響」，日本家政学会誌58，p.743-752(2007)
松島悦子：「友人との共食による育児サポート効果——乳幼児を持つ専業主婦を対象として」，日本家政学会誌57(6)，p.379-391(2006)
松島悦子：「子育て期女性の「共食」と友人関係」，風間書房(2011)
松島悦子：「中高生の食生活と料理」，東京ガス都市生活研究所(2001)
目黒依子：「個人化する家族」，勁草書房(1987)
柳田國男：「年中行事覚書 定本柳田國男集第13巻」，筑摩書房(1979)
八巻睦子・伊藤純・工藤由貴子・中山節子・佐藤裕紀子：「地域での世代間交流を生かした子育て支援」『生活経営学研究』40，p.28-35(2005)
山極寿一：「人類学者——山極寿一からの問題提起」伏木亨・山極寿一編著・サントリー次世代研究所編『いま「食べること」を問う』，農山漁村文化協会(2006)
山口昌伴：「食の演出—食べ事の料理として」石毛直道監修・山口昌伴責任編集「食の文化 第4巻 家庭の食事空間」，p.321-336，味の素食の文化センター(1999)
山根真理：「育児不安と家族の危機」清水新二編『家族問題——危機と存続』，p.21-40，ミネルヴァ書房(2000)

実習 共食を活用した食企画を考えよう。

≪グループワーク＆個人ワーク≫

用意するもの
＊ワークシート（個人用）

(1) 個人ワーク
① 講義を始める前に，普段の食事の実態と意識について，ワークシートに書き込む。
- 食事をだれと食べていることが多いか。
- どのくらいの頻度で人と食べているか。
- 人と食べることをどのように感じているか。

② 講義を受けながら，共食の定義や機能，特徴，活用の注意点などについて得た知識をワークシートにまとめる。

(2) グループワーク
① グループに分かれて，役割を決める。

担　当
＊司会者
[　　　　　　　]
＊発表者
[　　　　　　　]

② グループで話し合う。どのような人が社会的孤立になりやすいか，社会的孤立を防ぐための，共食を活用した食企画について考える。その内容をワークシートの裏面にメモする。（本節のコラムを参照）

③ 時間に余裕がある場合，話し合った内容を，各グループの代表者が短時間で発表する。

(3) 個人のふりかえり
　各自，授業をふりかえり，今後，どのように共食をしようと思うか考え，ワークシートに記述する。

ふりかえり

共食を活用した食企画を考えよう。

学籍番号	氏　名	所　属	学　年	班

ステップ1　講義の前に

Q1. あなたは普段食事をどなたと一緒に食べることが多いですか。どのくらいの頻度で人と食べていますか。家族や友人と一緒に食事をすることを，どのように思いますか。

ステップ2　講義を聴きながら

Q2. 共食の定義

Q3. 共食のさまざまな機能(働き)についてまとめてみましょう。

Q4. 共食するときの注意点

ステップ3　グループワーク（　　　班）

Q5．地域社会で孤立しやすい人はどのような人だと思いますか。本節のコラムを読んで，孤立を防ぐための，共食を活用した食企画をグループで考えてみましょう。

ステップ4　今日の授業をふりかえって

Q6．今後，あなたは，どのように共食をしようと思いますか。

3節　日本の食文化

自然環境と歴史のなかで，日本の食文化がどのように形成されてきたかを知る。

1. 食文化

人をはじめとして全ての動物は，己が生息している自然環境に存在する動植物などを食べることにより，生存するために必要な栄養素を体内に取り入れてきた。動物の食べるという行為は，食欲という本能であり，教えられたものではなく，生まれつきもっているものである。しかし，私たち人間の食べるという行為は，他の動物のそれとは異なり，本能のままに行われるものではない。

人以外の動物の食べるという行為は，食物の獲得と食物の摂取という2段階で完結する。これに対して，人間の食べるという行為は，食物の獲得，食物の調理，食事作法，食物の摂取の4段階からなる。すなわち，人間は，獲得した食物をそのまま食べるのではない。食物の汚れを除くために洗浄し，食べやすい大きさに切り，加熱することで殺菌し，消化を助け，調味料で味を調え料理に仕上げる。自然の産物である食物を料理にするまでの過程が調理である。また，出来上がった料理を，そのま

> ＊食具
> 食べ物を口に運ぶ道具であり，箸，スプーン，フォーク，手などがある。

表4-5　食具による食事作法の分類

分　類	地　域
手食の文化圏	ヒンズー教徒（インドなど） イスラム教徒（アラブ，東南アジア，インドなど） 南米，アフリカなど
ナイフ，フォークの文化圏	ヨーロッパ，北米など
箸の文化圏	中国，韓国，日本，ベトナムなど

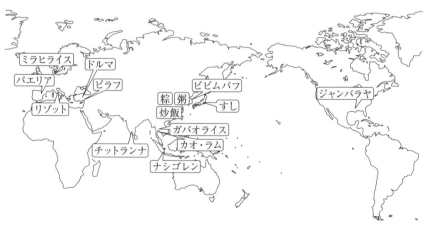

図4-7　世界の米の粒食料理

ま食べることはしない。器に盛り付け，食卓を設え，箸やフォークや手などを使って口に運ぶ。料理を口に運ぶまでの一連の行為を食事作法という（表4-5）。

人間は，己が属する集団のなかで，集団特有の食物の獲得法，食物の調理法，食事作法などを習得してきた。同一の食物でも，国，地域，民族や宗教などにより，調理方法は多様である（図4-7）。

このように，人間の食べるという行為は，生まれてから，経験によって身につける生活様式であり，生物的本能に基づくものではない。すなわち，人間の食べるという行為は文化なのである。

江原絢子は，「食文化とは，民族・集団・地域・時代などにおいて共有され，それが一定の様式として習慣化され，伝承される程に定着した食物摂取に関する生活様式」と定義している。

> ＊調理の意義・目的
> 食物に調理操作をほどこす意義・目的は，食物の安全性を確保すること，食物の栄養性を向上させること，そして，食物に嗜好性を付加することである。

2．日本の自然環境と食物
(1) 縄文時代の食生活

日本は，ユーラシア大陸の東端に位置する南北に細長い弧状列島である。日本の気候は，温帯の温和な気候で，気温の年較差が比較的大きく，四季の区別がはっきりしている。梅雨や台風などにより，降水量も多い。

海洋プレートが大陸プレートにもぐりこみ圧縮された地形から，国土の75％程度が山地で，けわしい山地が多い。九州から本州中部の温暖湿潤な気候の地域には，照葉樹林が発達した。カシやシイなどの常緑広葉樹が広がり，その森林ではイノシシやイタチなどの小動物が生息している。本州中部から北海道南部の地域には，夏緑樹林が発達した。ブナやナラなどの落葉広葉樹の森林であり，シカやウサギなどが生息している。

樹林帯に浸み込んだ雨水は，急峻な川となり，清澄な川には川魚が生息している。国土の広さに比べて海岸線は長く，リアス式海岸など複雑に入り組んだ入り江は良港として発達した。日本の近海には，黒潮と対馬海流の暖流と親潮とリマン海流の寒流が流れており，暖流と寒流が会合する潮目が位置する。潮目は，魚類が豊富でよい魚場となる。

縄文人は，その自然環境に存在する動植物を食物として獲得した。貝塚から出土する遺物から推定すると，縄文人の主要食物は，魚介類と木の実であった。四季がある日本列島で生活する縄文人は，春には，野山でワラビ，ゼンマイなどの山菜や野草を，海辺で海藻や貝類を採集した。夏になると，タイやイワシなどの魚を漁獲し，秋には，樹林のドングリ，クルミなどの木の実や野生モモやノブドウなどの果実を採集した。そして，植物の成長が滞る冬になると，野山のシカやイノシシなどを狩猟した。

> ＊ドングリの加工調理
> 採集したドングリは，ゆでる，水さらし，灰汁浸漬などによりタンニンなどのアク抜きを行ってから，食用にされた。

自然環境に依存した縄文人の食生活の特徴は，食物に季節感があり，多種多様な魚介類を利用していたことである。農耕が本格的に開始する前の縄文人の食生活の特徴は，ユネスコ無形文化遺産に登録された和食の特徴に反映されている（図4-8）。

1. 多様で新鮮な食材とその持ち味の尊重
   日本の国土は南北に長く，海，山，里と表情豊かな自然が広がっているため，各地で地域に根差した多様な食材が用いられています。また，素材の味わいを活かす調理技術・調理道具が発達しています。
2. 健康的な食生活を支える栄養バランス
   一汁三菜を基本とする日本の食事スタイルは理想的な栄養バランスと言われています。また，「うま味」を上手に使うことによって動物性油脂の少ない食生活を実現しており，日本人の長寿や肥満防止に役立っています。
3. 自然の美しさや季節の移ろいの表現
   食事の場で，自然の美しさや四季の移ろいを表現することも特徴のひとつです。季節の花や葉などで料理を飾りつけたり，季節に合った調度品や器を利用したりして，季節感を楽しみます。
4. 正月などの年中行事との密接な関わり
   日本の食文化は，年中行事と密接に関わって育まれてきました。自然の恵みである「食」を分け合い，食の時間を共にすることで，家族や地域の絆を深めてきました。

図4-8　ユネスコ無形文化遺産に登録された「和食；日本人の伝統的な食文化」の4つの特徴

(2) 魚加工食品の発達—煮堅魚（にかつお）からかつお節への変遷—

＊魚加工食品
　腐敗しやすい魚介類の保存方法として，乾製品，塩蔵品，くん製品，塩蔵発酵食品などの加工食品が古代から発達した。練り製品や佃煮も加工食品の一種である。

　古代律令制が整備されると，租税が課せられ，調として動物性食品が貢納された。遠方で漁獲された海産物を都の朝廷まで運ぶために，魚介類の保存方法が発達した。平城京跡から出土した木簡のなかには，煮堅魚の名前がみられる。煮堅魚は，生肉がやわらかいかつおを煮て，身を堅くしてから干したものである。これが，かつお節の前身と考えられている。鎌倉時代には，「干鰹」と記録された。室町時代には，「削物」として，薄く削った花かつおが料理に用いられた。薄く削るには，かつおの水分を低下させて，堅い乾製品に加工する必要がある。「鰹ふし」の記録が最初に現れるのは，『種子島家譜』（1513（永正10年））である。江戸時代に入り，土佐で焙乾が行われるようになり，その後，かつお節にかび付けする製法が考案された。4回以上かび付けして水分を究極まで

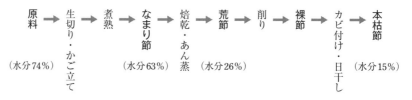

図4-9　かつお節の製造工程

低下させた本枯節(ほんがれぶし)は、江戸時代に完成した(図4-9)。

かつお節を削り、そのうま味成分を水に溶出させただしの最初の記述は、室町後期の料理書『大草殿より相伝之聞書』の中に見られる。白鳥を煮る際に、かつお節を用いた「だし」の「にたし」という文字が出現する。江戸時代初期、1643(寛永20)年に刊行された代表的な料理書『料理物語』には、かつお節の「だし」の取り方や二番だしについての記述が見られる。だしの利用は、江戸中期(1750年)以降の高級料理屋で発達し、その後日本料理の基本となった。

*かつお節
腐りやすい生かつおの保存性を高めるために、煮熟してから焙乾やかび付けを施して水分含量を低下させたかつお節は、かつおのうま味成分(イノシン酸ナトリウムなど)をその筋肉中に濃縮させた加工食品である。なかでも、本枯節は、水分含量15％であり、世界で最も堅い食品の一つと言われている。

(3) 農耕の始まり―稲作と炊飯―

人間の食物の獲得手段は、自然物の採集、狩猟、漁労から、自然に働きかけて食物を計画的に生産する農耕、牧畜、養殖へと変化した。その結果、人間は食物を確保しやすくなり、生活が安定した。

温暖で雨が多い照葉樹林地域である日本列島を含む東アジアおよび熱帯雨林地域である東南アジアは、主要栽培作物として稲を選択した。水田稲作は、縄文晩期には既に行われており、弥生時代には東北地方まで広まった。

*稲　作
稲の栽培といえば、水をたたえた田園での水田稲作が、日本では一般的であるが、東南アジアの山地部では、山の斜面を利用した焼畑稲作が行われている。日本の水田稲作は、稲作の代表ではない。

収穫された米の多くは、飯粒として食べられている。米に含まれるエネルギー源となるでんぷんを効率よく消化・吸収するために、米を加熱するのは、いつの時代にも共通する原理である。しかし、米の加熱に用いる鍋などの調理器具や加熱方法は、時代により変化してきた。

弥生時代の土器には、こびりついた米や吹きこぼれ跡が観察されている。土器に水と米を加え、火にかけ、煮ていたと考えられる。しかし、弥生時代の土器には、今日の土鍋のように高温に耐えうる強度は備わっていなかった。そこで、土器の温度が高くならないように汁気の多い粥を作っていた。

古墳時代になると、調理用具として、土製のかまど、釜、甑(こしき)(蒸し器)が使われるようになった。米を入れた甑を、蒸気が上がった釜の上に置いて、蒸し飯が作られた。蒸し飯は、古墳時代の常食であった。

平安時代には、米を煮て作る、粥より汁気が少ない姫飯が好まれるようになった。常食は、次第に硬い蒸し飯からやわらかい姫飯へと変わった。姫飯は、今日の飯に通じる。鉄鍋を利用するようになると飯を炊くようになる。炊くとは、米と適量の水を加えた鍋を火にかけて加熱し、鍋の中の水が無くなる頃には、やわらかい飯が出来上がるという加熱方法である。

*湯取り飯
米を多量の水の中でゆで、沸騰したら笊に飯をあげてゆで水を取り除き、再び蒸して作る飯である。湯取り飯は、江戸時代以降は日本の食卓からは徐々に姿を消した。しかし、東南アジアやインドなどの地域では、この飯が常食である。

江戸時代の元禄以降は、白米の飯が江戸市中の町人の間にも普及した。飯の炊き方は工夫され、1802(享和2)年に刊行された『名飯部類』では、湯取り飯、赤飯、豆飯など米のさまざまの調理法が80種以上紹介され

ている．この本の中には，炊飯の理想形である，鉄製の羽釜と分厚い木蓋で炊き上げる焚乾飯(たきほしめし)が，朝夕家々で食べる最も一般的な飯であることが記されている．こうして，江戸時代には，米の調理法が完成した．

(4) 大豆加工食品の発達―みそ と しょうゆ―

中国を原産とする大豆は，弥生時代に日本に伝来した．完熟した乾燥大豆は，穀類や他の豆類と比較して，たんぱく質と脂質に富む優れた食品である．大豆たんぱく質は，肉や魚と同等に良質なたんぱく質である．この良質なたんぱく質を食べやすく，消化しやすくするために，大豆加工食品が発達した．

> *大豆たんぱく質
> リシンやトリプトファンが多く含まれ，穀類とともに摂取すると必須アミノ酸の補足効果がある．大豆たんぱく質のアミノ酸価は100である．

> *大豆加工食品
> 豆腐，油揚げ，凍り豆腐，ゆば，納豆，みそ，しょうゆ，きな粉，おからなどがある．大豆たんぱく質の消化率は，煮豆や炒り豆は65.3％であるが，豆腐は92.7％，ゆばは92.6％である．

唐の律令制度を参考にした大宝令(701年)には，醤(ひしお)，豉(くき)，未醤(みしょう)という文言が見られる．これらは，古代中国の大豆塩蔵発酵食品である．大陸から大豆加工食品および大豆加工法が日本に伝えられた．『延喜式』(927)では，醤や豉が加工されていたことが記されている．醤の材料としては，大豆，米，小麦，塩，酒が，豉には，大豆と海藻が用いられている．豉は，大豆が粒状のままであり，現在の浜納豆や大徳寺納豆のような塩辛納豆の一種と考えられる．『倭名類聚鈔』(937)の塩梅類の中に，豉が記されているので，古代は調味に用いられていた．醤の別名として豆醤が記されている．末醤が，みその起源と考えられている．『正倉院文書』では末醤，『延喜式』(927年)では未醤と記されたものが，その後，味醤，味噌へと変わったと考えられる．

みそは，奈良時代から作られており，平城京の市で売られていた．鎌倉初期には，禅宗とともに精進料理が中国から伝えられた．精進料理では，動物性食品は食べてはいけない食材なので，良質なたんぱく質を含む大豆加工食品が活用された．なかでも，みそが盛んに寺院で製造された．また，平安時代に出現したすり鉢も，精進料理を作る過程で多いに利用された．みそをすり鉢に入れてすり，練りみそなどの料理が作られた．みそをすり鉢ですって汁でのばし，野菜などを入れたみそ汁も作られるようになった．大豆の生産量が増加すると，寺院だけでなく農民も各家々でみそを自給自足するようになった．その結果，室町時代には，みそ汁が一般に普及した．飯とみそ汁という食事構成は習慣化し，日本の日常食として定着した．

江戸時代に入っても，しょうゆが普及するまでは，みそから作られた生垂(なまだれ)や煮貫(にぬき)などが調味料として用いられていた．また，みそには良質なたんぱく質が多く含まれることから，惣菜として，食べるみその料理も工夫された．『料理山海郷』(1750(寛延3)年)には，織部味噌や南蛮味噌などの記述が見られる．

日本のみそは，その起源は中国にあるが，日本独自の大豆塩蔵発酵食

品である。各地域で入手できる食材や麹を選択しながら、それぞれの風土のなかで培われ、それぞれの地域に適したみそが考案されてきた。

　麹菌(種麹)を繁殖させる材料により、米みそ、麦みそ、豆みその3種に分類される。さらに、米みそと麦みそは、味の違いにより甘みそ、甘口みそ、辛みそに、色の違いにより白みそ、淡色みそ、赤色みそに分類している。米辛みそは、北海道、東北、関東、北陸、山陰、豆みそは、愛知、岐阜、三重、米甘みそおよび米甘口みそは、近畿、瀬戸内海沿岸地域、麦みそは、四国、山口、九州に大別される。手前みそという言葉があるように、各地域には、それぞれ色、香り、味などが異なる多様なみそが、現在も存在する。

　一方、しょうゆの起源は、鎌倉初期に禅僧の覚心が中国から持ち帰った径山寺みその製法にある。径山寺みその発酵過程で、みそ樽に溜まる汁のおいしさに気づいたことが、たまりしょうゆの始まりである。1535(天文5)年には、紀州湯浅で醸造されたしょうゆが大坂で売りに出された。その後、播州竜野や江戸近郊の野田においても、しょうゆの醸造が始められた。幕府が江戸に移ると、関西のしょうゆは、下りしょうゆとして、船で江戸に送られた。しかし、野田や銚子での関東しょうゆの製造が台頭し、関東しょうゆが普及するにつれて、下りしょうゆは江戸から衰退した。江戸後期になると、関東ではこいくちしょうゆが主流となった。関東しょうゆの普及に伴い、江戸市中では、そばやにぎりずしの料理屋が繁盛し、佃煮やうなぎの蒲焼などの江戸前料理が発達した。一方、京都では、1666年頃に竜野で製法が確立されたうすくちしょうゆにより、素材をいかす京料理が作り上げられた。大豆の蒸し方や小麦の煎り方を変えて色をつけないように作ったうすくちしょうゆは、こいくちしょうゆより色は薄いが、塩味が強い。

　現在、しょうゆは、こいくちしょうゆ、うすくちしょうゆに加えて、たまりしょうゆ、さいしこみしょうゆ、しろしょうゆの5種類に分類される。たまりしょうゆは、愛知、岐阜、三重などで利用される。さいしこみしょうゆは、甘露しょうゆともよばれ、山口、九州の一部で利用される。しろしょうゆは、愛知で生産され、うすくちより色が薄い。

　しょうゆのルーツも、みそと同様に中国にある。温暖で適度な湿気がある日本の風土は、発酵食品の発達に適していた。醸造の過程で、大豆と小麦を等量使用して麹を造る製法が確立され、日本のしょうゆは独自の発展を遂げてきた。今日、すしを初めとする日本料理が世界各地で受け入れられようになり、日本のしょうゆは世界の調味料に躍進した。

＊精進料理
　禅寺の料理であり、仏教の殺生禁止思想に基づく肉食禁忌であり、動物性食品を避けて、植物性食品のみを使って作る料理である。

＊生垂・煮貫
　みそを用いて作られた液体調味料である。『料理物語』では、生垂は、みそ1と水3を袋に入れて揉んで、袋から滴り落ちてきた汁、煮貫は、生垂に削ったかつお節を入れて、加熱してから濾した汁と記されている。

＊織部味噌・南蛮味噌
　織部味噌は、黒ごま15匁(もんめ)、芥子(けし)10匁、榧(かや)15匁、生姜7匁、2色の刻み唐辛子1匁、すった山椒7匁、砂糖15匁、みそ30匁を酒でのばしたもの。南蛮味噌は、味噌に麻の実、榧、山椒などを入れて油で加熱したもの。

3. 外国の食文化の受容

　日本の食生活は，古代から中世までは中国や朝鮮，1543（天文12）年に種子島にポルトガル船が漂着してからは南蛮とよばれたポルトガルやスペイン，そして幕末から明治にかけては欧米との交流から，新奇な食物，料理法，食事作法そして食情報など異文化の影響（表4-6）を受けてきた。外国から伝えられた食文化が，その後受容され，定着していくかどうかは，その時代の政治や経済などの社会状況により左右される。

表4-6　外国から伝来した食物とその受容

時代	異文化の媒体	伝来食物	変容しながら受容された食物
古代	遣隋使，遣唐使	発酵食品（穀醤など） 乳製品（酥，酪） 団茶 唐菓子（小麦粉製品）	みそ，しょうゆ 定着せず 定着せず 定着せず
中世	禅宗の留学僧 南蛮貿易	抹茶 点心（羹，饅頭，麺） 南蛮菓子 （金平糖，有平糖， カステラ，ぼうろ） パン テンプラ ワイン（ぶどう酒）	茶道 和菓子（羊羹，饅頭），麺類 和菓子 定着せず 天ぷら 定着せず
近代	欧米との自由貿易	牛，豚の肉食 パン	牛鍋屋，かつ丼，カレーライス あんパン

(1) 東南アジアの発酵食品―なれずしからにぎりずしへの変遷―

　魚を塩と蒸したモチ米の飯に漬けて乳酸発酵させたなれずしは，東南アジアの稲作民族の川魚の保存法を起源とする。この保存法が，稲作と一緒に中国を経由して，日本に伝播したと考えられている。奈良時代757年に施行された基本法令である『養老律令』には，アワビ，イガイをはじめとする貝や魚のなれずしがみられる。

　古代のなれずしは，滋賀県の鮒ずしとして，現在も伝承されている。寒ブナの雌の卵巣を残して，鱗，鰓，内臓を取り除き，塩を加えて2か月以上塩漬けする。その後，下漬けしたフナを水で洗って塩切り後，フナの頭と腹に炊いたウルチ米の飯を詰めて，半年から2年ほどかけて飯漬けをする。飯で漬けると乳酸菌が繁殖し，魚の保存性が高まる。なれずしは，乳酸発酵により酸味が強くなった飯を取り除いてから食べる。発酵食品の強烈なにおい，強い酸味，そして魚のうま味などが鮒ずしの特徴である。

　室町時代中頃になると，発酵期間がなれずしより短い，生なれが登場してくる。生なれは，現在の和歌山県で食べられているさばのくされずしのようなもので，漬け込んだ魚と飯を一緒に食べる。その後，麹を用いたいずしが考案された。いずしは，塩漬けした魚を飯と一緒に麹や野

> *なれずし
> 　なれずしは，タイではプラ・ラー，インドネシアのボルネオではカサム，カンボジアではファークとよばれている。

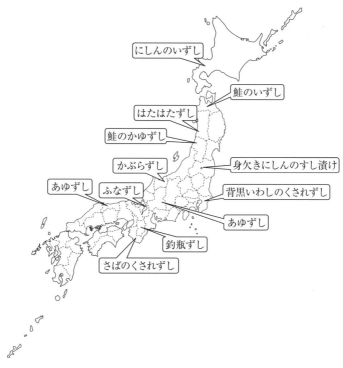

図4-10 発酵を利用したすしの分布

菜などと漬け込んで作る。古代から中世に発達したなれずし，生なれ，いずしのようなすしは，発酵程度に違いはあるが，飯や麹による発酵を利用して作る保存食品である（図4-10）。

江戸時代に入ると，飯に酢を加えた酢飯と魚を漬ける早ずしが作られるようになり，すぐに食べられるすしに変わっていく。そして，文政の頃，江戸ににぎりずしが登場し，屋台で食べられるようになった。にぎりずしの普及には，江戸前の海で取れた新鮮な魚介の流通の発展，酒粕酢やこいくちの関東しょうゆの発達が貢献した。江戸時代後期には，すしと言えば，江戸はにぎりずし，京阪は箱ずしのような押しずしが主流になった。

東南アジアの川魚の保存食を起源とするなれずしが，日本の食生活に受容され，長い年月をかけて日本料理を代表するにぎりずしへと変容した。

(2) 西洋のパン—儀式食から主食への変遷—

日本人のパンとの最初の接触は，ポルトガル船が種子島に漂着してから始まる南蛮貿易による。キリスト教の布教のために来日した宣教師により，ポルトガルやスペインの食物がアジアを経由して日本に伝来した。砂糖を用いた金平糖や有平糖，卵を用いたカステラやボウロと一緒にパンが伝えられた。

*早ずし
　早ずしは，酢と塩で飯に味付けし，飯の乳酸発酵を待たないで食べることができる。飯が主役の料理の一種である。これに対して，近世以前のなれずし，生なれ，いずしは，飯の乳酸発酵を利用した魚の保存食である。

*金平糖・有平糖
　金平糖は，ケシの実の周りを結晶化した砂糖が包んだ砂糖菓子であり，表面には小さな角のような凹凸がみられる。ケシ粒に熱い濃厚な砂糖溶液を少しずつ回しかけて作る。有平糖は，砂糖を煮詰めて作った飴を細工した砂糖菓子である。

> **＊和菓子**
> 禅寺では，朝夕2回の食事の間食として，空腹を満たすために「点心（てんじん）」という軽い食べ物が供された。「点心」は，小麦粉などを用いて作るうどん，そうめん，饅頭，羊羹などであった。南蛮貿易により日本に紹介された砂糖を「点心」の饅頭や羊羹と組みわせたものが，今日の饅頭や羊羹の原形である。饅頭や羊羹に代表される和菓子は江戸時代に完成した。

パンは，ぶどう酒とともにキリスト教の教えに不可欠の食物である。キリスト教において，パンはキリストの肉であり，ぶどう酒はキリストの血であると認識されており，パンやぶどう酒はキリスト教の儀式食である。1587（天正19）年に，秀吉によりバテレン追放令が出され，1612（慶長17）年には，禁教令が出されて，キリスト教の禁教政策が始まった。1639（寛永16）年，徳川幕府はポルトガル船の来航を禁止し，鎖国を断行した。こうして，キリスト教と強く結び付いているパンは厳しく禁止されるに至った。その後は，オランダ人のためだけに，出島で細々とパンは焼かれた。南蛮貿易によりもたらされた金平糖やカステラなどは，近世に確立した和菓子として日本に定着したが，パンは近世の日本の食生活には受容されなかった。

幕末になると，軽くて腐りにくく携行に便利なパンが兵食として注目されるようになった。1842（天保13）年，伊豆韮山代官の江川太郎左衛門（坦庵）により，兵食としての試作パンが焼かれた。明治維新後，脱亜入欧，富国強兵を国策とする政府は，軍隊の兵糧にもパン食や西洋料理を取り入れるようになった。

1854（安政元）年，日米和親条約の締結にともない，200年以上に亘る鎖国状態が終わった。開国にともない，長崎，下田，箱館，神奈川，兵庫などの港が開放され，外国人居留地が造られ，外国人を対象としたホテルやレストランが開業された。こうした西洋化の動きの中で，日本人を対象とした西洋料理屋が次々に開業し，一般の日本人も西洋料理に親しむようになった。しかし，やわらかい飯を主食として食べてきた日本人にとって，西洋料理で提供されるパンは硬く，馴染みにくい珍奇な食物であった。

> **＊たんぱく質の栄養**
> たんぱく質の栄養は，たんぱく質を構成しているアミノ酸のうち必須アミノ酸の量により評価される。アミノ酸価は，必須アミノ酸がどの程度足りているかを表す指標であり，アミノ酸価が100に近いほど良質なたんぱく質である。精白米のアミノ酸価は61で，強力粉の36より高い。

1869（明治2）年，パン屋を開業した木村屋は，あんパンを考案し，1875年（明治8）に明治天皇にこれを献上した。あんパンの製造において，小麦生地を発酵するために，イーストの代わりに日本酒作りに用いる酒種の米麹が使用された。また，小麦生地で水分の多い小豆あんを包んでから焼いた。あんパンは，江戸時代の酒まんじゅうと類似した材料を用いて作られた和洋折衷のパンであった。日本的な風味とやわらかい食感のあんパンは，一般の人に受け入れられた。そして，1890（明治23）年には，木村屋からあんパンに続いてジャムパンが発売された。あんパンに始まるジャムパン，クリームパン，メロンパンのような日本的な菓子パンの出現により，日本人のパン食は大衆化し，日本の食生活に嗜好食として，あるいは間食としてパンは普及した。

第二次世界大戦後の食糧不足の時代には，アメリカの物資援助によりコッペパンと脱脂ミルクの学校給食が始まった。子どもたちは，飯の代用として学校給食で提供されたパンに親しんだ。やがて，その子どもた

ちは，大人となり，現在，パンは，飯の代用食としてではなく，日本人の第二の主食とよばれるようになった。

4．日本の食文化の特徴
(1) 和食の食事構成

　稲を主要栽培作物として選択した東・東南アジアの地域では，米を主食とした（図4-11）。水稲耕作を選択した日本も，米を初めとする穀物の飯を食事の中心に据えた米主食文化を形成した。奈良時代の律令制では，米や雑穀を担当する官僚「大炊寮（おおいりょう）」とその他の食品を扱う官僚「大膳職（だいぜんしき）」に分けられていた。これは，制度の上で，食物を米や雑穀の飯とその他の副食に分離していたことの現れである。この当時から飯は，食事の主要な食物である主食としての位置を確保していた。飯以外の食べ物は，副食である。副食とは，飯を沢山食べるために飯に添えられた料理，「おかず」あるいは「おさい」である。副食の材料としては，肉食が禁止されたので，多種類の魚介，季節の野菜，いもや豆，海藻などが用いられた。

> ① 単当たりの収穫量が多い（二毛作や連作が可能）。
> ② 保存できる。
> ③ エネルギー源となるでんぷんが多く含まれる。
> ④ 穀類としては良質なたんぱく質である。

図4-11　米が主食となった要因

　中世に入ると，寺院では精進料理，貴族や武士階層では本膳料理，茶道では懐石料理が発達した。いづれの料理様式においても，飯に汁とおかずを組み合わせた食事構成が基本であった。このような供応食にみられる食事構成は，日常食にも反映され，飯を中心とした汁とおかずの組み合わせが日本の食事構成として定着し，今日まで継承されている。

　食事の回数は，古代の貴族は1日2回が基本であった。室町時代に入ると武士が1日3回となり，江戸時代には1日3回の食事が一般化した。

　江戸時代，飯を炊く時間は，江戸と京阪では異なっていた。江戸では，朝食に飯を炊いたが，京阪では，昼食に飯を炊いた。『守貞謾稿』(1867)によると，江戸の町人は，朝食には炊きたての飯にみそ汁と一菜，昼食と夕食は冷飯を食べた。昼食には冷飯に野菜あるいは魚の一菜を必ず付け，夕食は茶漬けに香の物であった。このように江戸時代の日常食は，飯を主食として汁や菜を組み合わせた食事構成であった。

　しかし，食事の内容は，地域，身分あるいは経済状況により異なった。例えば，精白米の飯を食べることができた人々は，裕福な武家や町人階層であった。貧しい農民などは，麦飯やヒエ，アワなどの雑穀飯あるい

---

*肉食禁忌

　殺生を忌む仏教を国教とした日本では，天武天皇4(675)年に，牛，馬，犬，猿，鶏の肉を食べてはならないという肉食禁止令が発布された。その後徐々にではあるが，獣の肉を食べると身が穢れるという思想が浸透し，明治になるまでは肉食が禁忌された。しかし，この間，獣の肉を全く食べなかった訳ではなく，飢饉の非常時や薬として肉を食べる薬食いなどと称して，非日常的に食べることもあった。

*本膳料理

　本膳料理は，公卿や武家の供応食として室町時代に形成され，江戸時代には内容が充実した。日本料理の食事構成の原点である。飯に一汁三菜を組み合わせた本膳を基本とし，供応の豪華さにより膳の数が増し，五の膳まである。

*懐石料理

　懐石とは，禅僧が温石を懐に入れて空腹を抑える行為である。禅宗の質実で，自然を尊ぶ精神の影響を受けて発達した茶道において提供される料理であり，千利休により室町末期に形成された。足のない折敷を膳として用い，飯椀，汁椀，向付けの三品をのせて客人にすすめる。

*かて飯

　かて飯とは，アワやヒエの雑穀に野菜や草木の葉を加えて炊き込んだ飯である。米を栽培している農民は，米を食べることが叶わず，かて飯が主食であった。第二次世界大戦の影響下である1950年頃までは，麦やいもや野菜を炊きこんだかて飯が主食として食べられていた。

*エネルギー産生栄養素バランス
　エネルギー産生栄養素バランスとは，1日に摂取した食べ物の総エネルギー量に占めるべきたんぱく質，脂質および炭水化物の各エネルギーの割合を示す指標である。これらの栄養素バランスは，生活習慣病の発症およびその重症化を予防することを主な目的としている。18～49歳のエネルギー産生栄養素バランスの目標量は，たんぱく質13～20％，脂質20～30％（飽和脂肪酸7％以下），炭水化物50～65％である。なお，炭水化物にはアルコールが含まれるが，アルコールの摂取を勧めるものではない。

はかて飯が主であった。すべての日本人が，白米の飯を食べたいだけ食べられるようになったのは，高度経済成長期に入ってからのことである。

　飯を中心とした汁やおかずを組み合わせた日本の伝統的な食事構成は，日本型食生活として現在も受け継がれている。日本型食生活は，飯を中心に，魚，肉，牛乳・乳製品，野菜，海藻，豆など多種類の食材を用いた主菜と副菜を組み合わせた食事構成であり，エネルギー産生栄養素バランスのとれた食事として国際的にも高く評価されている。

(2) 行事食

　行事食は，年中行事や通過儀礼のために用意される特別な日の食物（ハレの食）である。年中行事は，正月，彼岸，盆など毎年決まった時期に行われる行事であり，五穀豊穣などを祈る農耕儀礼を基本として，季節の折り目ごとに神や仏を祭ることである。通過儀礼は，お食い初めや七五三などで，人生の節目に行われる儀式である。年中行事や通過儀礼は，人々の生活にメリハリを与えた。

　行事食には，日常の食物（ケの食）とは違う食物が作られた。また，神仏に供えられた食物は，直会（なおらい）と言い，行事や儀式の後で，参列者一同で分けて食べられた。親族や地域住民が一堂に会して同じ食物を食べることは，その集団としての意識を高め，結束を強めた。正月の雑煮，祭りのすし，誕生祝いの赤飯や尾頭付きの魚などの行事食は，日常の生活ではあまり食べることができない料理であった。行事食は，栄養の補給という意味からも重要であった。

(3) 郷土食

　日本列島は，南北に細長く，北海道の亜寒帯から南西諸島の亜熱帯までと広範囲に分布している。また，険しい山地が多く，リアス式海岸など海岸線が入り組んでおり，地形の起伏が大きい。日本は，その国土面積に比べて，気候や動植物の変化が大きく，それぞれの地域で産出される産物に違いがみられる。

　その地域の産物を用いた食べ物あるいはその地方特有の調理・加工法により作られた食べ物のことを郷土食とよぶ。郷土食は，その地域固有のものばかりではない。人の往来による他地域との交流の中から，その地域の郷土食が形成されていくので，隣接した地域で類似した郷土食がみられることもある。

　郷土食の一例として，漬物の地域性を比較した（図4-12）。漬物は，古代から食べられている食べ物であり，平城京跡から出土した木簡にその記述が認められる。漬物は，野菜を塩などと一緒に漬け込み，自然発酵を利用した野菜の保存食品である。日本人の食生活において，漬物は，

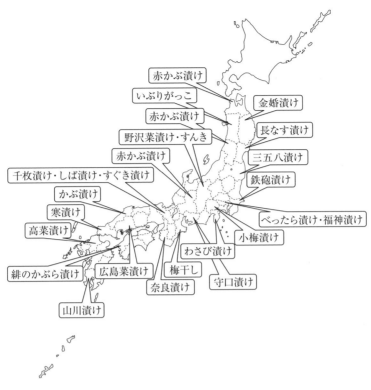

図4-12　各地の漬物

米飯を食べるために欠かすことができない食卓の脇役であった。野菜を漬けるときに用いる食材により，塩漬け，しょうゆ漬け，みそ漬け，かす漬け，麹漬け，酢漬け，糠漬けなどに分類される。漬物に用いられる野菜は，四季折々に産出されるそれぞれの地域の産物である。漬ける野菜の種類，野菜に加える副材料の違いにより，各地域に特有の漬物が誕生した。

　郷土食は，その地域の自然環境や生活環境の中から創出され，伝承されてきたものである。次世代に伝え残すには，郷土食に先人たちのおもいをのせて伝える必要がある。

参考文献

石川寛子編著：「食生活と文化」，弘学出版(1994)
石川寛子・江原絢子：「近現代の食文化」，弘学出版(2002)
石毛直道著：「石毛直道自選著作集　第2巻　食文化研究の視野」，ドメス出版(2011)
江原絢子・石川尚子編著者：「日本の食文化―その伝承と食の教育―」，アイ・ケイコーポレーション(2009)
中尾佐助：「料理の起源」，日本放送出版協会(1985)
日本伝統食品研究会編：「日本の伝統食品事典」，朝倉書店(2008)
農林水産省ホームページ　http://www.maff.go.jp/j/keikaku/syokubunka/(2020年12月現在)
樋口清之：「新版　日本食物史」，柴田書店(1987)
吉川誠次編著：「食文化論」，建帛社(1996)

実習 郷土料理や特産品を使った料理で「お国自慢」をしよう。

≪グループワーク＆個人ワーク≫

用意するもの

＊郷土料理や特産品についての資料を持ち寄る。

＊ワークシート（個人用）

実習の流れ

(1) グループワーク

① 自分の出身地などの郷土料理や特産品を使った料理について調べる。グループで話し合って，何を調べるか決め，地域の人々へのインタビューや，インターネット，その他の資料を用いて，手分けして調べる。

② 他の地域にも似たような伝統的な料理や特産品を使った料理があるのか調べてみる。

③ 調べた郷土料理や特産品を使った料理を，「お国自慢」の料理として宣伝するちらしをパワーポイントで作成する。

④ グループごとに発表する。ほかの班の発表で気が付いた点をメモする。

ふりかえり

(2) 個人のふりかえり

本授業をふりかえり，郷土料理や特産品を使った料理について，なぜ継承する必要があるのか，そしてどのように継承していったらよいかを考え，ワークシートに記述する。

郷土料理や特産品を使った料理で「お国自慢」をしよう。

学籍番号	氏　名	所属	学　年	班

ステップ1
グループで話し合って，何を調べるかを決めよう
地域の人々へのインタビューや，インターネット，その他の資料を用いて，手分けして調べましょう。

調べる料理名：

3節　ワークシート　　161

ステップ２　意見交換（ディスカッション，あるいは発表）

　グループでの話し合いや発表を聞いて，気づいた点をメモしましょう。

ステップ３　今日の授業をふりかえって

　郷土料理や特産品を使った料理について，なぜ継承する必要があると思いますか。今後どのようにして継承していったらよいと思いますか。

5章　食育とフード・リテラシー

学習の目標と概要

　これまでの章では，私たちが食物を食べること(「食」)のさまざまな側面について考えてきた。食べることは生命を維持するために必要不可欠であるとともに，おいしいと感じたり，満足した気持ちや幸福感を味わいながら，私たちの暮らしやライフスタイルがつくられていく。人と人との絆が，食物を通してつくられていくことにも大きな意味がある。私たちは日々の「食」を通して，生きていることの喜びや楽しさ，現在・過去・未来のさまざまな人や社会，文化，自然環境とつながっているのである。

　一方で，好きなものばかり食べていて健康上の問題が起こらないか，食品の安全性や食料問題は大丈夫かなどの気がかりも感じている。現代の社会では商品としての食物が大量に出回り，生産と消費の場がかけ離れて食物の素性がみえにくくなり，食にまつわる不安も増大している。

　今，「私(たち)は，何を，どのように食べたらよいのか？」を一人ひとりが問い直し，自らの「食」のあり方について考えることが必要になってきている。

　本章では，食の学び，すなわち，日々の食生活を営むうえで必要なこと・大切なことは何かを整理し，自分らしい心豊かな食生活を実現するにはどうしたらよいかを考える。

Study Point(達成目標)

- わが国における食育の推進について，現状と課題を理解する。
- フード・リテラシーとは何か。自分らしい「食」を実現し，「食」を楽しむために，どのようなリテラシーが必要か考える。

1節　食の教育

> **＊食行動**
> 　人間の食行動には，①何を（食物選択），②どれだけ（摂取量），③いつ（日時・時刻），④どこで（場所），⑤誰と（共食者），⑥その他（食べる道具・順序など）の諸側面がある。
> 　①，②は「生きる」ため，生命維持に直結する最重要課題である。一般的に，これは本能的行動と考えられているが，生後の摂食経験によって学習される部分も大きい。さらに，人間は周囲の環境（人・もの・こと）に対して適応的に「たくましく生きる」存在であり，長い歴史のなかで，作物を育て，家畜を飼うという食糧確保の方法をみつけ，調理によって食物の消化・吸収をよくし，保存性を高め，毒を取り除く方法を編み出してきた。また，自らの所属する社会・文化の規範を受け入れ，エチケットやマナーを守るなど「上手に生きる」知恵を身につけることで人間らしい食行動をつくっている。

　食行動に関するこれまでの研究や調査により，私たちが何を食べるか選択する主な要因は食物の味であることがわかっている。お腹がすいたり，おいしいものを食べたいという欲求（生物学的要因）が人を動かす。同時にまた，文化的に伝承された食べ方（食事パターン）が食物選択に大きな影響を及ぼしている。家族・地域・民族といった集団の，食にまつわる経験が，意識する・しないにかかわらず伝承されている。生まれ育った環境（自然・社会・生活）のなかで，入手可能な食物や，文化的に伝承され，繰り返し食べる経験を通して，私たちはその食物が好きになり（嗜好の形成），それを繰り返し食べるようになる（食習慣の形成）。

　私たちは乳幼児のときから現在まで，何が食べてよいものか，いけないものかについて，家族や周りの人々から「学習」している。近年では，大量に生産販売される食物が入手可能になり，マーケティングやマスメディアからの情報がこの「学習」に大きな影響を及ぼすようになってきた。食に関する学習（教育）は，家庭・地域・社会のなかでイン・フォーマルな教育（しつけ，伝承）として形づくられるとともに，今日では学校教育によるフォーマルな教育の必要性が増大している。

　適切な食物を選択するために，企業やメディアから発信される情報を理解したり，その情報を批判的に読み解き，主体的に意思決定するためのクリテイカルシンキング（批判的思考）スキルが必要である。食を楽しみ，自分らしい食生活を実現するには，食に関する価値観や，自己管理のための感情管理スキル（自己制御スキル），健康的で簡単な食事を自分で作ることができることも重要である。このように個人の知識やスキルをエンパワメントすることに加えて，食が関連する現代的な課題（栄養・健康問題，食糧問題，環境問題等）に対して，多くの人たちと協同して適切に解決していくスキルを身につけることも重要性を増している。

1. 食育基本法と食育の推進
(1) 食育基本法（前文　図5-1）

　わが国では，近年の食をめぐる環境の変化に伴い，さまざまな食生活の問題が指摘されるようになってきたことから，2005年（平成17年）に食育基本法が制定された。食育基本法では，生涯にわたって健全な心身を培い，豊かな人間性を育むために食育が重要であるとの認識のもとに，現在及び将来にわたる健康で文化的な国民の生活と豊かで活力ある社会の実現に寄与することを目的として，食育に関する施策を総合的かつ計画的に推進することとしている。

また，食育はあらゆる世代の国民に必要なものであるが，子どもに対する食育は，心身の成長及び人格の形成に大きな影響を及ぼし，生涯にわたって健全な心と身体を培い豊かな人間性をはぐくんでいく基礎となるものとしている。

　翌年には第1次食育推進基本計画（平成18～22年度の5年間）が策定され，国，地方公共団体による取組とともに学校，保育所，農林漁業者，食品関連業者，ボランティア等のさまざまな立場の関係者が連携・協力して国民運動としての食育を推進することとなった。その後，第2次（平成23～27年度），第3次食育基本計画（平成28～令和2年度），第4次食育基本計画（令和3～7年度）が策定・実施されている。また，内閣府より「食育ガイド」が発行され（図5-2），食育の推進状況について「食育白書」が毎年刊行されている。

　なお，学校教育においては平成20年（2008年）学習指導要領で「関連する教科等を中心として，学校全体で食育を推進すること」が明記されたことにより，現在，小・中・高等学校において食育の授業等が多様に実施されている。

> 　二十一世紀における我が国の発展のためには，子どもたちが健全な心と身体を培い，未来や国際社会に向かって羽ばたくことができるようにするとともに，すべての国民が心身の健康を確保し，生涯にわたって生き生きと暮らすことができるようにすることが大切である。
> 　子どもたちが豊かな人間性をはぐくみ，生きる力を身に付けていくためには，何よりも「食」が重要である。今，改めて，食育を，生きる上での基本であって，知育，徳育及び体育の基礎となるべきものと位置付けるとともに，様々な経験を通じて「食」に関する知識と「食」を選択する力を習得し，健全な食生活を実践することができる人間を育てる食育を推進することが求められている。もとより，食育はあらゆる世代の国民に必要なものであるが，子どもたちに対する食育は，心身の成長及び人格の形成に大きな影響を及ぼし，生涯にわたって健全な心と身体を培い豊かな人間性をはぐくんでいく基礎となるものである。
> 　一方，社会経済情勢がめまぐるしく変化し，日々忙しい生活を送る中で，人々は，毎日の「食」の大切さを忘れがちである。国民の食生活においては，栄養の偏り，不規則な食事，肥満や生活習慣病の増加，過度の痩身志向などの問題に加え，新たな「食」の安全上の問題や，「食」の海外への依存の問題が生じており，「食」に関する情報が社会に氾濫する中で，人々は，食生活の改善の面からも，「食」の安全の確保の面からも，自ら「食」のあり方を学ぶことが求められている。また，豊かな緑と水に恵まれた自然の下で先人からはぐくまれてきた，地域の多様性と豊かな味覚や文化の香りあふれる日本の「食」が失われる危機にある。
> 　こうした「食」をめぐる環境の変化の中で，国民の「食」に関する考え方を育て，健全な食生活を実現することが求められるとともに，都市と農山漁村の共生・対流を進め，「食」に関する消費者と生産者との信頼関係を構築して，地域社会の活性化，豊かな食文化の継承及び発展，環境と調和のとれた食料の生産及び消費の推進並びに食料自給率の向上に寄与することが期待されている。
> 　国民一人一人が「食」について改めて意識を高め，自然の恩恵や「食」に関わる人々の様々な活動への感謝の念や理解を深めつつ，「食」に関して信頼できる情報に基づく適切な判断を行う能力を身に付けることによって，心身の健康を増進する健全な食生活を実践するために，今こそ，家庭，学校，保育所，地域等を中心に，国民運動として，食育の推進に取り組んでいくことが，我々に課せられている課題である。さらに，食育の推進に関する我が国の取組が，海外との交流等を通じて食育に関して国際的に貢献することにつながることも期待される。
> 　ここに，食育について，基本理念を明らかにしてその方向性を示し，国，地方公共団体及び国民の食育の推進に関する取組を総合的かつ計画的に推進するため，この法律を制定する。

図5-1　食育基本法前文

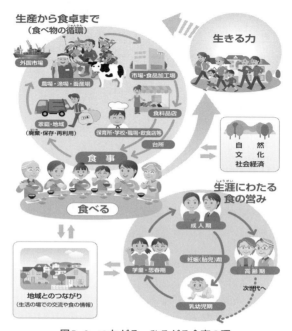

図5-2 つながる，ひろがる食育の環
出典：内閣府「食育ガイド」2012より

*「食育ガイド」
　食育推進のため，平成24年に内閣府より発行された食育の資料。乳幼児から高齢者まで，ライフステージのつながりを大切にし，生涯にわたりそれぞれの世代に応じた具体的な食育の取り組みを実践できるよう，楽しく学べる工夫がなされている。

*学校における食育推進
　平成20・21年，小・中・高等学校における学習指導要領が改訂され，その総則に「学校における食育の推進」が明記されるとともに，体育科，保健体育科や，家庭科，技術・家庭科など，関連する各教科などにおいても食育の観点から指導の内容の充実が図られた。また，学校給食法が改正され（平成20年），学校における食育の推進の観点から「生きた教材」としての学校給食の意義を明確に位置づけるとともに，栄養教諭が学校給食を活用した食に関する実践的な指導を行うこと，栄養教諭を中核とした学校・家庭・地域の連携による食育の充実の推進などが盛り込まれた。

(2) 学校における食育の目標・内容

　学校における食育の目標や内容については，学習指導要領には記載されていない。実際に学校現場では，①食事の重要性，喜びや楽しさ，②心身の成長や健康の保持・増進の上で望ましい栄養や食事の摂り方を理解し，③正しい知識・情報に基づいて食品の品質及び安全性等について自ら判断できる能力，④食物を大事にし，食物の生産等にかかわる人々へ感謝する心，⑤望ましい食習慣の形成，⑥各地域の産物，食文化等を理解する等が，目標として取り上げられていることが多い。

　こうしてわが国では，心身の健康の維持・増進，食品の品質と安全性，地域の産物や食文化などについての知識理解を深めたり，食物や食物の生産等にかかわる人々へ感謝する心などに関する教育指導が充実されてきている。一方，知識や気持ちが実際の食行動につながったかどうか，クリテイカルシンキングスキルが育ったかどうか，食に関わる現代的な課題の解決能力が身についたか等については課題が残されている現状である。

2．フード・リテラシー

　今，食育（食に関する教育，食教育）が必要とされるのはなぜだろうか。ここでいう「教育」とは，学校教育のようなフォーマルな教育だけでなく，「人の発達に影響を与える作用」と広くとらえることにする。学校以外のノン・フォーマルな教育，イン・フォーマルな教育も含めて，意識

的・系統的に与えられる「教えと学び」の範囲で考えてみよう。

　わが国において食育への関心が高まっているのと同じように，近年，欧米諸国においても食に関する教育(Food Education)への関心が高まり，その教育的意義や目的について議論が活発である。今日的な健康教育，肥満や慢性疾患(生活習慣病)予防の観点からはもとより，味覚教育，調理教育，消費者教育，教育ファームなど多様な視点による食の教育が展開されている。また，食に関する教育の目的や内容を考えるにあたっては，フード・リテラシー(Food literacy)という概念が用いられるようになっている。

> ＊教育ファーム
> 　子どもから大人まで幅広い人々を受け入れ，農業や自然に親しみ，生産や環境問題について体験的に学習できる農場や牧場であり，欧米では1970年代以降に各地で誕生し，盛んになっている。わが国では，1998年，(社)中央酪農会議により酪農教育ファーム推進委員会が設立され，「酪農教育ファーム」認証牧場が誕生している。

(1) リテラシーとは何か

　リテラシーとは，本来は母語の読み書きやコミュニケーション能力を指していたが，今日では，○○リテラシーというように，さまざまなリテラシーに拡張して使われている。たとえば，メディアリテラシーは，テレビ，新聞，コマーシャルなどのメディアから伝えられる情報を正しく理解し，適切な行動をするためのリテラシーとして使用されており，他にインターネットリテラシー，科学リテラシーなど，対象領域や利用するテクノロジーなどによりさまざまな内容に対して用いられ，複数のリテラシー間で内容の一部がオーバーラップしていることも少なくない。

　OECDによる生徒の学習到達度調査PISAでは，市民としての多面的な能力のなかの認知的側面(知識とスキル)をリテラシーとよび，読解リテラシー，数学的リテラシー，科学的リテラシー及び問題解決能力に関する調査が実施されている。リテラシーは「単なる知識や技能だけではなく，技能や態度を含むさまざまな心理的・社会的なリソースを活用して，特定の文脈の中で複雑な課題に対応することができる力」と定義され，情報(知識)にアクセスし，管理・統合・評価する能力と位置づけられ，日常生活で知識を応用するための能力と考えられている。

> ＊学力とリテラシー
> 　学力は，知識を知っているということだけでなく，それを使うときに発揮される資質・能力と考えられている。今日の急速に変化する知識基盤社会のなかで求められる学力(資質・能力)は，①「何を知っているか，何ができるか(個別の知識・技能)」，②「知っていること・できることをどう使うか(思考力・判断力・表現力など)」に加えて，③「どのように社会・世界と関わり，よりよい人生を送るか」という学び方に関わる能力や態度(人間性)が重要と考えられている。③には多様性，協働性，主体性，思いやりなど，さまざまな内容が含まれ，その人らしさ・個性を形づくるものであり，社会や文化により異なる価値観なども含まれる。

　また，21世紀に生きる市民性(Citizenship)を育てるために必要なリテラシーとして，批判的思考力，問題解決能力など高次の思考スキル，経済，政治，健康等々の対象領域に関する内容的知識に基づく読解能力・コミュニケーション能力が必要と考えられている。これらを基盤にして市民が，生活に必要な情報を読み解き，社会に関わり，協同・連帯して問題を解決するために適切な判断，行動ができるよう教育支援が必要と考えられているのである。

(2) フード・リテラシー(Food literacy)とは

　では，フード・リテラシーとはどのような能力ととらえられているのだろうか。デンマークの家政学者Benn(2014)はフード・リテラシーに

* 「食」のとらえ方(Food level)

自然科学的なとらえ方のレベル(Nutrients)から日常生活で経験しているレベル(Foods, Dishes/meals)、食習慣や食文化(Food-diet)と重層的にとらえて、食生活全体を考察する視点が必要である。

Food - diet - Culture のレベル
Dishes/meals : Choosing, Cooking のレベル
Foods : Growing のレベル
Nutrients: Nature のレベル

なお、3章1節では、食事を構成する要素について、「栄養素」「食品」「料理」の3段階(レベル)でとらえられること、各々のレベルで食事の栄養バランスを評価する方法があることを紹介している。

関する研究論文等を検索抽出し、フード・リテラシーの内容・定義を整理している。Benn の論文を参考にして、フード・リテラシーを構成する資質・能力をまとめると表5-1のようになる。

フード・リテラシーの構成要素には、「食」に関する科学的な知識とそれを日常生活に活用できる能力、食生活を営むために必要な実践的・技術的なスキル、美味しさや美しさを感じ表現する能力などの要素が含まれ、クリテイカルシンキングスキルや個人の価値観、意思決定能力の育成が重要であると考えられている。また、食生活は日常的に他者と関わりながら営まれることから、社会の構成員としての自覚と責任感、社会的な食生活課題に対して他者と協同して解決を目指すことも重要であると考えられている。フード・リテラシーは、このように実践的で多様な要素を含むととらえられているのである。

表5-1 フード・リテラシーの構成要素

構成要素	内容	内容例
知識・判断	科学的な知識理解、一貫性のある論理的な意思決定	食物の安全・衛生、健康と食物摂取や身体活動との関わりを理解し、課題の解決方法を考えるなど
行動	日常の食生活を営むために必要な実践的・技術的な知識とスキル	食物の栽培や加工、日常的な食物の選択、調理ができることなど
感覚・表現	美味しさや美しさの感覚・表現	栽培、調理、味わうことなどを通して感じたり、表現する。勇気をもって新たな食物を味わうなど
積極性	共同体の活動への参加、社会的・道徳的責任感、協調性、コミュニケーションスキル	社会的な食生活課題の解決について議論したり、行動する。地域のイベントに参加するなど
協同・連帯	自分自身、他者、環境に対する倫理的な省察、応答的な相互の関わり合い	論争的な社会的食生活課題を取り上げ、議論や対話を通して、他者に配慮した和解的な態度で問題解決を図るなど

出典：Benn, 2014を参考にして著者作成

* フード・リテラシーの内容

フード・リテラシーの内容については、研究者により、切り口や重点が異なる。例えばオーストラリアのVidgen H.(2011)は、①食事計画と管理(栄養・量・味のバランス、経済、時間等)、②食品の選択、③調理と衛生、④食事(楽しさ、健康、共食)の4つの内容構成を提案しており、わが国の学校教育における食育と共通する部分が多い。

(3) 学習目標

フード・リテラシーの学習内容は、自然科学、社会科学、文化の分野すべてにまたがっており、広範で多様な学習内容が考えられるが、単に知識の理解ではなく、人と人を取り巻く食環境との関わり合い、人が環境にどうはたらきかけるかという視点が重視される。一人ひとりが自分自身の知識、スキル、価値観、批判的思考力等を高め、主体的に意思決定できる能力を育むとともに、食に関する問題を解決することができるように、集団での合意形成、民主主義、連帯などの能力をエンパワーメントすることも大切であると考えられている。たとえば、次のような学習目標(例)が提示されており、これらを総合して「自分は何を、どのよ

うに食べて，生きていくのか」をイメージできるようになることを目指す。

フード・リテラシーの学習目標
　a．楽しさや喜び，感覚（情緒）を通した身体ケア
　b．家庭での加工・調理，食生活の技術
　c．認知的な能力（科学的な知識理解）
　d．美的な観察力・デザイン力・判断力
　e．倫理的・政治的な判断力と行動力
　f．人と関わる力，連帯する力，社会性

> フード・リテラシーの学習目標と，わが国の食育の目標を比較してみよう。共通するところ，異なっているところはどんなことだろう？
> 共通するところ：
> 異なるところ：

（4）カリキュラムと学習活動

フード・リテラシーのカリキュラム例は，例えば次のような内容が示されている。

フード・リテラシーのカリキュラム例
1. 食べることと身体
2. 食習慣，文化的・社会的な影響
3. 栄養と健康
4. 食品の品質とグローバルな消費量
5. 食品の表示と消費者
6. 食品の衛生，保存，法律
7. 食文化，料理の技術とおいしさ・美しさ

これらの内容については，わが国における食育の目標・内容の範囲とかなりオーバーラップしていると考えられるだろう。わが国の小・中・高等学校では，食育だけでなく，家庭科，技術・家庭科，保健体育，社会科等の教科にこれらの内容が部分的に含まれている。本書の各章においても青年期の高等教育において必要と考えられる内容を取り上げているが，食品の品質，保存・加工・調理に関することがらについては，他にテキストが多数刊行されているので省いている。これらの内容がフード・リテラシーにとって重要であるとともに，特に調理の基礎的な技術の必要性が重視されていることに着目しておきたい。

学習活動についてはどうだろうか。フード・リテラシーの目標を達成するには，どのように学習するのかが重要である。例えば，上記のカリ

＊ケア
　ケア（care）は，広い意味では，世話や配慮，気配り，手入れ，メンテナンスなどをすることであり，本文中の「身体ケア」はこの意味で用いている。一方，狭義には看護・介護のことをいい，近年は，弱者・患者・障害者の世話をして「あげる」といった強者からのサービスという意味合いに対して，相手の"生きること"に関わる援助，応答的な関わり方を意識し，ケアを行うことによって，そのプロセスの中で相手の自立的な能力を引き出すことを目標とするようになっている。
　表5-2に示されている「応答的な相互の関わり合い」はこの意味である。例えば，幼児の食育では，食べ物の与え方・知識だけでなく，子どもとの関わりのなかで，食を文化として伝える実践力が「応答的な相互の関わり」において必要と考えられるなどである。

> *クロスカリキュラム
> 　特定のテーマについて複数の教科・科目の内容を相互に関連づけて学習するカリキュラムである。食育のほか，環境教育などにも有効とされる。各教科の専門性と特徴を生かし，テーマに対する関連性を明確にして実施することにより学習効果を上げることができる。

キュラムでは，クロス・カリキュラムで参加型の学習活動が推奨されており，幼児期から青年期まで，発達段階に合わせてスパイラルに継続するのがよいとしている。学習者の年齢・発達段階に合わせて，それまでの学習経験を考慮しながら学習内容と学習活動を適宜選択することが効果的である。

　幼児期から小学校低学年では，目の前にある具体的な食べ物を探求し，体験しながら学ぶことが大切である。実際に，野菜を栽培したり，五感で感じたり，調理したりして，実践的に楽しく学ぶ。また，手を使ったり，道具を使うことは近代社会の伝統文化的スキルを学ぶことであり，その子ども一人ひとりの生き方につながる学びを展開することができる。感覚的な学習や実践的な学習が，認知された知識と結び付けられ，生活や社会におけるさまざまな事柄を理解したり，問題を解決する力の育成につながる。

　そのうえで，日常生活の中から解決すべき意義のある具体的な課題を設定し，個人やグループ・クラスで，実現可能な解決策を考え，知識とスキルを活用して取り組んでいく，アクテイブ・ラーニングの学習活動が効果的と考えられている。

> *アクティブ・ラーニング
> 　「能動的な学習」のことで，授業者が一方的に学習者に知識伝達をする講義スタイルではなく，課題研究やプロジェクト学習，ディスカッション，プレゼンテーションなど，学習者の能動的な学習を取り込んだ授業を総称する。

　このような学習活動は，現在わが国における教育改革の方向性，すなわち，何を知っているか（知識・情報の獲得）から，何ができるか（知識・情報の活用），どのようにするか（協同性・態度）への転換と軌を一にしている。食の学習を通して，21世紀に求められる新しい学力観とその育成が期待できるのである。

参考文献

足立己幸，衛藤久美，佐藤都喜子監訳：「これからの栄養教育論―研究・理論・実践の環―」，第一出版 (2015)
今田純雄：「食べることの心理学―食べる，食べない，好き，嫌い」，有斐閣 (2005)
江原絢子編「食と教育」，ドメス出版 (2001)
食育基本法　http://law.e-gov.go.jp/htmldata/H17/H17HO063.html
食育推進基本計画 (平成18年)　http://www8.cao.go.jp/syokuiku/about/plan/pdf/kihonkeikaku.
食育推進基本計画 (第2次)　http://www8.cao.go.jp/syokuiku/about/plan/
食育推進基本計画 (第3次)　http://www8.cao.go.jp/syokuiku/about/plan/pdf/3kihonkeikaku.pdf
内閣府：「食育白書」平成18年以降毎年刊行
内閣府：「食育ガイド」　http://www8.cao.go.jp/syokuiku/data/guide/index.html
中島義明，今田純雄：「たべる―食行動の心理学―」，朝倉書店 (1996)
Benn, J., Food, nutrition or cooking literacy-a review of concepts and competencies regarding food education" Int. J.Home Economics, 7(1), p.13-35 (2014)
Nowak et al., "Building food literacy and positive relationships with healthy food in children through school gardens" Childhood Obesity (Formerly Obesity and Weight Management), 8(4), p.392-395 (2012)
Vidgen H. (2011)　http://eprints.qut.edu.au/53786/

実習 この章で学習したことがらや，以下の例のなかから興味のあることがらを選び，調べたり取材したりして紹介記事を作成し，発表しよう。

例：フェアトレード，エシカル消費（倫理的消費），フードスタンプ，国連WFP学校給食プロジェクト，子ども食堂，企業倫理（コンプライアンス），SDGs（Sustainable Development Goals，持続可能な開発目標），地球環境問題，食料問題など。

(1) あなたのフード・リテラシーをチェック

　前述したフード・リテラシーの学習目標a〜f（p.169）について，あなたのリテラシーを自己評価してみよう。

> 1：ほとんどできていない。
> 2：あまりできていない。
> 3：どちらともいえない。
> 4：だいたいできている。
> 5：できている。

次の①〜⑥のほかに，どんなチェック項目が考えられるだろうか。

① 食物をよく味わい，食事を楽しんでいるか。	1・2・3・4・5
② ふだんから調理をしたり，食物をむだにしない工夫をしているか。	1・2・3・4・5
③ 健康によい食生活を実践しているか。	1・2・3・4・5
④ 食卓を気持ちよく調えたり，新たな食物に挑戦しているか。	1・2・3・4・5
⑤ 食中毒や食品ロスなどのニュースに関心をもち，その対策について考えているか。	1・2・3・4・5
⑥ 学校や地域の食に関わるイベントなどに参加・協力しているか。	1・2・3・4・5

> チェック項目を考えてみましょう。

(2) あなたの考えをまとめてみよう。

> あなたはどのように食物を選び，どのような食生活を送りたいと思いますか。

索　引

あ

- ISO 22000 ……… 59
- ISO 9000 シリーズ ……… 59
- 亜鉛 ……… 84
- 赤色みそ ……… 153
- 悪性新生物 ……… 92
- アクティブ・ラーニング ……… 170
- アクリルアミド ……… 41
- 味 ……… 120
- 味細胞 ……… 121
- 味わい教育 ……… 129
- アナフィラキシーショック ……… 66
- アニサキス ……… 40
- アフラトキシン ……… 15
- 甘口みそ ……… 153
- 甘みそ ……… 153
- アミノ酸 ……… 78
- アミノ酸価 ……… 78
- アミノ酸評点パターン ……… 79
- アレルギー表示 ……… 65
- アレルゲン ……… 62, 65
- 安全係数 ……… 51
- 安定成長期 ……… 2
- あんパン ……… 156

い

- EPA（IPA） ……… 79
- イエの制度 ……… 135
- 位階制的身分秩序 ……… 139
- 閾値 ……… 124
- 育児休業取得率 ……… 141
- 育児ストレス ……… 141
- 育児不安 ……… 141
- いずし ……… 154
- 椅子式（ダイニング）テーブル ……… 135
- 伊勢講 ……… 139
- 一次予防 ……… 93
- 一日摂取許容量（ADI） ……… 50, 51
- 一律基準 ……… 53
- 一家団らん ……… 135
- 一括名表記 ……… 63
- 一価不飽和脂肪酸 ……… 80
- 一般飲食物添加物 ……… 48
- 遺伝子組換え技術 ……… 68
- 遺伝子組換え農作物 ……… 68
- 遺伝子組換え食品 ……… 68
- 稲作 ……… 151
- 稲荷講 ……… 139
- イノシン酸ナトリウム ……… 125
- いわゆる健康食品 ……… 105
- イン・フォーマルな教育 ……… 164
- 飲料水の買い占め ……… 105

う

- ウイルス性食中毒 ……… 33, 39
- ウェルシュ菌 ……… 37
- ウェルシュ菌エンテロトキシン ……… 37
- う歯 ……… 92
- 失われた30年 ……… 6
- うすくちしょうゆ ……… 153
- うま味 ……… 124, 125

え

- 栄養および健康強調表示の使用に関するガイドライン ……… 113
- 栄養機能食品 ……… 66, 108
- 栄養強化 ……… 64
- 栄養強調表示 ……… 66
- 栄養成分表示 ……… 66
- 栄養素 ……… 74
- 栄養バランス ……… 74
- 栄養表示 ……… 104
- エシカル消費（倫理的消費） ……… 170
- 江戸前料理 ……… 153
- n-3系多価不飽和脂肪酸 ……… 80
- n-6系多価不飽和脂肪酸 ……… 80
- エネルギー産生栄養素バランス ……… 77, 78, 158
- エネルギー出納 ……… 96
- FAO/WHO合同食品添加物専門家会議 ……… 50
- L-フェニルアラニン化合物 ……… 62
- エンゲル係数 ……… 4
- エンテロトキシンA型 ……… 13
- 塩分計 ……… 85
- 塩分濃度 ……… 85

お

- おいしさ ……… 120
- おいしさの要因 ……… 122
- 黄色ブドウ球菌 ……… 13, 37

か

- 開国 ……… 156
- 外食 ……… 6
- 外食産業 ……… 12
- 外食チェーン ……… 12
- 改正食品衛生法 ……… 46
- 懐石料理 ……… 157
- 外部被ばく ……… 41
- 科学的実証 ……… 113
- 化学物質による食中毒 ……… 33
- 学習指導要領 ……… 165
- 学習到達度調査PISA ……… 167
- 加工食品 ……… 12
- 加工助剤 ……… 64
- 菓子パン ……… 156
- 過剰除去 ……… 17
- 過剰症 ……… 83
- カステラ ……… 156
- 家族関係 ……… 137
- 家族の凝集性 ……… 137
- 家族の個人化 ……… 136
- 家族のライフステージ ……… 136
- かつお節 ……… 150
- 学校給食 ……… 156
- 学校給食法 ……… 2
- 学校における食育推進 ……… 166
- 家庭系廃棄物 ……… 16
- かて飯 ……… 158
- カドミウム ……… 41
- カネミ油症（PCB中毒）事件 ……… 40
- カビ毒（マイコトキシン） ……… 42
- 芽胞 ……… 37
- 粥 ……… 151
- ガラクトース ……… 81
- 辛みそ ……… 153
- 夏緑樹林 ……… 149
- カルシウム ……… 84
- 観光農園 ……… 27
- 感染型 ……… 33
- 完全失業率 ……… 6
- 感染症法 ……… 33
- 関東しょうゆ ……… 153
- 干ばつ ……… 24
- カンピロバクター ……… 35
- 甘味 ……… 124

き

- 危害要因（ハザード） ……… 32
- 企業倫理（コンプライアンス） ……… 170
- 寄生虫による食中毒 ……… 33, 40
- 既存添加物 ……… 48

機能性食品……………108, 110	健康食品の謳い文句…………112	**さ**
機能性表示食品………………67	健康増進法……………………61	細菌性食中毒…………………33
キノコ…………………………39	健康日本21(第三次)…………93	採餌行動……………………133
木の実………………………149	減量(ダイエット)…………102	さいしこみしょうゆ………153
義務表示………………………62	原料原産地名…………………62	細胞外液………………………86
キャリーオーバー(持込み)……64	**こ**	細胞内液………………………86
牛海綿状脳症(BSE)感染牛……46	こいくちしょうゆ…………153	魚加工食品…………………150
牛海綿状脳症(BSE, 狂牛病)……42	高血圧症………………………92	鎖国…………………………156
牛トレーサビリティ法………60	耕作放棄地……………………25	サブプライムローン問題……25
教育ファーム………………167	麹菌…………………………153	サプリメント………………108
供応食………………………157	講集団………………………139	サルモネラ属菌………………36
供給純食料………………………4	交渉力………………………104	3C………………………………3
供給熱量ベースの総合食料自給	高度経済成長期…………………2	三種の神器………………………3
率……………………………21	高齢化………………………140	産消提携………………………28
行事食………………………158	コーデックス委員会………113	3色食品群……………………75
共食…………………………133	五感…………………………120	三次予防………………………93
共同飲食儀礼………………139	五官…………………………123	3分の1ルール………………17
共同体………………………139	五基本味……………………124	酸味…………………………124
郷土食………………………159	国際食品規格委員会〈Codex	残留基準値……………………53
京料理………………………153	(コーデックス)委員会〉…50	残留農薬………………………53
魚介類………………………149	国民健康・栄養調査………51, 92	残留農薬等のポジティブリスト
虚偽・誇大な表現…………109	国民所得…………………………3	制度…………………………53
虚偽・誇大な表示・広告規制…113	国連WFP学校給食	3類感染症……………………33
ギラン・バレー症候群………35	プロジェクト……………170	**し**
キリスト教…………………156	孤食…………………………136	
禁教政策……………………156	個食…………………………136	GAP(適正農業規範)…………58
く	五大栄養素……………………77	GMP(適正製造規範)…………58
グアニル酸ナトリウム……125	個体識別番号…………………60	シーベルト……………………41
蚊……………………………152	骨芽細胞………………………98	塩味…………………………124
下りしょうゆ………………153	骨吸収…………………………98	シカゴ穀物市場………………25
グリーン・ツーリズム………27	骨粗鬆症………………………97	志賀毒素………………………36
グリコーゲン…………………80	コッペパン…………………156	事業系廃棄物…………………16
クリティカルシンキング	骨量……………………………98	ジグソー学習………………102
(批判的思考)………105, 164	子ども食堂…………………170	嗜好の形成…………………164
グルコース………………80, 81	子どもの「ひとり食べ」……136	自己制御スキル……………164
グルタミン酸ナトリウム…125	子どもの調理参加…………138	事故米…………………………15
クロス・カリキュラム……170	コハク酸ナトリウム………125	資産価値…………………………6
け	コミュニケーション………133	脂質……………………………77
ケア…………………………169	小麦……………………………23	脂質異常症………………82, 92
景品表示法(不当景品類及び	米………………………………23	脂質の消化吸収………………79
不当表示防止法)……………60	米麹…………………………156	思春期スパート………………95
計量法…………………………60	米主食文化…………………157	自然毒による食中毒……33, 39
血糖値…………………………80	米トレーサビリティ法……15, 60	指定添加物……………………48
ケの食………………………158	米みそ………………………153	脂肪酸…………………………79
健康栄養政策………………114	コラーゲン………………83, 98	市民性………………………167
健康格差………………………93	コレステロール………………79	社会貢献活動………………115
健康強調表示………………104	コンビニエンス・ストア……12	社会的孤立…………………140
健康志向……………………110	金平糖………………………156	社会的促進…………………134
健康寿命………………………93		JAS法…………………………61
		週休2日制………………………5

重金属・・・・・・40	食中毒予防の3原則・・・・・・39	水溶性ビタミン・・・・・・82
嗅細胞・・・・・・121	食の外部化・・・・・・5	スクール・カフェテリア・・・・・・171
集団就職・・・・・・3	食の個人化・・・・・・136	スクロース・・・・・・81
重量ベースの食料自給率・・・・・・21	食の分配・・・・・・133	ステロール類・・・・・・79
主菜・・・・・・74	食の洋風化・・・・・・3	
主菜と副菜・・・・・・158	食品安全委員会・・・・・・47	**せ**
主食・・・・・・74,157	食品安全基本法・・・・・・15, 46	生活者・・・・・・104
生涯未婚率・・・・・・7	食品衛生法・・・・・・15, 48, 61	生活習慣病・・・・・・92
使用基準・・・・・・52	食品偽装事件・・・・・・46	生活様式・・・・・・149
条件付き保健機能食品・・・・・・110	食品添加物・・・・・・48	正規雇用・・・・・・6
精進料理・・・・・・152,157	食品添加物公定書・・・・・・52	生産額ベースの総合食料自給率・・・21
脂溶性ビタミン・・・・・・82	食品の意図的汚染・・・・・・16	生産現物割合・・・・・・12
小腸上皮細胞・・・・・・79	食品のリスク・・・・・・32	生食用食肉の規格基準・・・・・・15
消費期限・・・・・・62	食品パッケージ・・・・・・104	製造所固有記号・・・・・・64
消費支出・・・・・・3	食品表示法・・・・・・61	生体インピーダンス(BI)法・・・・・・97
消費者・・・・・・104	食品不祥事・・・・・・14	生体内毒素型(中間型)・・・・・・33
消費者教育・・・・・・167	食品由来の廃棄物・・・・・・16	生物濃縮・・・・・・40
消費者庁・・・・・・61	食品ロス・・・・・・16	性別役割分業・・・・・・138
消費者トラブル・・・・・・113	食品ロス率・・・・・・16	性別役割分業意識・・・・・・138
消費者への注意喚起・・・・・・114	食文化・・・・・・148	西洋料理・・・・・・156
商品のパッケージ・ラベルの 表示・・・・・・109	食物アレルギー・・・・・・65	世帯食・・・・・・16
	食物繊維・・・・・・62, 80, 82	摂取行動・・・・・・133
情報リテラシー・・・・・・105	食物の獲得・・・・・・148	摂食障害・・・・・・96
賞味期限・・・・・・62	食物の摂取・・・・・・148	セレウス菌・・・・・・38
縄文時代・・・・・・149	食物の調理・・・・・・148	戦後復興期・・・・・・2
縄文人・・・・・・149	食物連鎖・・・・・・40	
しょうゆ・・・・・・152	食料安全保障上・・・・・・24	**そ**
照葉樹林・・・・・・149	食料自給率・・・・・・21	相乗効果・・・・・・125
食料費・・・・・・4	食料自給力・・・・・・21	ソラニン類・・・・・・39
食料品製造業・・・・・・12	食料需給表・・・・・・23	
食料問題・・・・・・170	しろしょうゆ・・・・・・153	**た**
食育・・・・・・164	白みそ・・・・・・153	第1次オイルショック・・・・・・3
食育ガイド・・・・・・165	新型コロナウイルス感染症 (COVID-19)・・・・・・7, 34	第1次食育推進基本計画・・・・・・165
食育基本法・・・・・・27,164		第一制限アミノ酸・・・・・・78
食育基本法前文・・・・・・165	新奇性恐怖・・・・・・134	ダイエット・・・・・・107
食育推進基本計画・・・・・・27	神経性過食症・・・・・・96	ダイオキシン類・・・・・・40
食育政策・・・・・・136	神経性やせ症・・・・・・96	耐久消費財・・・・・・3
食育白書・・・・・・165	神人共食・・・・・・139	体脂肪・・・・・・96
食塩相当量・・・・・・66	心臓病・・・・・・93	大豆・・・・・・23
食教育・・・・・・166	身体活動・・・・・・94	大豆塩蔵発酵食品・・・・・・152
食具・・・・・・148	身体活動量・・・・・・94	大豆加工食品・・・・・・152
食行動・・・・・・164	身体ケア・・・・・・169	大豆たんぱく質・・・・・・152
食事作法・・・・・・135, 148	新中間層・・・・・・135	大腸菌O157：H7・・・・・・36
食事パターン・・・・・・164		第二次性徴・・・・・・95
食事バランスガイド・・・・・・75	**す**	DK(ダイニングキッチン)・・・・・・135
食習慣の形成・・・・・・164	推奨表示・・・・・・62	耐容上限量・・・・・・76
食情報のリテラシー・・・・・・104	推奨量・・・・・・76	多価不飽和脂肪酸・・・・・・80
食生活指針・・・・・・75, 93	推定平均必要量・・・・・・76	だし・・・・・・151
食中毒・・・・・・33	炊飯・・・・・・151	脱脂ミルク・・・・・・156
食中毒事件・・・・・・15	水分の出納・・・・・・86	脱水状態・・・・・・86
食中毒統計・・・・・・34	水分補給・・・・・・87	タテ社会の秩序・・・・・・140

多糖類 80	天然添加物 49	二次予防 93
食べ残し 17	でん粉 81	日常食 157
たまりしょうゆ 153	**と**	日米和親条約 156
多面的な機能 26	東京電力福島第一原子力発電所	煮貫 152
淡色みそ 153	の事故 41	日本型食生活 158
炭水化物 77	糖質 80	日本人の食事摂取基準 66
単糖類 80	糖度 82	乳酸発酵 154
単独世帯 8, 140	糖度計 82	乳児ボツリヌス症 38
たんぱく質 77	糖尿病 82, 92	乳児用規格適用食品 62
たんぱく質の吸収 78	動脈硬化 93	乳頭 121
たんぱく質の消化 78	動脈硬化性疾患 93	女人講 140
ち	とうもろこし 24	人間関係の希薄 141
地域子育て支援拠点事業 142	毒素型 33	妊娠高血圧症候群 92
地域ブランド化 27	特定原材料 65	**ね**
地育知産 128	特定保健用食品(規格基準型) 67, 110	年中行事 158
地球環境問題 170	特定保健用食品(疾病リスク低減表示) 111	**の**
畜産品 23	特定保健用食品(トクホ) 67, 107, 111	農家人口比率 12
地産地消 26	特別用途食品 66, 67	農業就業人口 25
父親の育児参加 141	都市農村交流 27	農業女子プロジェクト 27
地場産物 27	共働き 5	農業人口 25
チャブ台 135	共働き世帯数 138	農業生産 25
中国製冷凍ギョーザ事件 40	トランス脂肪酸 41	農耕 151
中性脂肪 79	トレーサビリティ 46, 60	農耕儀礼 158
中流 4	**な**	農作業体験 28
腸炎ビブリオ菌 37	内臓脂肪型肥満 96	農産物直売所 26
腸管出血性大腸菌 36	内臓肥満 93	農産物輸入額 23
腸管出血性大腸菌 O111 15, 36	内部被ばく 41	脳卒中 93
朝鮮戦争 2	内分泌かく乱物質(環境ホルモン) 40	ノロウイルス 38
調理教育 167	直会 139, 158	**は**
調理食品 5, 6	中食 7	バイオエタノール 24
調理態度 138	ナトリウム 84	配給制度 2
調理の意義 149	生垂 152	派遣社員 6
調理役割 138	生なれ 154	箱膳 135
直接廃棄 17	なれずし 154	破骨細胞 98
つ	**に**	HACCP(ハサップ) 46, 58
通過儀礼 158	におい物質 121	発酵食品 153
漬物 159	煮堅魚 150	発達心理学 133
集いの場 142	苦味 124	発達段階(ライフステージ) 92
て	にぎりずし 155	バブル崩壊後 2
DHA 79	肉食禁忌 157	早ずし 155
TPP 26	二次汚染 36	ハレの食 158
呈味成分 124	2次的自然の形成 26	晩婚化 140
デキストリン 81	21世紀における国民健康づくり運動(健康日本21) 93	**ひ**
テクスチャー 120		PFC比率 78
鉄 84		BMI 96
鉄欠乏性貧血 85		PCB 40
伝統的文化の伝承 26		皮下脂肪型肥満 96
天然香料 48		

索引 175

醬················152	飽和脂肪酸···········62, 80	森永ヒ素ミルク事件·······40
非正規雇用··········140	保健機能食品········108, 66	問題解決能力··········167
ビタミン············82	ポジティブリスト方式·····48	**や**
ビタミン A··········83	ポストハーベスト農薬·····54	野菜類···············23
ビタミン B 群········82	保存食品············155	やせ················94
ビタミン C··········83	ボツリヌス菌··········38	**ゆ**
ビタミン D········83, 98	ボディイメージ（身体像）··95	有機農業·············28
ビタミン E··········83	骨の構造·············98	有機リン系殺虫剤·······15
ビタミン K··········83	骨の再構築···········98	ユーラシア大陸········149
必須アミノ酸········78	本膳料理··········139,157	輸出規制·············25
必須脂肪酸··········79	**ま**	湯取り飯············151
PDCA サイクル·······173	マーケットバスケット方式···51	**よ**
肥満·············92, 94	マスメディア·········104	溶血性尿毒症症候群（HUS）··36
姫飯···············151	豆みそ··············153	用途名併記············63
病原大腸菌··········35	マルトース············81	ヨコのつながり········140
表示の免除···········63	**み**	4つの食品群··········75
ふ	味覚教育···········120, 67	**ら**
ファミリー・サポート・センター····142	味覚受容体··········121	ラクトース············81
FoodEducation······167	未婚化··············140	ラベル··············104
フード・リテラシー····167	未婚率···············7	**り**
フードコンシャスネス教育	みそ················152	リーマン・ショック·····25
＝味わい教育·····120	未醤················152	リスク···············32
フードシステム········12	水俣病···············40	リスク管理（リスクマネジメン
フードスタンプ·······170	ミニマムアクセス米·····15	ト）·················47
フードチェーン········59	ミネラル（無機質）·····84	リスクコミュニケーション···47
フードファディズム···107	味蕾················121	リスク認知··········106
風評被害············105	民俗学··············139	リスク評価（リスクアセスメン
フェアトレード·····115,170	**む**	ト）·················47
フォーマルな教育····164	麦みそ··············153	リスク分析（リスクアナリシス）
副菜················74	蒸し飯··············151	··················46
副食···············157	無承認無許可医薬品····108	リストラ··············6
ふぐ毒···············39	無尽講··············139	リテラシー··········167
物質的な充足··········3	6つの基礎食品群·······75	良好な景観の形成······26
鮒ずし··············154	無毒性量··········50, 51	リン················84
プラザ合意············5	**め**	リン脂質·············79
フリーター············6	銘々膳············134, 35	**れ**
プリオン（異常タンパク質）···42	メタボリックシンドローム····93	連帯···············139
フルクトース··········81	メチル水銀···········40	**ろ**
へ	メッツ··············95	6次産業化············27
兵食···············156	メディアリテラシー····167	ロコモティブシンドローム···95
ベクレル············41	目安量···············76	**わ**
ペプチド結合·········78	**も**	
ベロ毒素············36	目標量···············76	
ほ	木簡···············159	
防かび剤············64	モデリング··········134	ワーク・ライフ・バランス···141
放射性セシウム········41	守貞謾稿············157	和菓子··············156
放射性物質···········41		
放射性ヨウ素·········41		

新版	白熱教室　食生活を考える

初版発行	2016年10月30日
二版発行	2018年 9 月25日
二版二刷	2019年 9 月25日
三版発行	2021年 3 月30日
三版二刷	2022年 7 月30日
四版発行	2024年 7 月30日

編著者Ⓒ　金子佳代子
　　　　　松島　悦子

発行者　森田　富子
発行所　株式会社 アイ・ケイコーポレーション
　　　　〒124-0025　東京都葛飾区西新小岩4-37-16
　　　　メゾンドール I&K
　　　　Tel 03-5654-3722, 3723　　Fax 03-5654-3720

表紙デザイン　㈱エナグ
組版　㈲ぷりんてぃあ第二／印刷所　港北メディアサービス

ISBN978-4-87492-344-3 C3077

—エネルギー・栄養素の食事摂取基準(2025年版)—

表1, 2 ——— 3
表3 ——— 4
表4, 5 ——— 5
表6, 7 ——— 6
表8, 9 ——— 7
表10 ——— 8
表11, 12 ——— 9
表13, 14 ——— 10
表15, 16 ——— 11
表17, 18 ——— 12
表19, 20 ——— 13
表21, 22 ——— 14
表23, 24 ——— 15
表25, 26 ——— 16
表27, 28 ——— 17
表29, 30 ——— 18
表31, 32 ——— 19
表33, 34 ——— 20
表35, 36 ——— 21

—エネルギー産生経路図— ——— 22

アイ・ケイ コーポレーション

― エネルギー・栄養素の食事摂取基準(2025年版) ―

表-1 目標とするBMIの範囲(18歳以上)[1],[2]

年齢(歳)	目標とするBMI(kg/m^2)
18 〜 49	18.5 〜 24.9
50 〜 64	20.0 〜 24.9
65 〜 74[3]	21.5 〜 24.9
75以上[3]	21.5 〜 24.9

[1] 男女共通。あくまでも参考として使用すべきである。
[2] 上限は総死亡率の低減に加え，主な生活習慣病の有病率，医療費，高齢者および労働者の身体機能低下との関連を考慮して定めた。
[3] 総死亡率をできるだけ低く抑えるためには下限は20.0から21.0付近となるが，その他の考慮すべき健康障害等を勘案して21.5とした。

表-2 推定エネルギー必要量(kcal/日)

性別	男性			女性		
身体活動レベル[1]	低い	ふつう	高い	低い	ふつう	高い
0 〜 5 (月)	−	550	−	−	500	−
6 〜 8 (月)	−	650	−	−	600	−
9 〜 11 (月)	−	700	−	−	650	−
1 〜 2 (歳)	−	950	−	−	900	−
3 〜 5 (歳)	−	1,300	−	−	1,250	−
6 〜 7 (歳)	1,350	1,550	1,750	1,250	1,450	1,650
8 〜 9 (歳)	1,600	1,850	2,100	1,500	1,700	1,900
10 〜 11 (歳)	1,950	2,250	2,500	1,850	2,100	2,350
12 〜 14 (歳)	2,300	2,600	2,900	2,150	2,400	2,700
15 〜 17 (歳)	2,500	2,850	3,150	2,050	2,300	2,550
18 〜 29 (歳)	2,250	2,600	3,000	1,700	1,950	2,250
30 〜 49 (歳)	2,350	2,750	3,150	1,750	2,050	2,350
50 〜 64 (歳)	2,250	2,650	3,000	1,700	1,950	2,250
65 〜 74 (歳)	2,100	2,350	2,650	1,650	1,850	2,050
75以上(歳)[2]	1,850	2,250	−	1,450	1,750	−
妊婦(付加量)[3] 初期					+50	
中期					+250	
後期					+450	
授乳婦(付加量)					+350	

[1] 身体活動レベルは、「低い」、「ふつう」、「高い」の3つのカテゴリーとした。
[2] 「ふつう」は自立している者、「低い」は自宅にいてほとんど外出しない者に相当する。「低い」は高齢者施設で自立に近い状態で過ごしている者にも適用できる値である。
[3] 妊婦個々の体格や妊娠中の体重増加量及び胎児の発育状況の評価を行うことが必要である。
注1：活用に当たっては、食事評価、体重及びBMIの把握を行い、エネルギーの過不足は体重の変化又はBMIを用いて評価すること。
注2：身体活動レベルが「低い」に該当する場合、少ないエネルギー消費量に見合った少ないエネルギー摂取量を維持することになるため、健康の保持・増進の観点からは、身体活動量を増加させる必要がある。

表-3 たんぱく質の食事摂取基準（g/日）

（推定平均必要量，推奨量，目安量：g/日　　目標量：％エネルギー）

性別	男性				女性			
年齢等	推定平均必要量	推奨量	目安量	目標量[1]	推定平均必要量	推奨量	目安量	目標量[1]
0～5（月）	-	-	10	-	-	-	10	-
6～8（月）	-	-	15	-	-	-	15	-
9～11（月）	-	-	25	-	-	-	25	-
1～2（歳）	15	20	-	13～20	15	20	-	13～20
3～5（歳）	20	25	-	13～20	20	25	-	13～20
6～7（歳）	25	30	-	13～20	25	30	-	13～20
8～9（歳）	30	40	-	13～20	30	40	-	13～20
10～11（歳）	40	45	-	13～20	40	50	-	13～20
12～14（歳）	50	60	-	13～20	45	55	-	13～20
15～17（歳）	50	65	-	13～20	45	55	-	13～20
18～29（歳）	50	65	-	13～20	40	50	-	13～20
30～49（歳）	50	65	-	13～20	40	50	-	13～20
50～64（歳）	50	65	-	14～20	40	50	-	14～20
65～74（歳）[2]	50	60	-	15～20	40	50	-	15～20
75以上（歳）[2]	50	60	-	15～20	40	50	-	15～20
妊婦（付加量）初期					＋0	＋0	-	－[3]
中期					＋5	＋5	-	－[3]
後期					＋20	＋25	-	－[4]
授乳婦（付加量）					＋15	＋20	-	－[4]

[1] 範囲に関しては，おおむねの値を示したものであり，弾力的に運用すること．
[2] 65歳以上の高齢者について，フレイル予防を目的とした量を定めることは難しいが，身長・体重が参照体位に比べて小さい者や，特に75歳以上であって加齢に伴い身体活動量が大きく低下した者など，必要エネルギー摂取量が低い者では，下限が推奨量を下回る場合があり得る．この場合でも，下限は推奨量以上とすることが望ましい．
[3] 妊婦（初期・中期）の目標量は，13～20％エネルギーとした．
[4] 妊婦（後期）および授乳婦の目標量は，15～20％エネルギーとした．

表-4 脂質の食事摂取基準(%エネルギー)

性別	男性		女性	
年齢等	目安量	目標量[1]	目安量	目標量[1]
0～5(月)	50	-	50	-
6～11(月)	40	-	40	-
1～2(歳)	-	20～30	-	20～30
3～5(歳)	-	20～30	-	20～30
6～7(歳)	-	20～30	-	20～30
8～9(歳)	-	20～30	-	20～30
10～11(歳)	-	20～30	-	20～30
12～14(歳)	-	20～30	-	20～30
15～17(歳)	-	20～30	-	20～30
18～29(歳)	-	20～30	-	20～30
30～49(歳)	-	20～30	-	20～30
50～64(歳)	-	20～30	-	20～30
65～74(歳)	-	20～30	-	20～30
75以上(歳)	-	20～30	-	20～30
妊婦			-	20～30
授乳婦			-	20～30

[1] 範囲については,おおむねの値を示したものである。

表-5 飽和脂肪酸の食事摂取基準(%エネルギー)[1],[2]

性別	男性	女性
年齢等	目標量	目標量
0～5(月)	-	-
6～11(月)	-	-
1～2(歳)	-	-
3～5(歳)	10以下	10以下
6～7(歳)	10以下	10以下
8～9(歳)	10以下	10以下
10～11(歳)	10以下	10以下
12～14(歳)	10以下	10以下
15～17(歳)	9以下	9以下
18～29(歳)	7以下	7以下
30～49(歳)	7以下	7以下
50～64(歳)	7以下	7以下
65～74(歳)	7以下	7以下
75以上(歳)	7以下	7以下
妊婦		7以下
授乳婦		7以下

[1] 飽和脂肪酸と同じく,脂質異常症および循環器疾患に関与する栄養素としてコレステロールがある。コレステロールに目標量は設定しないが,これは許容される摂取量に上限が存在しないことを保証するものではない。また,脂質異常症の重症化予防の目的からは,200mg/日未満に留めることが望ましい。

[2] 飽和脂肪酸と同じく,冠動脈疾患に関与する栄養素としてトランス脂肪酸がある。日本人の大多数は,トランス脂肪酸に関する世界保健機関(WHO)の目標(1%エネルギー未満)を下回っており,トランス脂肪酸の摂取による健康への影響は,飽和脂肪酸の摂取によるものと比べて小さいと考えられる。ただし,脂質に偏った食事をしている者では,留意する必要がある。トランス脂肪酸は人体にとって不可欠な栄養素ではなく,健康の保持・増進を図るうえで積極的な摂取は勧められないことから,その摂取量は1%エネルギー未満に留めることが望ましく,1%エネルギー未満でもできるだけ低く留めることが望ましい。

表-6　n-6系脂肪酸の食事摂取基準（g/日）

性別	男性	女性
年齢等	目安量	目安量
0 〜 5（月）	4	4
6 〜 11（月）	4	4
1 〜 2（歳）	4	4
3 〜 5（歳）	6	6
6 〜 7（歳）	8	7
8 〜 9（歳）	8	8
10 〜 11（歳）	9	9
12 〜 14（歳）	11	11
15 〜 17（歳）	13	11
18 〜 29（歳）	12	9
30 〜 49（歳）	11	9
50 〜 64（歳）	11	9
65 〜 74（歳）	10	9
75 以上（歳）	9	8
妊　婦		9
授乳婦		9

表-7　n-3系脂肪酸の食事摂取基準（g/日）

性別	男性	女性
年齢等	目安量	目安量
0 〜 5（月）	0.9	0.9
6 〜 11（月）	0.8	0.8
1 〜 2（歳）	0.7	0.7
3 〜 5（歳）	1.2	1.0
6 〜 7（歳）	1.4	1.2
8 〜 9（歳）	1.5	1.4
10 〜 11（歳）	1.7	1.7
12 〜 14（歳）	2.2	1.7
15 〜 17（歳）	2.2	1.7
18 〜 29（歳）	2.2	1.7
30 〜 49（歳）	2.2	1.7
50 〜 64（歳）	2.3	1.9
65 〜 74（歳）	2.3	2.0
75 以上（歳）	2.3	2.0
妊　婦		1.7
授乳婦		1.7

表-8　炭水化物の食事摂取基準(％エネルギー)

性別	男性	女性
年齢等	目標量[1),2)]	目標量[1),2)]
0～5(月)	－	－
6～11(月)	－	－
1～2(歳)	50～65	50～65
3～5(歳)	50～65	50～65
6～7(歳)	50～65	50～65
8～9(歳)	50～65	50～65
10～11(歳)	50～65	50～65
12～14(歳)	50～65	50～65
15～17(歳)	50～65	50～65
18～29(歳)	50～65	50～65
30～49(歳)	50～65	50～65
50～64(歳)	50～65	50～65
65～74(歳)	50～65	50～65
75以上(歳)	50～65	50～65
妊　婦		50～65
授乳婦		50～65

1) 範囲に関しては，おおむねの値を示したものである。
2) エネルギー計算上，アルコールを含む。ただし，アルコールの摂取を勧めるものではない。

表-9　食物繊維の食事摂取基準(g/日)

性別	男性	女性
年齢等	目標量	目標量
0～5(月)	－	－
6～11(月)	－	－
1～2(歳)	－	－
3～5(歳)	8以上	8以上
6～7(歳)	10以上	9以上
8～9(歳)	11以上	11以上
10～11(歳)	13以上	13以上
12～14(歳)	17以上	16以上
15～17(歳)	19以上	18以上
18～29(歳)	20以上	18以上
30～49(歳)	22以上	18以上
50～64(歳)	22以上	18以上
65～74(歳)	21以上	18以上
75以上(歳)	20以上	17以上
妊　婦		18以上
授乳婦		18以上

表-10　エネルギー産生栄養素バランス(%エネルギー)

性別	男性				女性			
	目標量[1),2)]				目標量[1),2)]			
年齢等	たんぱく質[3)]	脂質[4)]		炭水化物[5),6)]	たんぱく質[3)]	脂質[4)]		炭水化物[5),6)]
		脂質	飽和脂肪酸			脂質	飽和脂肪酸	
0～11(月)	—	—	—	—	—	—	—	—
1～2(歳)	13～20	20～30	—	50～65	13～20	20～30	—	50～65
3～5(歳)	13～20	20～30	10以下	50～65	13～20	20～30	10以下	50～65
6～7(歳)	13～20	20～30	10以下	50～65	13～20	20～30	10以下	50～65
8～9(歳)	13～20	20～30	10以下	50～65	13～20	20～30	10以下	50～65
10～11(歳)	13～20	20～30	10以下	50～65	13～20	20～30	10以下	50～65
12～14(歳)	13～20	20～30	10以下	50～65	13～20	20～30	10以下	50～65
15～17(歳)	13～20	20～30	9以下	50～65	13～20	20～30	9以下	50～65
18～29(歳)	13～20	20～30	7以下	50～65	13～20	20～30	7以下	50～65
30～49(歳)	13～20	20～30	7以下	50～65	13～20	20～30	7以下	50～65
50～64(歳)	14～20	20～30	7以下	50～65	14～20	20～30	7以下	50～65
65～74(歳)	15～20	20～30	7以下	50～65	15～20	20～30	7以下	50～65
75以上(歳)	15～20	20～30	7以下	50～65	15～20	20～30	7以下	50～65
妊婦　初期					13～20	20～30	7以下	50～65
中期					13～20			
後期					15～20			
授乳婦					15～20			

1) 必要なエネルギー量を確保したうえでのバランスとすること。
2) 範囲に関しては，おおむねの値を示したものであり，弾力的に運用すること。
3) 65歳以上の高齢者について，フレイル予防を目的とした量を定めることは難しいが，身長・体重が参照体位に比べて小さい者や，特に75歳以上であって加齢に伴い身体活動量が大きく低下した者など，必要エネルギー摂取量が低い者では，下限が推奨量を下回る場合があり得る。この場合でも，下限は推奨量以上とすることが望ましい。
4) 脂質については，その構成成分である飽和脂肪酸など，質への配慮を十分に行う必要がある。
5) アルコールを含む。ただし，アルコールの摂取を勧めるものではない。
6) 食物繊維の目標量を十分に注意すること。

脂溶性ビタミン

表-11 ビタミンAの食事摂取基準(μgRAE/日)[1]

性別	男性				女性			
年齢等	推定平均必要量[2]	推奨量[2]	目安量[3]	耐容上限量[3]	推定平均必要量[2]	推奨量[2]	目安量[3]	耐容上限量[3]
0～5(月)	-	-	300	600	-	-	300	600
6～11(月)	-	-	400	600	-	-	400	600
1～2(歳)	300	400	-	600	250	350	-	600
3～5(歳)	350	500	-	700	350	500	-	700
6～7(歳)	350	500	-	950	350	500	-	950
8～9(歳)	350	500	-	1,200	350	500	-	1,200
10～11(歳)	450	600	-	1,500	400	600	-	1,500
12～14(歳)	550	800	-	2,100	500	700	-	2,100
15～17(歳)	650	900	-	2,600	500	650	-	2,600
18～29(歳)	600	850	-	2,700	450	650	-	2,700
30～49(歳)	650	900	-	2,700	500	700	-	2,700
50～64(歳)	650	900	-	2,700	500	700	-	2,700
65～74(歳)	600	850	-	2,700	500	700	-	2,700
75以上(歳)	550	800	-	2,700	450	650	-	2,700
妊婦(付加量) 初期					+0	+0	-	-
中期					+0	+0	-	-
後期					+60	+80	-	-
授乳婦(付加量)					+300	+450	-	-

[1] レチノール活性当量(μgRAE)
 = レチノール(μg) + β-カロテン(μg) × 1/12 + α-カロテン(μg) × 1/24
 + β-クリプトキサンチン(μg) × 1/24 + その他のプロビタミンAカロテノイド(μg) × 1/24
[2] プロビタミンAカロテノイドを含む。
[3] プロビタミンAカロテノイドを含まない。

表-12 ビタミンDの食事摂取基準(μg/日)[1]

性別	男性		女性	
年齢等	目安量	耐容上限量	目安量	耐容上限量
0～5(月)	5.0	25	5.0	25
6～11(月)	5.0	25	5.0	25
1～2(歳)	3.5	25	3.5	25
3～5(歳)	4.5	30	4.5	30
6～7(歳)	5.5	40	5.5	40
8～9(歳)	6.5	40	6.5	40
10～11(歳)	8.0	60	8.0	60
12～14(歳)	9.0	80	9.0	80
15～17(歳)	9.0	90	9.0	90
18～29(歳)	9.0	100	9.0	100
30～49(歳)	9.0	100	9.0	100
50～64(歳)	9.0	100	9.0	100
65～74(歳)	9.0	100	9.0	100
75以上(歳)	9.0	100	9.0	100
妊婦			9.0	-
授乳婦			9.0	-

[1] 日照により皮膚でビタミンDが産生されることを踏まえ，フレイル予防を図る者はもとより，全年齢区分を通じて，日常生活において可能な範囲内での適度な日光浴を心掛けるとともに，ビタミンDの摂取については，日照時間を考慮に入れることが重要である。

表-13　ビタミンEの食事摂取基準(mg/日)[1]

性　別	男　性		女　性	
年齢等	目安量	耐容上限量	目安量	耐容上限量
0 〜 5 (月)	3.0	−	3.0	−
6 〜 11(月)	4.0	−	4.0	−
1 〜 2 (歳)	3.0	150	3.0	150
3 〜 5 (歳)	4.0	200	4.0	200
6 〜 7 (歳)	4.5	300	4.0	300
8 〜 9 (歳)	5.0	350	5.0	350
10 〜 11(歳)	5.0	450	5.5	450
12 〜 14(歳)	6.5	650	6.0	600
15 〜 17(歳)	7.0	750	6.0	650
18 〜 29(歳)	6.5	800	5.0	650
30 〜 49(歳)	6.5	800	6.0	700
50 〜 64(歳)	6.5	800	6.0	700
65 〜 74(歳)	7.5	800	7.0	700
75以上 (歳)	7.0	800	6.0	650
妊　婦			5.5	−
授乳婦			5.5	−

[1] α-トコフェロールについて算定した。α-トコフェロール以外のビタミンEは含んでいない。

表-14　ビタミンKの食事摂取基準(μg/日)

性　別	男　性	女　性
年齢等	目安量	目安量
0 〜 5 (月)	4	4
6 〜 11(月)	7	7
1 〜 2 (歳)	50	60
3 〜 5 (歳)	60	70
6 〜 7 (歳)	80	90
8 〜 9 (歳)	90	110
10 〜 11(歳)	110	130
12 〜 14(歳)	140	150
15 〜 17(歳)	150	150
18 〜 29(歳)	150	150
30 〜 49(歳)	150	150
50 〜 64(歳)	150	150
65 〜 74(歳)	150	150
75以上 (歳)	150	150
妊　婦		150
授乳婦		150

水溶性ビタミン

表-15 ビタミンB₁の食事摂取基準(mg/日)[1),2)]

性 別	男 性			女 性		
年齢等	推定平均必要量	推奨量	目安量	推定平均必要量	推奨量	目安量
0 ～ 5（月）	−	−	0.1	−	−	0.1
6 ～11（月）	−	−	0.2	−	−	0.2
1 ～ 2（歳）	0.3	0.4	−	0.3	0.4	−
3 ～ 5（歳）	0.4	0.5	−	0.4	0.5	−
6 ～ 7（歳）	0.5	0.7	−	0.4	0.6	−
8 ～ 9（歳）	0.6	0.8	−	0.5	0.7	−
10 ～11（歳）	0.7	0.9	−	0.6	0.9	−
12 ～14（歳）	0.8	1.1	−	0.7	1.0	−
15 ～17（歳）	0.9	1.2	−	0.7	1.0	−
18 ～29（歳）	0.8	1.1	−	0.6	0.8	−
30 ～49（歳）	0.8	1.2	−	0.6	0.9	−
50 ～64（歳）	0.8	1.1	−	0.6	0.8	−
65 ～74（歳）	0.7	1.0	−	0.6	0.8	−
75以上（歳）	0.7	1.0	−	0.5	0.7	−
妊 婦（付加量）				＋0.1	＋0.2	−
授乳婦（付加量）				＋0.2	＋0.2	−

1) チアミン塩化物塩酸塩（分子量＝337.3）の相当量として示した。
2) 身体活動レベル「ふつう」の推定エネルギー必要量を用いて算定した。

表-16 ビタミンB₂の食事摂取基準(mg/日)[1)]

性 別	男 性			女 性		
年齢等	推定平均必要量	推奨量	目安量	推定平均必要量	推奨量	目安量
0 ～ 5（月）	−	−	0.3	−	−	0.3
6 ～11（月）	−	−	0.4	−	−	0.4
1 ～ 2（歳）	0.5	0.6	−	0.5	0.5	−
3 ～ 5（歳）	0.7	0.8	−	0.6	0.8	−
6 ～ 7（歳）	0.8	0.9	−	0.7	0.9	−
8 ～ 9（歳）	0.9	1.1	−	0.9	1.0	−
10 ～11（歳）	1.1	1.4	−	1.1	1.3	−
12 ～14（歳）	1.3	1.6	−	1.2	1.4	−
15 ～17（歳）	1.4	1.7	−	1.2	1.4	−
18 ～29（歳）	1.3	1.6	−	1.0	1.2	−
30 ～49（歳）	1.4	1.7	−	1.0	1.2	−
50 ～64（歳）	1.3	1.6	−	1.0	1.2	−
65 ～74（歳）	1.2	1.4	−	0.9	1.1	−
75以上（歳）	1.1	1.4	−	0.9	1.1	−
妊 婦（付加量）				＋0.2	＋0.3	−
授乳婦（付加量）				＋0.5	＋0.6	−

1) 身体活動レベル「ふつう」の推定エネルギー必要量を用いて算定した。
特記事項：推定平均必要量は，ビタミンB₂の欠乏症である口唇炎，口角炎，舌炎などの皮膚炎を予防するに足る最小量からではなく，尿中にビタミンB₂の排泄量が増大し始める摂取量（体内飽和量）から算定。

表-17 ナイアシンの食事摂取基準(mgNE/日)[1),2)]

性別	男性				女性			
年齢等	推定平均必要量	推奨量	目安量	耐容上限量[3)]	推定平均必要量	推奨量	目安量	耐容上限量[3)]
0〜5(月)[4)]	−	−	2	−	−	−	2	−
6〜11(月)	−	−	3	−	−	−	3	−
1〜2(歳)	5	6	−	60(15)	4	5	−	60(15)
3〜5(歳)	6	8	−	80(20)	6	7	−	80(20)
6〜7(歳)	7	9	−	100(30)	7	8	−	100(30)
8〜9(歳)	9	11	−	150(35)	8	10	−	150(35)
10〜11(歳)	11	13	−	200(45)	10	12	−	200(45)
12〜14(歳)	12	15	−	250(60)	12	14	−	250(60)
15〜17(歳)	14	16	−	300(70)	11	13	−	250(65)
18〜29(歳)	13	15	−	300(80)	9	11	−	250(65)
30〜49(歳)	13	16	−	350(85)	10	12	−	250(65)
50〜64(歳)	13	15	−	350(85)	9	11	−	250(65)
65〜74(歳)	11	14	−	300(80)	9	11	−	250(65)
75以上(歳)	11	13	−	300(75)	8	10	−	250(60)
妊 婦(付加量)					+0	+0	−	−
授乳婦(付加量)					+3	+3	−	−

1) ナイアシン当量(NE)=ナイアシン+1/60 トリプトファンで示した。
2) 身体活動レベル「ふつう」の推定エネルギー必要量を用いて算定した。
3) ニコチンアミドの重量(mg/日), ( )内はニコチン酸の重量(mg/日)
4) 単位は mg/日

表-18 ビタミンB_6の食事摂取基準(mg/日)[1)]

性別	男性				女性			
年齢等	推定平均必要量	推奨量	目安量	耐容上限量[2)]	推定平均必要量	推奨量	目安量	耐容上限量[2)]
0〜5(月)	−	−	0.2	−	−	−	0.2	−
6〜11(月)	−	−	0.3	−	−	−	0.3	−
1〜2(歳)	0.4	0.5	−	10	0.4	0.5	−	10
3〜5(歳)	0.5	0.6	−	15	0.5	0.6	−	15
6〜7(歳)	0.6	0.7	−	20	0.6	0.7	−	20
8〜9(歳)	0.8	0.9	−	25	0.8	0.9	−	25
10〜11(歳)	0.9	1.0	−	30	1.0	1.2	−	30
12〜14(歳)	1.2	1.4	−	40	1.1	1.3	−	40
15〜17(歳)	1.2	1.5	−	50	1.1	1.3	−	45
18〜29(歳)	1.2	1.5	−	55	1.0	1.2	−	45
30〜49(歳)	1.2	1.5	−	60	1.0	1.2	−	45
50〜64(歳)	1.2	1.5	−	60	1.0	1.2	−	45
65〜74(歳)	1.2	1.4	−	55	1.0	1.2	−	45
75以上(歳)	1.2	1.4	−	50	1.0	1.2	−	40
妊 婦(付加量)					+0.2	+0.2	−	−
授乳婦(付加量)					+0.3	+0.3	−	−

1) たんぱく質の推奨量を用いて算定した(妊婦・授乳婦の付加量は除く)。
2) ピリドキシン(分子量=169.2)の相当量として示した。

表-19　ビタミンB_{12}の食事摂取基準（μg/日）[1]

性別	男性	女性
年齢等	目安量	目安量
0～5（月）	0.4	0.4
6～11（月）	0.9	0.9
1～2（歳）	1.5	1.5
3～5（歳）	1.5	1.5
6～7（歳）	2.0	2.0
8～9（歳）	2.5	2.5
10～11（歳）	3.0	3.0
12～14（歳）	4.0	4.0
15～17（歳）	4.0	4.0
18～29（歳）	4.0	4.0
30～49（歳）	4.0	4.0
50～64（歳）	4.0	4.0
65～74（歳）	4.0	4.0
75以上（歳）	4.0	4.0
妊婦		4.0
授乳婦		4.0

[1]　シアノコバラミン（分子量＝1,355.4）相当量として示した。

表-20　葉酸の食事摂取基準（μg/日）[1]

性別	男性				女性			
年齢等	推定平均必要量	推奨量	目安量	耐容上限量[2]	推定平均必要量	推奨量	目安量	耐容上限量[2]
0～5（月）	－	－	40	－	－	－	40	－
6～11（月）	－	－	70	－	－	－	70	－
1～2（歳）	70	90	－	200	70	90	－	200
3～5（歳）	80	100	－	300	80	100	－	300
6～7（歳）	110	130	－	400	110	130	－	400
8～9（歳）	130	150	－	500	130	150	－	500
10～11（歳）	150	180	－	700	150	180	－	700
12～14（歳）	190	230	－	900	190	230	－	900
15～17（歳）	200	240	－	900	200	240	－	900
18～29（歳）	200	240	－	900	200	240	－	900
30～49（歳）	200	240	－	1,000	200	240	－	1,000
50～64（歳）	200	240	－	1,000	200	240	－	1,000
65～74（歳）	200	240	－	900	200	240	－	900
75以上（歳）	200	240	－	900	200	240	－	900
妊婦（付加量）[3] 初期					＋0	＋0	－	－
中期・後期					＋200	＋240	－	－
授乳婦（付加量）					＋80	＋100	－	－

[1]　葉酸（プテロイルモノグルタミン酸、分子量＝441.4）相当量として示した。
[2]　通常の食品以外の食品に含まれる葉酸に適用する。
[3]　妊娠を計画している女性、妊娠の可能性がある女性及び妊娠初期の妊婦は、胎児の神経管閉鎖障害のリスク低減のために、通常の食品以外の食品に含まれる葉酸を400μg/日摂取することが望まれる。

表-21 パントテン酸の食事摂取基準(mg/日)

性別	男性	女性
年齢等	目安量	目安量
0 ～ 5（月）	4	4
6 ～ 11（月）	3	3
1 ～ 2（歳）	3	3
3 ～ 5（歳）	4	4
6 ～ 7（歳）	5	5
8 ～ 9（歳）	6	6
10 ～ 11（歳）	6	6
12 ～ 14（歳）	7	6
15 ～ 17（歳）	7	6
18 ～ 29（歳）	6	5
30 ～ 49（歳）	6	5
50 ～ 64（歳）	6	5
65 ～ 74（歳）	6	5
75 以上（歳）	6	5
妊婦		5
授乳婦		6

表-22 ビオチンの食事摂取基準(μg/日)

性別	男性	女性
年齢等	目安量	目安量
0 ～ 5（月）	4	4
6 ～ 11（月）	10	10
1 ～ 2（歳）	20	20
3 ～ 5（歳）	20	20
6 ～ 7（歳）	30	30
8 ～ 9（歳）	30	30
10 ～ 11（歳）	40	40
12 ～ 14（歳）	50	50
15 ～ 17（歳）	50	50
18 ～ 29（歳）	50	50
30 ～ 49（歳）	50	50
50 ～ 64（歳）	50	50
65 ～ 74（歳）	50	50
75 以上（歳）	50	50
妊婦		50
授乳婦		50

表-23 ビタミンCの食事摂取基準(mg/日)¹⁾

性　別	男　性			女　性		
年齢等	推定平均必要量	推奨量	目安量	推定平均必要量	推奨量	目安量
0 〜 5（月）	−	−	40	−	−	40
6 〜 11（月）	−	−	40	−	−	40
1 〜 2（歳）	30	35	−	30	35	−
3 〜 5（歳）	35	40	−	35	40	−
6 〜 7（歳）	40	50	−	40	50	−
8 〜 9（歳）	50	60	−	50	60	−
10 〜 11（歳）	60	70	−	60	70	−
12 〜 14（歳）	75	90	−	75	90	−
15 〜 17（歳）	80	100	−	80	100	−
18 〜 29（歳）	80	100	−	80	100	−
30 〜 49（歳）	80	100	−	80	100	−
50 〜 64（歳）	80	100	−	80	100	−
65 〜 74（歳）	80	100	−	80	100	−
75 以上（歳）	80	100	−	80	100	−
妊　婦（付加量）				+10	+10	−
授乳婦（付加量）				+40	+45	−

1) L-アスコルビン酸（分子量＝176.1）の重量で示した。
特記事項：推定平均必要量は，ビタミンCの欠乏症である壊血病を予防するに足る最小量からではなく，良好なビタミンCの栄養状態の確実な維持の観点から算定。

多量ミネラル

表-24 ナトリウムの食事摂取基準(mg/日)　　（　）は食塩相当量[g/日]¹⁾

性　別	男　性			女　性		
年齢等	推定平均必要量	目安量	目標量	推定平均必要量	目安量	目標量
0 〜 5（月）	−	100(0.3)		−	100(0.3)	−
6 〜 11（月）	−	600(1.5)		−	600(1.5)	−
1 〜 2（歳）	−	−	(3.0未満)	−	−	(2.5未満)
3 〜 5（歳）	−	−	(3.5未満)	−	−	(3.5未満)
6 〜 7（歳）	−	−	(4.5未満)	−	−	(4.5未満)
8 〜 9（歳）	−	−	(5.0未満)	−	−	(5.0未満)
10 〜 11（歳）	−	−	(6.0未満)	−	−	(6.0未満)
12 〜 14（歳）	−	−	(7.0未満)	−	−	(6.5未満)
15 〜 17（歳）	−	−	(7.5未満)	−	−	(6.5未満)
18 〜 29（歳）	600(1.5)	−	(7.5未満)	600(1.5)	−	(6.5未満)
30 〜 49（歳）	600(1.5)	−	(7.5未満)	600(1.5)	−	(6.5未満)
50 〜 64（歳）	600(1.5)	−	(7.5未満)	600(1.5)	−	(6.5未満)
65 〜 74（歳）	600(1.5)	−	(7.5未満)	600(1.5)	−	(6.5未満)
75 以上（歳）	600(1.5)	−	(7.5未満)	600(1.5)	−	(6.5未満)
妊　婦				600(1.5)	−	(6.5未満)
授乳婦				600(1.5)	−	(6.5未満)

1) 高血圧および慢性腎臓病（CKD）の重症化予防のための食塩相当量の量は，男女とも6.0g/日未満とした。

表-25　カリウムの食事摂取基準(mg/日)

性別	男性		女性	
年齢等	目安量	目標量	目安量	目標量
0～5(月)	400	−	400	−
6～11(月)	700	−	700	−
1～2(歳)	−	−	−	−
3～5(歳)	1,100	1,600以上	1,000	1,400以上
6～7(歳)	1,300	1,800以上	1,200	1,600以上
8～9(歳)	1,600	2,000以上	1,400	1,800以上
10～11(歳)	1,900	2,200以上	1,800	2,000以上
12～14(歳)	2,400	2,600以上	2,200	2,400以上
15～17(歳)	2,800	3,000以上	2,000	2,600以上
18～29(歳)	2,500	3,000以上	2,000	2,600以上
30～49(歳)	2,500	3,000以上	2,000	2,600以上
50～64(歳)	2,500	3,000以上	2,000	2,600以上
65～74(歳)	2,500	3,000以上	2,000	2,600以上
75以上(歳)	2,500	3,000以上	2,000	2,600以上
妊婦			2,000	2,600以上
授乳婦			2,000	2,600以上

表-26　カルシウムの食事摂取基準(mg/日)

性別	男性				女性			
年齢等	推定平均必要量	推奨量	目安量	耐容上限量	推定平均必要量	推奨量	目安量	耐容上限量
0～5(月)	−	−	200	−	−	−	200	−
6～11(月)	−	−	250	−	−	−	250	−
1～2(歳)	350	450	−	−	350	400	−	−
3～5(歳)	500	600	−	−	450	550	−	−
6～7(歳)	500	600	−	−	450	550	−	−
8～9(歳)	550	650	−	−	600	750	−	−
10～11(歳)	600	700	−	−	600	750	−	−
12～14(歳)	850	1,000	−	−	700	800	−	−
15～17(歳)	650	800	−	−	550	650	−	−
18～29(歳)	650	800	−	2,500	550	650	−	2,500
30～49(歳)	650	750	−	2,500	550	650	−	2,500
50～64(歳)	600	750	−	2,500	550	650	−	2,500
65～74(歳)	600	750	−	2,500	550	650	−	2,500
75以上(歳)	600	700	−	2,500	500	600	−	2,500
妊婦					+0	+0	−	−
授乳婦					+0	+0	−	−

表-27 マグネシウムの食事摂取基準(mg/日)

性別	男性				女性			
年齢等	推定平均必要量	推奨量	目安量	耐容上限量[1]	推定平均必要量	推奨量	目安量	耐容上限量[1]
0～5(月)	-	-	20	-	-	-	20	-
6～11(月)	-	-	60	-	-	-	60	-
1～2(歳)	60	70	-	-	60	70	-	-
3～5(歳)	80	100	-	-	80	100	-	-
6～7(歳)	110	130	-	-	110	130	-	-
8～9(歳)	140	170	-	-	140	160	-	-
10～11(歳)	180	210	-	-	180	220	-	-
12～14(歳)	250	290	-	-	240	290	-	-
15～17(歳)	300	360	-	-	260	310	-	-
18～29(歳)	280	340	-	-	230	280	-	-
30～49(歳)	320	380	-	-	240	290	-	-
50～64(歳)	310	370	-	-	240	290	-	-
65～74(歳)	290	350	-	-	240	280	-	-
75以上(歳)	270	330	-	-	220	270	-	-
妊婦(付加量)					+30	+40	-	-
授乳婦(付加量)					+0	+0	-	-

[1] 通常の食品以外からの摂取量の耐容上限量は，成人の場合350mg/日，小児では5mg/kg体重/日とした。それ以外の通常の食品からの摂取の場合，耐容上限量は設定しない。

表-28 リンの食事摂取基準(mg/日)

性別	男性		女性	
年齢等	目安量	耐容上限量	目安量	耐容上限量
0～5(月)	120	-	120	-
6～11(月)	260	-	260	-
1～2(歳)	500	-	500	-
3～5(歳)	700	-	700	-
6～7(歳)	900	-	800	-
8～9(歳)	1,000	-	900	-
10～11(歳)	1,100	-	1,000	-
12～14(歳)	1,200	-	1,100	-
15～17(歳)	1,200	-	1,000	-
18～29(歳)	1,000	3,000	800	3,000
30～49(歳)	1,000	3,000	800	3,000
50～64(歳)	1,000	3,000	800	3,000
65～74(歳)	1,000	3,000	800	3,000
75以上(歳)	1,000	3,000	800	3,000
妊婦			800	-
授乳婦			800	-

微量ミネラル

表-29 鉄の食事摂取基準(mg/日)

性別	男性				女性					
年齢等	推定平均必要量	推奨量	目安量	耐容上限量	月経なし		月経あり		目安量	耐容上限量
					推定平均必要量	推奨量	推定平均必要量	推奨量		
0～5(月)	－	－	0.5	－	－	－	－	－	0.5	－
6～11(月)	3.5	4.5	－	－	3.0	4.5	－	－	－	－
1～2(歳)	3.0	4.0	－	－	3.0	4.0	－	－	－	－
3～5(歳)	3.5	5.0	－	－	3.5	5.0	－	－	－	－
6～7(歳)	4.5	6.0	－	－	4.5	6.0	－	－	－	－
8～9(歳)	5.5	7.5	－	－	6.0	8.0	－	－	－	－
10～11(歳)	6.5	9.5	－	－	6.5	9.0	8.5	12.5	－	－
12～14(歳)	7.5	9.0	－	－	6.5	8.0	9.0	12.5	－	－
15～17(歳)	7.5	9.0	－	－	5.5	6.5	7.5	11.0	－	－
18～29(歳)	5.5	7.0	－	－	5.0	6.0	7.0	10.0	－	－
30～49(歳)	6.0	7.5	－	－	5.0	6.0	7.5	10.5	－	－
50～64(歳)	6.0	7.0	－	－	5.0	6.0	7.5	10.5	－	－
65～74(歳)	5.5	7.0	－	－	5.0	6.0	－	－	－	－
75以上(歳)	5.5	6.5	－	－	4.5	5.5	－	－	－	－
妊婦(付加量) 初期					＋2.0	＋2.5	－	－	－	－
中期・後期					＋7.0	＋8.5	－	－	－	－
授乳婦(付加量)					＋1.5	＋2.0	－	－	－	－

表-30 亜鉛の食事摂取基準(mg/日)

性別	男性				女性			
年齢等	推定平均必要量	推奨量	目安量	耐容上限量	推定平均必要量	推奨量	目安量	耐容上限量
0～5(月)	－	－	1.5	－	－	－	1.5	－
6～11(月)	－	－	2.0	－	－	－	2.0	－
1～2(歳)	2.5	3.5	－	－	2.0	3.0	－	－
3～5(歳)	3.0	4.0	－	－	2.5	3.5	－	－
6～7(歳)	3.5	5.0	－	－	3.0	4.5	－	－
8～9(歳)	4.0	5.5	－	－	4.0	5.5	－	－
10～11(歳)	5.5	8.0	－	－	5.5	7.5	－	－
12～14(歳)	7.0	8.5	－	－	6.5	8.5	－	－
15～17(歳)	8.5	10.0	－	－	6.0	8.0	－	－
18～29(歳)	7.5	9.0	－	40	6.0	7.5	－	35
30～49(歳)	8.0	9.5	－	45	6.5	8.0	－	35
50～64(歳)	8.0	9.5	－	45	6.5	8.0	－	35
65～74(歳)	7.5	9.0	－	45	6.5	7.5	－	35
75以上(歳)	7.5	9.0	－	40	6.0	7.0	－	35
妊婦(付加量) 初期					＋0.0	＋0.0	－	－
中期・後期					＋2.0	＋2.0	－	－
授乳婦(付加量)					＋2.5	＋3.0	－	－

表-31 銅の食事摂取基準(mg/日)

性別	男性				女性			
年齢等	推定平均必要量	推奨量	目安量	耐容上限量	推定平均必要量	推奨量	目安量	耐容上限量
0〜5(月)	−	−	0.3	−	−	−	0.3	−
6〜11(月)	−	−	0.4	−	−	−	0.4	−
1〜2(歳)	0.3	0.3	−	−	0.2	0.3	−	−
3〜5(歳)	0.3	0.4	−	−	0.3	0.3	−	−
6〜7(歳)	0.4	0.4	−	−	0.4	0.4	−	−
8〜9(歳)	0.4	0.5	−	−	0.4	0.5	−	−
10〜11(歳)	0.5	0.6	−	−	0.5	0.6	−	−
12〜14(歳)	0.7	0.8	−	−	0.6	0.8	−	−
15〜17(歳)	0.8	0.9	−	−	0.6	0.7	−	−
18〜29(歳)	0.7	0.8	−	7	0.6	0.7	−	7
30〜49(歳)	0.8	0.9	−	7	0.6	0.7	−	7
50〜64(歳)	0.7	0.9	−	7	0.6	0.7	−	7
65〜74(歳)	0.7	0.8	−	7	0.6	0.7	−	7
75以上(歳)	0.7	0.8	−	7	0.6	0.7	−	7
妊婦(付加量)					+0.1	+0.1	−	−
授乳婦(付加量)					+0.5	+0.6	−	−

表-32 マンガンの食事摂取基準(mg/日)

性別	男性		女性	
年齢等	目安量	耐容上限量	目安量	耐容上限量
0〜5(月)	0.01	−	0.01	−
6〜11(月)	0.5	−	0.5	−
1〜2(歳)	1.5	−	1.5	−
3〜5(歳)	2.0	−	2.0	−
6〜7(歳)	2.0	−	2.0	−
8〜9(歳)	2.5	−	2.5	−
10〜11(歳)	3.0	−	3.0	−
12〜14(歳)	3.5	−	3.0	−
15〜17(歳)	3.5	−	3.0	−
18〜29(歳)	3.5	11	3.0	11
30〜49(歳)	3.5	11	3.0	11
50〜64(歳)	3.5	11	3.0	11
65〜74(歳)	3.5	11	3.0	11
75以上(歳)	3.5	11	3.0	11
妊婦			3.0	−
授乳婦			3.0	−

表-33 ヨウ素の食事摂取基準(µg/日)

性別	男性				女性			
年齢等	推定平均必要量	推奨量	目安量	耐容上限量	推定平均必要量	推奨量	目安量	耐容上限量
0〜5(月)	−	−	100	250	−	−	100	250
6〜11(月)	−	−	130	350	−	−	130	350
1〜2(歳)	35	50	−	600	35	50	−	600
3〜5(歳)	40	60	−	900	40	60	−	900
6〜7(歳)	55	75	−	1,200	55	75	−	1,200
8〜9(歳)	65	90	−	1,500	65	90	−	1,500
10〜11(歳)	75	110	−	2,000	75	110	−	2,000
12〜14(歳)	100	140	−	2,500	100	140	−	2,500
15〜17(歳)	100	140	−	3,000	100	140	−	3,000
18〜29(歳)	100	140	−	3,000	100	140	−	3,000
30〜49(歳)	100	140	−	3,000	100	140	−	3,000
50〜64(歳)	100	140	−	3,000	100	140	−	3,000
65〜74(歳)	100	140	−	3,000	100	140	−	3,000
75以上(歳)	100	140	−	3,000	100	140	−	3,000
妊婦(付加量)					+75	+110	−	−[1]
授乳婦(付加量)					+100	+140	−	−[1]

[1] 妊婦および授乳婦の耐容上限量は2,000µg/日とした。

表-34 セレンの食事摂取基準(µg/日)

性別	男性				女性			
年齢等	推定平均必要量	推奨量	目安量	耐容上限量	推定平均必要量	推奨量	目安量	耐容上限量
0〜5(月)	−	−	15	−	−	−	15	−
6〜11(月)	−	−	15	−	−	−	15	−
1〜2(歳)	10	10	−	100	10	10	−	100
3〜5(歳)	10	15	−	100	10	10	−	100
6〜7(歳)	15	15	−	150	15	15	−	150
8〜9(歳)	15	20	−	200	15	20	−	200
10〜11(歳)	20	25	−	250	20	25	−	250
12〜14(歳)	25	30	−	350	25	30	−	300
15〜17(歳)	30	35	−	400	20	25	−	350
18〜29(歳)	25	30	−	400	20	25	−	350
30〜49(歳)	25	35	−	450	20	25	−	350
50〜64(歳)	25	30	−	450	20	25	−	350
65〜74(歳)	25	30	−	450	20	25	−	350
75以上(歳)	25	30	−	400	20	25	−	350
妊婦(付加量)					+5	+5	−	−
授乳婦(付加量)					+15	+20	−	−

表-35　クロムの食事摂取基準(μg/日)

性　別	男　性		女　性	
年齢等	目安量	耐容上限量	目安量	耐容上限量
0 〜 5 (月)	0.8	−	0.8	−
6 〜 11(月)	1.0	−	1.0	−
1 〜 2 (歳)	−	−	−	−
3 〜 5 (歳)	−	−	−	−
6 〜 7 (歳)	−	−	−	−
8 〜 9 (歳)	−	−	−	−
10 〜 11(歳)	−	−	−	−
12 〜 14(歳)	−	−	−	−
15 〜 17(歳)	−	−	−	−
18 〜 29(歳)	10	500	10	500
30 〜 49(歳)	10	500	10	500
50 〜 64(歳)	10	500	10	500
65 〜 74(歳)	10	500	10	500
75以上(歳)	10	500	10	500
妊　婦			10	−
授乳婦			10	−

表-36　モリブデンの食事摂取基準(μg/日)

性　別	男　性				女　性			
年齢等	推定平均必要量	推奨量	目安量	耐容上限量	推定平均必要量	推奨量	目安量	耐容上限量
0 〜 5 (月)	−	−	2.5	−	−	−	2.5	−
6 〜 11(月)	−	−	3.0	−	−	−	3.0	−
1 〜 2 (歳)	10	10	−	−	10	10	−	−
3 〜 5 (歳)	10	10	−	−	10	10	−	−
6 〜 7 (歳)	10	15	−	−	10	15	−	−
8 〜 9 (歳)	15	20	−	−	15	15	−	−
10 〜 11(歳)	15	20	−	−	15	20	−	−
12 〜 14(歳)	20	25	−	−	20	25	−	−
15 〜 17(歳)	25	30	−	−	20	25	−	−
18 〜 29(歳)	20	30	−	600	20	25	−	500
30 〜 49(歳)	25	30	−	600	20	25	−	500
50 〜 64(歳)	25	30	−	600	20	25	−	500
65 〜 74(歳)	20	30	−	600	20	25	−	500
75以上(歳)	20	25	−	600	20	25	−	500
妊婦(付加量)					＋0	＋0	−	−
授乳婦(付加量)					＋2.5	＋3.5	−	−

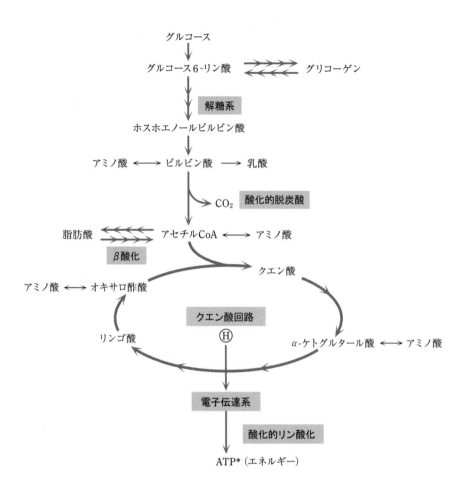

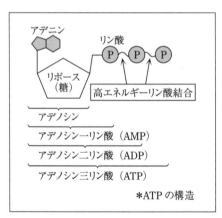

付図　エネルギー産生経路